母胎医学

胎儿影像诊断学

主　编　陈丽英　蔡爱露

编　者（按姓氏笔画排序）

丁长伟　广　旸　王　冰　王　彧　王晓光　任　莹

刘　鹏　刘　鑫　孙　微　孙宝海　孙佳星　李　婷

李婧宇　沈　玥　张　阊　张　颖　张光昕　陈丽英

陈骊珠　赵　丹　韩　冰　鲁　钊　富西湖　解丽梅

蔡爱露

人民卫生出版社

图书在版编目（CIP）数据

胎儿影像诊断学/陈丽英,蔡爱露主编. —北京:人民卫生出版社,2014.1

（母胎医学）

ISBN 978-7-117-18330-7

Ⅰ.①胎⋯　Ⅱ.①陈⋯②蔡⋯　Ⅲ.①胎儿-影象诊断　Ⅳ.①R714.504

中国版本图书馆 CIP 数据核字（2014）第 010044 号

人卫社官网　www.pmph.com	出版物查询，在线购书
人卫医学网　www.ipmph.com	医学考试辅导，医学数据库服务，医学教育资源，大众健康资讯

母　胎　医　学

胎儿影像诊断学

主　　编：陈丽英　蔡爱露

出版发行：人民卫生出版社（中继线 010-59780011）

地　　址：北京市朝阳区潘家园南里 19 号

邮　　编：100021

E - mail：pmph @ pmph.com

购书热线：010-59787592　010-59787584　010-65264830

印　　刷：北京盛通印刷股份有限公司

经　　销：新华书店

开　　本：889×1194　1/16　印张：15

字　　数：465 千字

版　　次：2014 年 4 月第 1 版　2014 年 4 月第 1 版第 1 次印刷

标准书号：ISBN 978-7-117-18330-7/R・18331

定　　价：138.00 元

打击盗版举报电话：010-59787491　E-mail：WQ @ pmph.com

主编简介

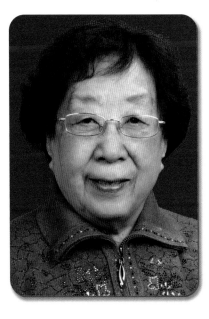

陈丽英，1954 年 7 月毕业于上海第二医科大学医疗系（7年制）。毕业后在中国医科大学第二附属医院（今盛京医院）放射科工作至今。1986 年 2 月晋升为教授，1992 年获国务院津贴。为硕士生导师，现为放射科特需门诊著名专家。1986～1998 年曾任放射科副主任。于 1990～1997 年担任中华放射学会介入学组委员、《中华放射学杂志》编委及审稿专家、《中国医学计算机成像杂志》编委、《中国临床医学影像杂志》副主编、《介入放射学杂志》、《放射学实践》、《影像诊断与介入放射学》等杂志编委，以及中华医学会辽宁省分会第三届理事、辽宁放射学会名誉主任委员等职务。2002～2012 年担任辽宁省委保健专家组成员。2013 年被聘为辽宁省委省政府保健专家顾问。为北美放射学会会员，国际磁共振学会会员。2010、2012 年获中华医学会放射学分会儿科学组颁发的杰出贡献奖。曾承担国家、省、市自然科学基金项目课题多项。1986 年、1993 年、1997年、2003 年分别获得卫生部科技进步甲级奖、辽宁省委科技进步 1 等奖 1 项、2 等奖 1 项及 3 等奖 2 项。主编专著《儿科影像诊断学》。参编专著 8 本。曾在国内、外发表论文 50 余篇。

主编简介

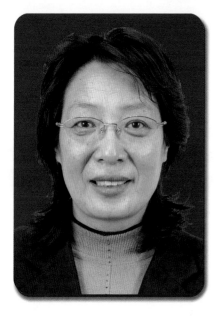

蔡爱露，教授、博士生导师。现任中国医科大学盛京医院超声科副主任。毕业于中国医科大学临床医学专业，博士学位。辽宁省产前诊断中心副主任，中国医学影像技术研究会超声分会妇产科专业委员会副主任委员，中国超声医学工程学会理事，辽宁省超声医学工程学会副主任委员，中华医学会辽宁分会超声分科学会委员，沈阳超声分会副主任委员，《中国临床医学影像杂志》编委，《辽宁医学杂志》编委。

从事超声诊断工作近三十年，积累了较丰富的工作实践经验，主要的研究方向为妇产科超声诊断，尤其侧重于各种胎儿畸形的产前诊断，承担疑难病例的会诊工作。承担国家、省、市自然科学基金项目课题多项，获辽宁省科学技术进步二、三等奖。主编《妇产科三维超声诊断图谱》、《实用三维超声诊断学》、《超声诊断疑难病例分析（腹部分册）》、《超声诊断疑难病例分析（妇产分册）》等专著 4 部；参编专业书籍 8 部，在国际级期刊发表 SCI 文章十余篇，在国家级刊物发表论文百余篇。

序

  中国出生缺陷总发生率约为5.6%,每年临床明显可见的出生缺陷约25万例。中国出生缺陷发生率与世界中等收入国家的平均水平接近。根据我国2012年统计数据显示,中国围产期出生缺陷总发生率呈上升趋势,造成家庭及社会的巨大经济负担。过去,胎儿各系统先天畸形以及缺陷往往需要等出生后才能确诊,造成儿童残疾,并日渐成为儿童死亡的主要原因。

  近年来随着母胎医学的飞速发展,产科及新生儿科对胎儿及新生儿常见疾病的处理与治疗技术有了极大提高,使得胎儿的常见疾病可以早期诊断与早期有效治疗,尽量减少了伤残儿童的发生率,提高了人口素质,同时也减少了家庭和社会的负担。胎儿的发育异常可经超声、MRI做出诊断,可准确判断畸形与疾病部位及侵及范围,使得产科能及时做出产前或产时手术干预的计划,或在新生儿期及时处理,使其得到很好的疗效,家长也可及时了解胎儿的状况,有心理准备,同时对产妇的一些常见危重疾病也可及时诊断与治疗,因此有很高的社会效益与经济效益。

  我院产科为辽宁省母胎医学中心、围产急救中心及产前诊断中心。并于2010年被原卫生部首批评为国家重点专科建设项目单位,每年承担多项国家级、省级和市级科研立项项目。我院开展的产时胎儿手术,例如连接脐带的胎儿腹裂修补术、畸胎瘤切除术、淋巴管瘤切除术及膈疝修补术等,开展的宫内手术,例如胎儿镜下选择性激光胎盘交通血管凝结术、射频消融及各种减胎术等位于国内领先水平。我院新生儿科是我国建立较早的重点学科与博士点之一,近30余年主编了《新生儿急救学》等十余部新生儿专著,并主持建立多项全国新生儿诊治常规,培养了大量专业人才,为我国新生儿医学发展提供了重要促进作用。1989年,我院成立了全国第一个医学影像学系,近20余年来更是在学科建设、临床医疗、科研教学等方面有了飞跃发展,承担着多项国家级、省级和卫生计生委科研项目并取得了多项国家级、省级科研成果。在腹部影像诊断、儿科影像诊断、神经骨关节影像诊断、胸部影像诊断、冠状动脉成像及各系统介入治疗方面均处于国内领先水平,被列为国家重点科室。

  多年来我院三个科室(系)密切合作,在上述领域积累了丰富经验。这次联合编写母胎医学丛书,共分3册,每册分别从不同领域阐述胎儿、新生儿常见疾病的诊断与治疗。国内这方面书籍尚不多见,相信本书的出版必将为我国的母胎医学和围产医学做出新的贡献。

中国医科大学副校长
中国医科大学附属盛京医院院长
2014年1月

前　言

　　控制人口数量、提高人口质量、优生优育是我国的一项基本国策。产前诊断与胎儿畸形筛查在我国越来越受到重视。

　　产前诊断的方法有很多种，其中超声作为一种无创、安全的检查手段是产前诊断与筛查胎儿畸形的重要诊断工具，是目前产科首选的影像学检查方法。产前超声检查可实时动态、连续、重复地观察胎儿在宫内的生理活动及解剖形态结构、明确畸形部位、严重程度等，是发现胎儿畸形的一种有效手段。磁共振作为新兴的产前检查方法，具有软组织对比分辨率高、无放射性、不受胎儿体位影响、多方位成像等特点，在对胎儿各系统尤其是中枢神经系统的诊断中，胎儿某些结构显示更加清晰，为临床提供更多的参考信息，在胎儿畸形的筛查中彰显其重要作用。作为产前诊断的影像学检查，超声与磁共振相辅相成，相互补充，都有着无法替代的重要作用。

　　中国医科大学附属盛京医院作为辽宁省产前诊断中心，产前筛查门诊量较大，转诊病例较多，在临床实践过程中积攒了大量珍贵的病例资料。本书将超声和磁共振这两种产前诊断中最常用的影像检查相结合，融入编者多年的临床经验、工作心得和体会，对胎儿各个系统畸形的影像学表现、诊断策略、预后等做了详细的介绍，并配有典型的病例图片资料。

　　目前我国尚无一本关于胎儿磁共振的专业书籍，本书系母胎医学丛书第一册，共分两篇，分别介绍了超声和磁共振在产前诊断中的应用。我们编写此书希望能为广大从事影像专业、妇产科专业、新生儿科、儿科、儿外科等医学工作者对胎儿影像学的认识提供参考。

　　为了进一步提高本书的质量，以供再版时修改，因而诚恳地希望各位读者、专家提出宝贵意见。

　　本书在编写过程中得到了领导和同行的支持与帮助，在绘制线条图方面得到电教室同志的协助，在此表示衷心感谢。

陈丽英　蔡爱露

2014 年 1 月于沈阳

目 录

第二篇　产前磁共振诊断

第一篇

胎儿超声诊断

　　超声检查是产前诊断及胎儿畸形筛查的主要手段,随着超声医学的发展以及超声新技术的应用,以往某些诊断困难的胎儿畸形可以通过超声检查给予一定的提示,但超声不是万能的,许多胎儿畸形在产前难以发现或无法得到准确的诊断。超声医学仍有许多领域等待我们去探究。

第一章

正常胎儿的超声声像图

正常声像图的识别非常重要，很多时候我们对诊断的不确定来自于对正常声像图记忆和理解不够。对很多超声医师来说，最重要的不是诊断某种复杂疾病，而是辨识清楚某种特定声像图究竟是正常还是异常，从而减少假阳性和假阴性的诊断。

妊娠期全过程从末次月经第一天开始计算，平均 280 天，即 40 周。临床上将妊娠分为三个时期：12 周末之前称为早期妊娠，第 13～27 周末称为中期妊娠，第 28 周及其后称为晚期妊娠。

在妊娠期任何孕周均可进行产前超声检查，但产科超声检查的 3 个重要时间段是 11^{+0}～13^{+6} 周，20～24 周，28～34 周。产科医生及超声医生应建议每个孕妇在以上时间段内分别进行一次超声检查。整个孕期至少检查 3 次，如有必要应增加检查次数。

第一次，11^{+0}～13^{+6} 周（此时胎儿对应的头臀长应为 45～84mm），这个时期检查的重点是颈部透明层厚度（NT）。

此时期检查，还可能检查出一些非常明显的异常，比如无脑儿、明显的内脏外翻及脐膨出、巨大膀胱、明显的肢体缺如等。但 12 周之前诊断无脑儿应小心谨慎。

第二次，20～24 周，应至少行一次系统超声检查，以排除明显的胎儿畸形。

一般来说，如果孕妇需要在 20 周左右行羊水穿刺，建议在羊水穿刺之前行一次系统超声检查；如果化验检查提示为神经管缺陷高危人群，则建议在 23 周之前行系统超声检查，因为神经管缺陷的某些超声征象可能在 23 周之后消失；如果孕妇体形较胖，则建议推迟至 24 周左右再行系统超声检查，以求胎儿某些结构显示尽可能清晰。

第三次，28～34 周，筛查一些晚孕期才出现的、迟发的胎儿畸形，比如迟发性的脑积水、迟发性的膈疝、迟发性的肠管扩张以及迟发性的内脏外翻等。

第一节　正常早孕期的超声图像

一、为什么要在早孕期行超声检查

一般来说，要在早孕期行超声检查，是因为我们想知道以下问题的答案：

第一，是正常宫内妊娠还是异位妊娠？

第二，是否多胎妊娠？若为多胎妊娠，其绒毛膜性如何？

第三，胚胎是否存活？

第四，发育是否符合孕周？

第五，有没有合并其他妇科疾病？

需要说明的是，超声所说的孕周是月经龄，即从孕妇末次月经第一天开始计算，如果孕妇月经周期正常，是 28 天，这种方法一般比受精龄要多两周。

二、检查方式及正常早孕期的超声图像

早孕期行超声检查有两种方式：经腹部和经阴道超声检查。与经腹部超声检查相比，经阴道超声检查无需充盈膀胱，一般可提前一周左右观察到某些特征性图像，且图像更清晰，经常能发现经腹部超声检查难以发现的异位妊娠和早期妊娠。高度怀疑异位妊娠时建议行阴道超声检查。

1. 妊娠前 4 周，经腹部超声扫查在宫内外一般都看不到妊娠囊的迹象。

2. 第 5 周，经腹超声可以在宫腔内看到囊状结构，一般是圆形或椭圆形高回声环，轮廓完整，壁厚均匀，其内为无回声，外层有低回声环包绕。此征象被称为"双环征"。高回声环即为绒毛膜回声。有时在该囊状结构内还能看到卵黄囊，表现为壁薄、圆形的高回声囊性结构，直径一般在 5mm 左右。卵黄囊一般在 12 周前萎缩消失。

3. 第 6 周，经腹超声在宫腔内看到囊状结构，

其内可以看到中等回声团,一头稍大,一头稍小,略呈豆芽状。

4. 第 7 周,经腹超声在宫腔内看到囊状结构,其内的中等回声团中上部可以看到有节律跳动的回声点,此为原始心管搏动。M 型超声可以检出频率一般为 120~160 次/分,早孕期有时可达 160~180 次/分,此为胎心搏动频率。若未检出胎心搏动,不能轻易做出胚胎停止发育的诊断,必要时可嘱受检者定期复查。经阴道超声检查胚胎长度>5mm 或经腹超声检查胚胎长度>9mm 而未能观察到胎心搏动时,可考虑为胚胎死亡。经腹超声检查妊娠囊平均内径>25mm 或经阴道超声检查妊娠囊平均内径>20mm,囊内未见卵黄囊及胚胎回声,可考虑胚胎死亡。

5. 第 8 周,经腹超声在胎囊内可以看到胎盘,为半月形中等均匀点状回声区。胚胎上、下肢肢芽长出,超声显示为小棒状结构。

6. 第 9 周,经腹超声可以明确看到胎头,但颅骨强回声环尚不明显,可观察到生理性中肠疝。

7. 第 11^{+0}~13^{+6} 周时,可测量 NT。取胎儿正中矢状切面,胎体自然屈曲,胎儿面向探头时应显示胎儿鼻骨回声。声束垂直于胎儿颈背部皮肤,使颈后部皮下组织、皮肤、羊膜形成三条强回声带,测量时应将图像放大至胎头和胎胸占据屏幕的 2/3~3/4,光标置于胎儿颈部皮肤层内缘及皮下组织层外缘,测量其间无回声带的最宽处。一般认为 NT≥3mm 为异常标准。在第 11~12 周,生理性中肠疝回复到腹腔内。

上述声像图对应的孕周,都针对月经周期正常的孕妇而言的,月经不规则的孕妇需要根据超声图像进一步推算。

第二节　正常中晚孕期的超声图像

一、中晚孕期超声检查的适应证

孕妇在中晚孕期应常规的进行产前超声检查,当具有下列情况时,产前超声检查更为必要。

1. 不确定胎儿孕龄时帮助估计胎儿孕龄。

2. 评价胎儿生长发育状况及评估胎盘成熟度。

3. 孕期出现不明原因阴道流血或流液。

4. 怀疑胎死宫内。

5. 临床体检时发现子宫大小所对应孕周与孕妇自述孕周出现明显差异时。比如孕妇孕前月经不规律、羊水过多、羊水过少、多胎、胎儿生长受限以及某些胎儿畸形等。

6. 随访观察和确认胎儿畸形。

7. 判断母体盆腔肿物的位置和性质。

8. 母体血清 AFP 值异常。

9. 辅助特殊操作,如宫颈功能不全时辅助进行宫颈环扎术、指导羊水穿刺及脐血穿刺等。

10. 判定胎方位。

11. 观察产程。

12. 对既往有先天性异常胎儿生育史的高危孕妇进行评价(母体高危因素可能增加出生先天异常胎儿的风险性。具体包括孕妇年龄、孕妇疾病如糖尿病、系统性红斑狼疮等。其他高危因素还包括既往产过染色体异常的胎儿,或者有服用已知的致畸药物或有导致胎儿缺陷因素的接触史等)。

二、中晚孕期超声的局限性

在每次检查之前,妇产科医生及超声科医生均应对孕妇及家属进行告知:超声是一种影像学检查方法,超声诊断意见仅供临床参考,不能作为最终结论。无论多么高档的超声仪器均有其局限性,不可能显示胎儿所有器官及其功能。而且超声检查还可能受孕妇体形、孕妇腹壁瘢痕、多胎妊娠、胎儿过大、胎儿过小、胎儿体位、骨骼回声及羊水量多少等影响而显示不清。还有些胎儿异常是动态变化的,在没有发展到一定程度时,超声检查是无法发现的。所以美国妇产科医师协会有警告说:"不管使用哪种方法,亦不管妊娠在哪一阶段,即使让最有名的专家进行彻底的检查,期望能够将所有的胎儿畸形均能被检测出是不现实也是不合情理的。"

三、中晚孕期超声检查标准切面

中晚孕期超声检查时,应按一定的顺序扫查,比如可以遵循胎儿颅脑→颜面→脊柱→胸部→腹部→四肢→胎盘→脐带→羊水的顺序扫查,以免遗漏。

(一) 胎儿头颅

观察胎儿头颅时,一系列横切面是较易获得的,对诊断也是最有帮助的。只需将探头置于胎头左侧或右侧,声束平面垂直于脑中线,从颅顶至颅底平行移动扫查即可。在这一系列横切面中,最重要的有丘脑水平横切面、侧脑室水平横切面和小脑水平横切面。

1. 丘脑水平横切面　丘脑水平横切面也称双顶径与头围测量切面,是最重要的颅脑切面。在此切面上进行双顶径(biparietal diameter)及头围测量(head circumference mea'surement)。标准的丘脑水平横切面应看到:颅骨呈类椭圆形环形强回声,左右对称,脑中线居中,不连续。脑中线中前约1/3处可见类长方形的液性暗区,为透明隔腔,其宽度不应超过10mm。在丘脑水平横切面的标志性结构是脑中线两侧对称的椭圆形低回声团,即丘脑,其周围可看到低回声的大脑。两丘脑之间为裂隙样的第三脑室,其宽度不应超过2mm。在丘脑水平横切面上,远场结构应清楚显示,近场结构因颅骨骨化可显示不清,注意此切面上不应显示小脑半球横断面。测量双顶径时,光标应从近侧颅骨的外缘移至远侧颅骨的内缘,测量与脑中线垂直的最大径(图1-1-1)。测量头围时,光标应围绕颅骨强回声外缘,不包括头皮软组织(图1-1-2)。

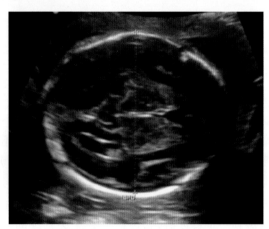

图 1-1-1　双顶径测量图

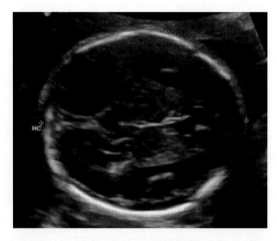

图 1-1-2　头围测量图

该切面可能检查出的异常:无脑畸形、露脑畸形、前脑无裂畸形、脑裂、Galen静脉瘤、胼胝体发育不良、小头畸形、蛛网膜囊肿、脑膜脑膨出、畸胎瘤等。

2. 侧脑室水平横切面　在此切面上测量侧脑室体部及后角宽度,为诊断侧脑室扩张及脑积水提供依据。标准的侧脑室水平横切面应看到:颅骨呈类椭圆形环形强回声,左右对称,脑中线居中,不连续。脑中线中前约1/3处可见类长方形的透明隔腔,在侧脑室水平横切面上最引人注意的标志性结构是颅脑偏后方的远场液性暗区,即侧脑室,其内可见高回声团,为脉络丛。测量侧脑室体部宽度时,光标应分别放置在远场脉络丛后端水平的侧脑室内壁处,垂直于脑室壁进行测量(图1-1-3)。颅骨正常骨化的胎儿在此切面应看不清近场侧脑室,若想看清近场侧脑室,需等待胎儿变换体位至目前的近场侧脑室移至远场(即在宫内旋转180度)才能准确测量。一般来说,侧脑室体部和后角测值相近,在整个孕期均小于10mm。当测值大于等于10mm而小于15mm时,称为侧脑室扩张(ventricular dilatation)。当测值大于15mm时,则称为脑积水(hydrocephalus)。诊断侧脑室扩张及脑积水时,一定注意测量的方法要正确,否则可能有假阳性结果出现。

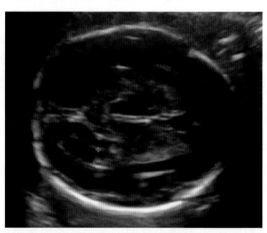

图 1-1-3　侧脑室测量图

该切面可能检查出的异常:侧脑室扩张、脑积水、脑出血等。

3. 小脑水平横切面　侧脑室水平横切面显示后,将探头后移,可以获得小脑水平横切面。在这个切面上,颅骨呈类椭圆形环形回声,左右对称,脑中线居中,不连续,脑中线中前约1/3处可以看到类长方形的透明隔腔。这个平面最引人注意的是颅内后部的小脑,小脑半球左右对称,中孕期呈低回声,晚孕期可见较多高回声条。两小脑半球之间为高回声的蚓部。蚓部(vermis)前方的液性暗区为第四脑室,后方的液性暗区为小脑延髓池(图1-1-4)。测量小脑横径时,光标应分别放置于左右小脑半球最外缘,其连线应垂直于脑中线。测量小脑延髓池(cere-

bellomedullary cistern)时，光标应分别放置于脑中线上小脑蚓部后缘及枕部颅骨强回声环内缘，在整个孕期，小脑延髓池的前后径测量值应在 2～10mm 之间。颈褶(nuchal fold，NF)厚度的测量是从枕部颅骨强回声环外缘至皮肤强回声线外缘，为脑中线的延长线。

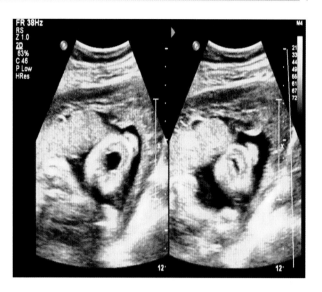

图 1-1-6　鼻唇冠状切面

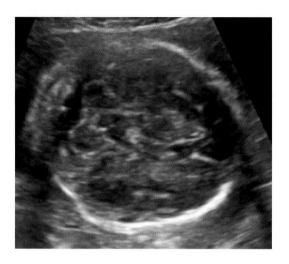

图 1-1-4　小脑水平横切面

该切面可能检查出的异常：Dandy-Walker 综合征、小脑发育不良等。

(二) 胎儿颜面部

胎儿颅脑检查后，探头可向胎儿前部移动，观察胎儿颜面部。有三个重要切面：双眼球水平横切面(图 1-1-5)、鼻唇冠状切面(图 1-1-6)及颜面部正中矢状切面(图 1-1-7)。

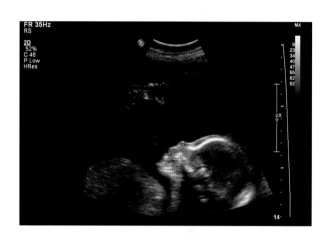

图 1-1-7　颜面部正中矢状切面

眼眼眶内侧壁间的距离，眼外距是指双眼眼眶外侧壁之间的距离，眼眶横径是指眼球最大横径(左右径)。20 周以上的胎儿的眼内距应与眼眶横径测值相近。该切面还是进行胎儿颜面部横断扫查的基准切面。

该切面可能检查出的异常：无眼畸形、独眼畸形、小眼畸形、眼距过近、眼距过远等。

2. 鼻唇冠状切面　显示双眼球水平横切面之后，探头旋转大约 90 度，使得声束平面与胎儿面部平行，然后前后调整，观察鼻、上下唇及颏部。标准的鼻唇冠状切面应显示双侧鼻孔、鼻中隔、人中、上唇、下唇及颏部，双侧嘴角应显示完整。这个平面是唇裂的筛查切面。超声可以诊断Ⅱ度以上唇裂。

该切面可能检查出的异常：唇裂、单鼻孔、喙鼻、面斜裂、口腔畸胎瘤等。

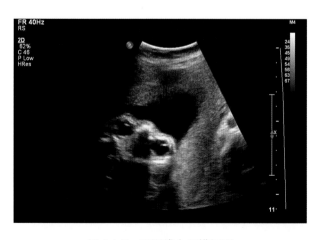

图 1-1-5　双眼球水平横切面

1. 双眼球水平横切面　声束从胎儿面部前方向后方扫查，双眼球应同时显示，左右对称，大小相等，并应观察到双眼球内对称的晶体。在该切面上可测量眼内距、眼外距和眼眶横径。眼内距是指双

3. 颜面部正中矢状切面　显示双眼球水平横切面之后,探头旋转大约 90 度,使得声束平面与胎儿面部垂直,声束通过胎儿鼻尖处作矢状切面扫查,观察胎儿额部、鼻、上唇、下唇、下颌等。该平面不应显示鼻孔、眼球等结构。

该切面可能检查出的异常:鼻骨缺如、口腔畸胎瘤、小下颌等。

(三) 胎儿脊柱

应从矢状面、冠状面和横断面三个方面全面观察胎儿脊柱(fetal spine)。观察骨骼的连续性、弯曲度、骨化程度及其表面皮肤的完整性。胎儿脊柱的观察受体位影响较大,比如胎儿仰卧位时脊柱不易观察,臀位时骶尾部也较难显示,此时应在报告中如实描述。

当羊水量足够时,胎儿脊柱矢状切面(图 1-1-8)应显示脊柱骨骼的全长及其表面软组织覆盖情况。正常脊柱从颈段至腰段呈两条串珠状平行光带,骶尾部融合并略后翘。

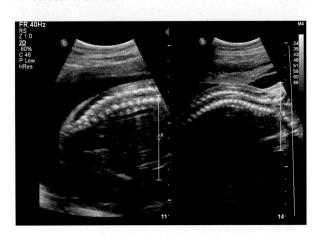

图 1-1-8　脊柱矢状切面

该切面可能检查出的异常:脊柱裂(spina bifida)、脊柱后凸(kyphosis)等。

(四) 胎儿胸部

检查胎儿胸部可从矢状面、冠状面和横断面三个方面全面观察。胎儿胸部检查的重点是肺脏、心脏和双侧膈肌。

1. 左右膈肌矢状切面(图 1-1-9)　显示脊柱矢状切面之后,探头向胎儿身体两侧分别移动,可分别观察双侧肺脏及膈肌。当然也可以在显示脊柱矢状切面之后,探头移向胎儿身体一侧,声束向另一侧呈冠状切面扫查胎儿肺脏和膈肌。连续扫查时,双侧膈肌低回声带应连续完整,双侧肺脏呈均匀高回声。心脏应位于双侧肺脏之间、膈肌上方,胃泡无回声区

应位于膈肌下方。观察时应注意胸腹腔比例,有无胸腔异常塌陷或腹部异常膨隆。

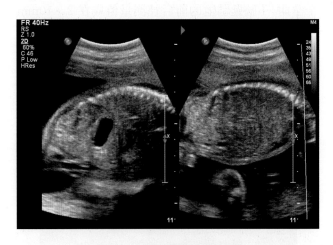

图 1-1-9　左右膈肌矢状切面

该切面可能检查出的异常:膈疝、膈膨升、肺囊腺瘤、隔离肺、胸腔积液等。

2. 四腔心切面(图 1-1-10)　四腔心切面是在观察心脏的一系列切面中最重要的切面。四腔心切面是在胎儿胸部水平的一个横切面,应看到一根完整的肋骨和心脏的左右房室腔。正常心脏应主要位于左侧胸腔内,心尖指向左前方,心轴(即从胎儿心底部沿房间隔与室间隔长轴方向的连线和胎儿脊柱与向胸骨正中连线之间的夹角)偏左(45°±20°)。四腔心面积与同水平胸廓面积之比为 1:4～1:3。于脊柱前方可看到一个小类圆形无回声区,动态观察时可看到其搏动,此为降主动脉横断面。其前方离脊柱最近的心腔为左心房,左心房靠近脊柱一侧经常可以看到两条管状无回声区与之相通,此为肺静脉。左心房内可以看到卵圆瓣随心动周期运动,卵圆瓣附着于房间隔上近卵圆孔处。卵圆孔另一侧

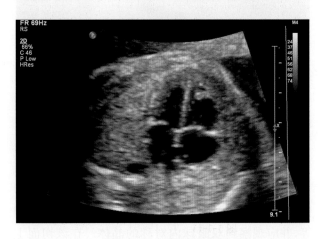

图 1-1-10　四腔心切面

为右心房,右心房前方为右心室,左心房前方为左心室,左右心房之间为房间隔,左心室之间为室间隔。室间隔回声应连续完整,厚度与心室壁相近。20～26周时,左心房与右心房大小相近、左心室与右心室大小相近。孕28周以后至胎儿出生前,正常胎儿右心室较左心室略大。左心室略呈椭圆形,右心房略呈三角形,右心室内可见节制索,也叫调节束,为一中等回声带,一端附着于室间隔的中下1/3处,一端附着于右心室心尖部。左心房与左心室之间为二尖瓣,右心房与右心室之间为三尖瓣,实时超声下可看到心室的收缩、舒张运动及二、三尖瓣的开放、关闭运动,二、三尖瓣应同时向心室侧开放,开放幅度基本相等。二、三尖瓣关闭时与房、室间隔在心脏中央形成"十"字交叉,但二、三尖瓣在室间隔的附着位置不在同一水平,三尖瓣更近心尖,而二尖瓣更近心底,二者之间距离不应大于2mm。彩色多普勒检测时,应观察房室瓣血流方向及宽度,观察室间隔水平有无分流。若彩色多普勒观察到异常,应行频谱多普勒进一步检测。

该切面可能检查出的异常有:单心室、单心房、心室发育不良、完全型心内膜垫缺损、三尖瓣下移畸形、房室瓣闭锁、大型室间隔缺损、心肌肥厚、心包积液、心脏肿瘤等。

3.左室流出道切面(图1-1-11)　显示四腔心切面之后,将探头略向胎儿头侧方向旋转,即可获得左室流出道切面。在这个切面应看到主动脉自左心室发出,升主动脉前壁与室间隔相连续,后壁与二尖瓣前叶相连续。

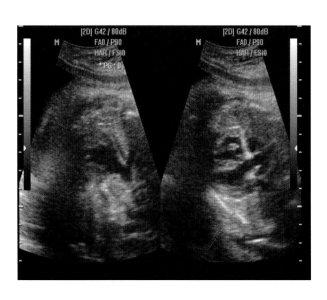

图1-1-11　左、右室流出道切面
RVOT:右室流出道;LVOT:左室流出道

4.右室流出道切面(图1-1-11)　显示左室流出道切面之后,将探头继续向胎儿头侧方向旋转,即可获得右室流出道切面。在这个切面应看到肺动脉与自右心室发出,动态观察可看到主肺动脉发出后主干很短,随即分为动脉导管、左肺动脉、右肺动脉三支。

探头从左室流出道切面向右室流出道切面旋转的过程中,还应注意观察左右室流出道在心底水平是否交叉,主肺动脉内径是否略宽于主动脉内径。多普勒检测时,应注意主动脉及肺动脉内血流的方向和速度,有无湍流。

左、右室流出道切面可能检查出的异常:大动脉转位、心室双出口、肺动脉瓣狭窄或闭锁、主动脉瓣狭窄或闭锁、主动脉骑跨、永存动脉干等。

(五)胎儿腹部

胎儿腹部主要观察的内容有:肝脏、胃泡、肾脏、肠管、膀胱、前腹壁以及腹腔有无积液。正常胃泡和脾脏位于左侧腹腔,大部分肝脏位于右侧腹腔,少部分位于左侧腹腔,胆囊位于肝脏下方,下腔静脉位于脊柱右前方,腹主动脉位于脊柱左前方。

1.腹围测量切面(图1-1-12)　该切面显示腹部呈圆形或椭圆形,脊柱为横切面,胎儿胃泡及胎儿肝内脐静脉1/3段同时显示,胎儿肝脏为均匀中等回声,胎儿胃泡为无回声椭圆形或牛角形结构,其大小与形状与吞咽的羊水量有关。腹围应沿胎儿腹壁皮肤外缘测量。

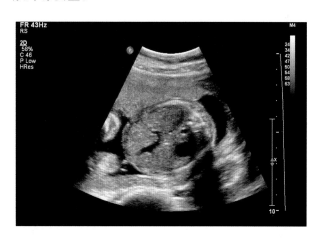

图1-1-12　腹围测量切面

该切面可能检查出的异常:十二指肠闭锁、食管闭锁、胆总管囊肿等。

2.双肾切面(图1-1-13)　在显示腹围水平横切面之后,探头向胎儿尾侧平行移动,可获得双肾水平横切面,在这个切面上于脊柱两侧分别可以看到一圆形肾脏横断面,测量肾积水时应在此切面上测量肾盂分离的前后径。双肾和脊柱前方可见肠管回声。在显示双肾水平横切面后,将探头旋转 90 度,使声束与脊柱长轴平行,向左右分别摆动探头可获得双肾纵切面或冠状切面,在双肾纵切面上可以看到双肾呈椭圆形,中心部为高回声肾窦,其周可见弱回声髓质和低回声的皮质。在双肾冠状切面上可见双肾同时显示,位于脊柱两侧,呈蚕豆形。两侧肾上腺包绕着肾脏上极,左侧肾上腺呈半月形,右侧肾上腺呈三角形。

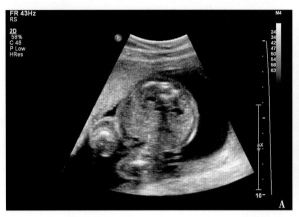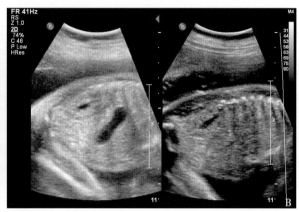

图 1-1-13　双肾切面

A. 双肾纵切面;B. 双肾水平横切面

双肾切面可能检查出的异常有:肾积水,肾不显示,多囊肾,多囊性肾发育不良,肠管扩张等。

3. 脐带腹壁入口腹部横切面(图 1-1-14)　在显示双肾水平横切面之后,探头向胎儿尾侧平行移动,可获得脐带腹壁入口腹部横切面。在这个切面上应看到脐带(umbilical cord)自胎儿腹前壁正中发出,周围无包块,羊膜腔内无游离肠管。此切面还是观察胎儿腹腔内肠管的主要切面。中期妊娠时,肠道一般呈管壁回声略强、内含小无回声暗区的蜂窝状结构,肠管回声低于脊柱回声。

肠管扩张等。

4. 脐动脉水平膀胱横切面(图 1-1-15)　在显示脐带出口切面后,探头向胎儿尾侧旋转,可获得脐动脉(umbilical artery)膀胱水平切面。在这个切面上可以看到胎儿下腹部中央为无回声的膀胱,CDFI 检测应于膀胱两侧各见一根脐动脉,在胎儿脐部汇合。在中孕期,该切面是诊断单脐动脉的筛查切面。但晚孕期最好在脐带游离段短轴切面诊断,以免出现假阳性。

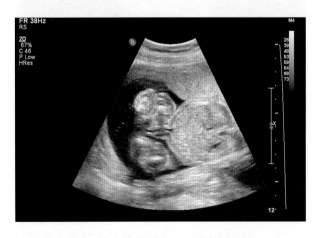

图 1-1-14　脐带腹壁入口腹部横切面

该切面可能检查出的异常:脐膨出、腹裂畸形、

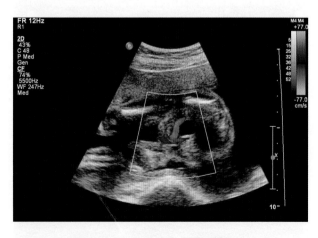

图 1-1-15　脐动脉水平膀胱横切面

该切面可能检查出的异常:包括后尿道闭锁、单脐动脉等。

（六）胎儿四肢

检查胎儿四肢（fetal extremity）时,应遵循连续顺序追踪扫查法,自近心端向远心端分节段扫查。观察内容:双侧肱骨、尺骨、桡骨、股骨、胫骨及腓骨的骨干形态、长度及双手、双足姿势。

1. 胎儿上肢　于胎儿肩部水平横切,可看到胎儿双侧肩胛骨,旋转探头,可追踪到胎儿上臂及其内的肱骨（图 1-1-16）,显示肱骨长轴后冻结图像,测量肱骨长度,测量时应将光标放置在肱骨两端的中点处,然后再从肱骨远端向远心端追踪,横切胎儿前臂,确认前臂有尺、桡两根长骨之后,将探头旋转 90 度,得到前臂长轴图像（图 1-1-17）。尺骨和桡骨可能是平行的,也可能是交叉的,尺骨较桡骨稍长,与肱骨长度相近,尺骨近端粗,远端细,桡骨近端细,远端粗。探头继续向远心端移动,可见到胎儿双手（图 1-1-18）,中孕早期一般胎儿双手展开,18 周之后一般都自然呈握拳状,所以如果想检查胎儿手指数目,最好在十四、五周方便一些。

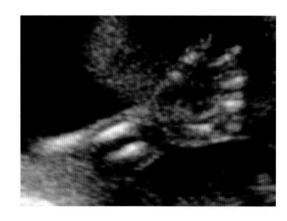

图 1-1-18　手切面

骨长度,测量时应将光标放置在股骨两端的中点处,然后再从股骨远端向远心端追踪,横切胎儿小腿,确认小腿有胫、腓两根长骨之后,将探头旋转 90 度,得到小腿长轴图像（图 1-1-20）。胫骨和腓骨一定是平行的,胫骨较腓骨稍长,且与股骨长度相近。探头继续向远心端移动,可见到胎儿双足（图 1-1-21）,胎儿小腿矢状切面上不应看到足底影像,应看到小腿与足底为相互垂直关系。一般胎儿足长与股骨长相等。

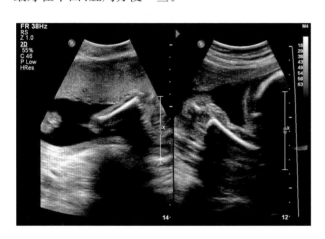

图 1-1-16　双侧肱骨长轴切面

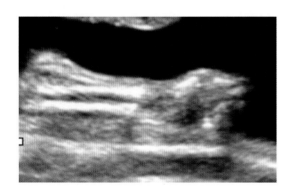

图 1-1-17　尺桡骨长轴切面

2. 胎儿下肢　于胎儿髂骨水平横切,可看到胎儿双侧髂骨,旋转探头,可追踪到胎儿大腿及其内的股骨,显示股骨长轴后冻结图像（图 1-1-19）,测量股

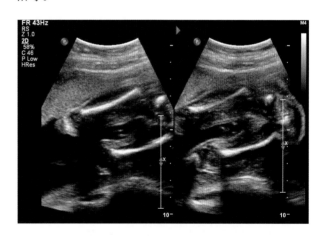

图 1-1-19　双侧股骨长轴切面

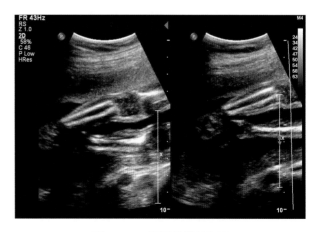

图 1-1-20　胫腓骨长轴切面

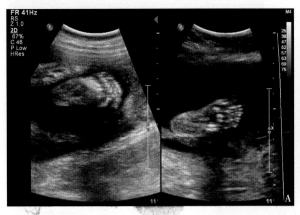
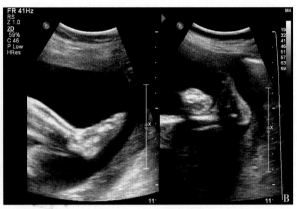

图 1-1-21　足切面

A. 足底冠状切面;B. 足矢状切面

胎儿肢体切面可能检查出的异常:致死性短肢畸形、肢体缺如等。

(七) 其他切面

1. 宫颈内口矢状切面(图 1-1-22)　孕妇适当充盈膀胱,探头于盆腔纵切,观察孕妇宫颈及其周围组织。

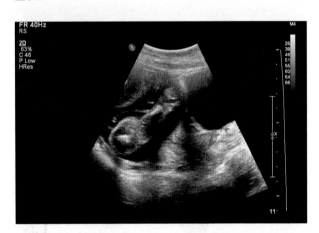

图 1-1-22　宫颈内口矢状切面

该切面可能检查出的异常:前置胎盘、血管前置、宫颈功能不全等。

2. 脐动脉频谱(图 1-1-23)　在脐动脉游离段行频谱多普勒检测,调节声束方向与该处脐动脉尽可能平行,可得到胎儿心率、S/D 等数据。

该切面可能检查出的异常:脐动脉舒张期频谱倒置或缺失、胎儿心律不齐等。

3. 胎盘(placenta)　全面观察胎盘实质、基底膜和胎盘胎儿面,在胎盘实质最厚处测量胎盘厚度,尽可能寻找胎盘脐带入口(图 1-1-24)。注意观察胎

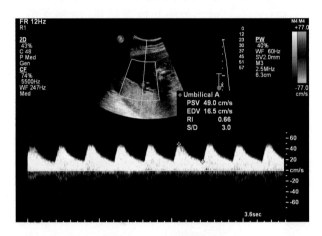

图 1-1-23　脐动脉频谱

盘下缘位置。

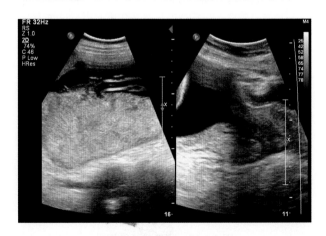

图 1-1-24　胎盘脐带入口

该切面可能检查出的异常:前置胎盘、胎盘早剥、胎盘绒毛膜血管瘤、边缘性脐带入口、帆状胎盘等。

4. 羊水(amniotic fluid)　于宫腔内垂直于水平面(注意不是垂直于孕妇腹壁)测量羊水最深处,测量时应避开胎儿肢体和脐带。羊水测量深度大于8cm 为羊水过多,小于 3cm 为羊水过少。羊水指数:以孕妇肚脐为中心,将腹部分为四个象限,分别测量四个象限的羊水深度,相加得到羊水指数。羊水指数大于 25cm 为羊水过多,小于 8cm 为羊水过少。

该切面可能检查出的异常:羊水过多、羊水过少等。

（王　冰）

第二章

胎儿颜面部及颈部畸形的超声诊断

颜面部的畸形是较常见的胎儿畸形,目前已经成为产前超声检查的一个重要组成部分。颜面部畸形常是染色体畸形或一些综合征的局部表现,常合并其他部位的严重畸形。因此,产前检出胎儿颜面部畸形具有十分重要的意义。

产前超声观察胎儿颜面部畸形,主要通过横切面、矢状切面及冠状切面这3个相互垂直的切面从不同角度,不同侧面显示出胎儿的双眼、鼻、唇、面颊、下颌、耳等结构,从而判断有无颜面部畸形及其严重程度。

第一节 眼 畸 形

【眼的胚胎发育】

在胚胎发育第5周,前脑泡形成一对眼沟,眼沟向外胚层表面生长形成左右眼泡。眼泡的近端变细,与间脑相连,远端逐渐内陷为杯状,即眼杯。与此同时,贴近眼泡的外胚层上皮变厚形成晶状体板,并逐渐凸入眼杯,形成晶状体泡。至此,眼的基本结构形成(约第8周)。双眼最初位于胚胎头部的两侧,成180°角,发育过程中逐渐向前移行,直到正常位置。胚胎发育任何阶段的异常均可导致胎儿眼畸形。

(一)眼距过近

眼距过近(hypotelorism),即两眼眶的位置异常接近,是前脑无裂畸形常伴有的颜面部特征。此外Meckel-Gruber综合征、某些染色体畸形、小头畸形、三角头畸形、Williams综合征、母亲苯丙酮尿症等畸形也可有眼距过近的表现。

【超声声像图表现】

眼内距明显小于眼距,眼内距与眼外距的比值小于1∶3(图1-2-1)。检出眼距过近时,应仔细检查胎儿颜面部其他部位有无异常,同时应仔细检查颅

内结构有无异常,如有无丘脑融合、单一侧脑室等。

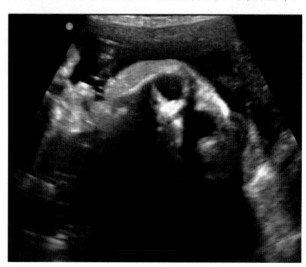

图1-2-1 31周胎儿眼距过近

【预后】

眼距过近患者的预后取决于伴发畸形的严重程度,由于眼距过近与全前脑密切相关,其预后也与不同类型的全前脑的预后有关。

(二)眼距过远

眼距过远(hypertelorism)是指两眼眶之间的距离异常增大。在正常胚胎发育过程中,双眼最初位于胚胎头部的两侧,如果在逐渐向额部方向移行的过程中发生障碍,则可出现眼距过远。额部脑或脑膜膨出是眼距过远最常见的原因,正中面裂综合征导致额鼻发育异常可使双眼向前移行受阻,导致眼距过远。

【超声声像图表现】

眼内距明显大于眼距,眼内距与眼外距的比值大于1∶3(图1-2-2)。

前额部的脑或脑膜膨出是引起眼距过远最常见的原因,超声表现为前额部可见囊性或囊实混合性包块,包块内容物为脑膜、脑脊液或脑组织,连续追

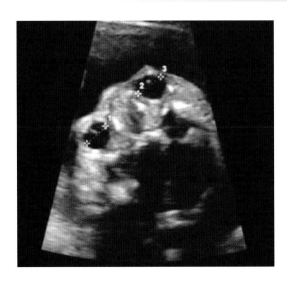

图 1-2-2 23 周胎儿眼距过远
产前超声检查:眼内距 1.95cm,眼外距 4.2cm

踪观察包块与颅内结构的关系,可发现相应部位的颅骨缺损。

中部面裂综合征极少见,主要表现为眼距过远,额骨在前方裂开,鼻畸形,分裂鼻,两鼻孔距离增大,可伴有中央唇裂或腭裂。当超声检出眼距过远伴有唇、腭裂时,应高度怀疑中部面裂综合征。

【预后】

眼距过远常合并有染色体畸形,如 Turner 综合征、染色体三体综合征等,因此眼距过远应行染色体核型分析。眼距过远合并多发畸形患儿多有严重面部畸形,包括眼、鼻、唇等畸形,严重影响患儿的面部外观。

(三) 独眼畸形

独眼畸形(cyclopia)表现为单一眼眶位于面部中央,单一眼眶内有不同程度的眼球融合。外鼻缺如,或以一长鼻或象鼻的形式位于眼的上方,是全前脑畸形的面部发育异常的典型表现之一。

【超声声像图表现】

独眼畸形的面部特异性超声表现为经眼眶的头面部横切面及冠状切面见单眼眶、单眼球或眼距极度过近,常位于面部中央。当发生于全前脑畸形时,眼眶上方出现一长柱状软组织回声向前方伸出,即为发育不全的长鼻,长鼻中央常无鼻孔(图 1-2-3)。

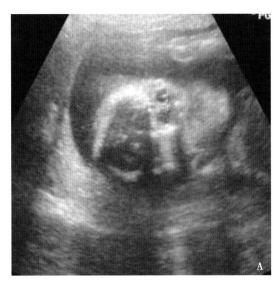
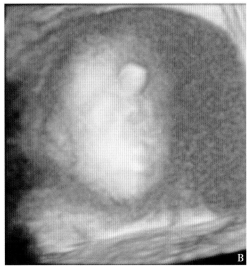

图 1-2-3 24 周胎儿独眼畸形
A. 产前超声检查:颜面部冠状切面可见双眼球位于面部中央,眼距极小;B. 产前超声三维显像可见其长鼻及单眼眶

【预后】

由于独眼畸形与全前脑密切相关,其预后也与不同类型的全前脑的预后有关。

(四) 无眼畸形

无眼畸形(anophthalmia)极其罕见,主要指眼球缺如、眼眶缩小或缺如、眼睑闭锁、眼区下陷等,可单侧或双侧发生。其发生率在活产儿约为 1/20 000,多数呈散发。发生原因可能与胚胎期孕妇感染风疹病毒、过量 X 线照射、维生素 A 摄入过多等因素有关。

【超声声像图表现】

双眼球水平横切面上一侧或双侧眼眶及眼球图像不能显示,在相当于眼眶部位仅显示低回声软组织影像或弧形强回声(图 1-2-4)。当超声检查发现眼眶过小时,应仔细检查其内有无晶体回声,如果晶体缺如,多为无眼畸形;如果可以显示晶体,则多为小眼畸形。当检出胎儿无眼畸形时,应仔细检查胎儿有无其他畸形,如耳畸形、下颌畸形等。

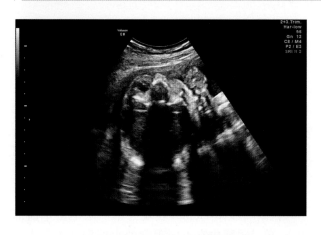

图 1-2-4 胎儿无眼畸形

胎儿一侧眼眶内未见眼球图像显示

【鉴别诊断】

无眼畸形应与小眼畸形相鉴别。发现小眼眶并有

晶体眼球缺如者,为无眼畸形;小眼畸形多能显示晶体。

【预后】

无眼畸形与小眼畸形相似,其预后在很大程度上取决于合并畸形的严重程度。

(五)鼻泪管囊肿

鼻泪管囊肿(nasolacrimal duct cyst)是由于先天性鼻泪管远端闭塞引起泪管囊性扩张所致。鼻泪管囊肿的超声表现为眼球内下方囊性无回声的包块,无眼球移位,且与眼球运动不同步(图 1-2-5)。鼻泪管通常在妊娠第 7 个月或者第 8 个月贯通。大约 30% 新生儿鼻泪管不通,但只有 2% 会出现症状。引起新生儿泪管阻塞的薄膜 78% 在 3 个月以内自发破裂,91% 在 6 个月以内破裂。故本病多可以自愈,且预后良好。

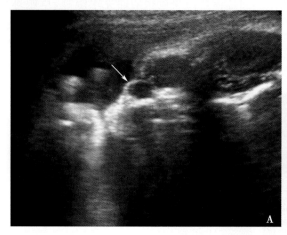
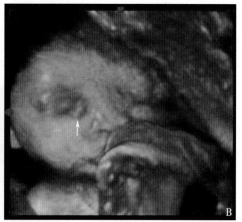

图 1-2-5 鼻泪管囊肿产前超声所见

A. 胎儿眼部横切面显示右眼鼻侧下方囊性无回声物(箭头所示);B. 三维成像显示鼻泪管囊肿(箭头所示)

第二节 鼻 畸 形

【鼻的胚胎发育】

胚胎发育至第 5 周时,在额鼻突的两侧形成一对鼻原基,鼻原基最初位于眼水平或以上,在其发育过程中逐渐向中线和下部方向移行,最后在眼水平以下中线处相互融合而形成鼻。外鼻由内侧鼻突和外侧鼻突发育而来,因遗传因素或其他原因导致这一发育过程障碍,可以形成各种各样的外鼻畸形。

【鼻畸形的病因及分类】

胎儿鼻部畸形的病因尚不完全清楚,可能原因有环境因素、机械因素、遗传基因等。部分与染色体的异常有关。先天性外鼻畸形常是染色体异常或一些综合征的局部表现,常合并其他部位的严重畸形,

因此产前超声检查出胎儿外鼻畸形具有重要意义。先天性外鼻畸形主要有以下几种。

1. 无鼻(arhinia) 胎儿面部显示为眼距过近或独眼或单一眼眶内两个眼球不同程度的融合,伴有鼻腔、鼻窦、上颌骨、鼻中隔和鼻甲骨缺如。该类鼻畸形常出现于最严重的无叶全前脑畸形中。

2. 喙鼻或长鼻(proboscis) 喙鼻的形成是由于内侧鼻突及外侧鼻突发育畸形所致。胎儿除有无鼻畸形的面部和颅内结构改变的超声学特征外,还可见外鼻以一长鼻或象鼻的形式位于独眼的上方或两眼眶之间。该类畸形多见于无叶全前脑。

3. 扁平鼻或单鼻孔畸形 该类畸形也称猴头畸形(cebocephaly),以单鼻孔畸形和明显眼距过近为特征,胎儿面相与阔鼻猴相似,与扁平鼻相应的鼻孔常只有一个,亦是扁平状,此类异常多在无叶全前脑中出现。

【超声声像图表现】

无鼻和喙鼻均与前脑无裂畸形有关,是前脑无裂畸形在颜面部的表现,发现此类颜面部畸形时应仔细扫查颅内结构。长鼻表现为眼眶上方或两眼眶之间出现一长的柱状软组织回声向前方伸出(图 1-2-6),即为发育不良的长鼻,长鼻中央常无鼻孔。猴头畸形超声表现为鼻的形态明显异常,常无鼻翼结构,呈一软组织回声,位于两眼眶之间的下方,鼻的中央仅有一小的单鼻孔(图 1-2-7)。

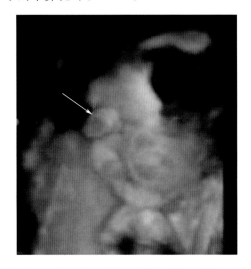

图 1-2-6 20 周胎儿产前超声诊断为全前脑、长鼻
面部三维直观显示胎儿长鼻畸形(箭头所示)

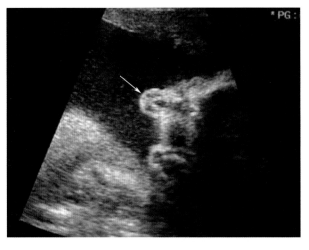

图 1-2-7 胎儿单鼻孔
胎儿颜面部横切面显示鼻的中央仅有单鼻孔

【预后】

外鼻畸形常伴发多种畸形,其预后与合并畸形相关。

第三节 唇 腭 裂

唇腭裂(cleft lip and palate)是最常见的颜面部畸形,发病率约为 1/1000,男性约为女性的两倍。唇裂常伴有腭裂,单纯腭裂较少见。唇腭裂不仅造成患儿容貌畸形,重要的是影响患儿面部发育、吞咽、吸乳、发音等功能。

【唇与腭的胚胎发育】

唇与腭在胚胎 7~12 周形成。两侧上颌突向中线方向生长与形成人中的球状突互相融合形成上唇。在胚胎第 7 周时,如果两侧球状突未能正常融合,则形成上唇正中裂。如果上颌突未能与同侧球状突融合,则产生单侧唇裂。如在两侧发生,则可产生双侧唇裂。

腭是由内侧鼻突的球状突和上颌突的腭突发育并融合而成。两侧球状突形成前颌突,两者在中线融合形成原发腭。在胚胎发育第 9 周时,如果一侧或两侧的腭突未能与上方的鼻中隔相互融合,则形成单侧或双侧不同程度的腭裂。

【唇腭裂的病因】

唇腭裂发生受遗传因素和环境因素共同影响。唇腭裂有家族性发病倾向,为多基因遗传。环境因素尤其是化学因素可引起唇腭裂的发生,如某些药品及 X 线都可诱发唇腭裂。

【唇腭裂分型】

唇腭裂有许多类型,目前临床上常见类型有:

1. 根据唇裂的程度可将唇裂分为:①Ⅰ度唇裂,裂隙只限于唇红部,为不完全唇裂;②Ⅱ度唇裂,裂隙达上唇皮肤,但未达鼻底,为不完全唇裂;③Ⅲ度唇裂,从唇红至鼻底完全裂开,为完全唇裂。

2. 根据唇裂部位可将唇裂分为:单侧唇裂;双侧唇裂;上唇正中裂。

3. 根据腭裂的程度可将腭裂分为:①Ⅰ度腭裂,指悬雍垂裂或软腭裂;②Ⅱ度腭裂,指全软腭裂及部分硬腭裂,但裂口未达到牙槽突;③Ⅲ度腭裂,指从悬雍垂至牙槽突全部裂开。

Ⅰ、Ⅱ度为不完全腭裂,一般不伴唇裂,由于其唇部及牙槽突完整,因此产前很难诊断。Ⅲ度为完全性腭裂,常伴有同侧唇裂。按病变部位腭裂有单侧和双侧之分,单侧多于双侧,左侧多于右侧。

4. 产前超声将腭裂按以下方式分类较实用:①原发腭裂(primary cleft palate),指牙槽突裂;②继发腭裂(secondary cleft palate),指不伴有牙槽突裂的硬腭裂或软腭裂;③完全性腭裂(complete cleft palate),为原发腭裂与继发腭裂同时存在。

【超声声像图表现】

正常胎儿颜面部冠状切面上,两鼻翼及鼻孔对称,鼻中隔居中,上唇连续完整,唇弓正中可见人中切迹(图1-2-8)。

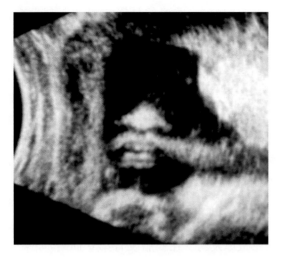

图1-2-8　正常胎儿鼻唇冠状切面

1. 单纯唇裂(solitary cleft lip)　在胎儿颜面部冠状切面和横切面上观察最清楚。二维超声表现为一侧或双侧上唇连续性中断,胎儿口唇微张时呈八字形,中断处为无回声暗带,暗带可延伸达鼻孔,引起受累侧鼻孔变形、变扁。通常Ⅰ度唇裂仅在唇红部显示中断,因裂口较小产前超声检查很难发现。若唇裂裂口未达鼻孔,鼻孔两侧对称、不变形,则多为Ⅱ度唇裂。单侧唇裂累及鼻孔,导致两侧鼻孔不

对称时为Ⅲ度唇裂(图1-2-9)。检出唇裂后,还应仔细观察上牙槽突的连续性,判断是否合并有腭裂。

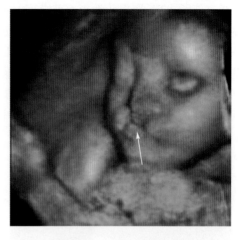

图1-2-9　胎儿Ⅲ度唇裂
三维超声成像显示胎儿唇部裂口直达鼻孔,
两侧鼻孔受累变形(箭头所示)

2. 单侧唇裂合并牙槽突裂(unilateral cleft lip with alveolar cleft)　除单纯唇裂的声像图特征外,口唇部横切面扫查显示上牙槽突连续性中断时,可诊断为原发腭裂即牙槽突裂(图1-2-10)。由于腭的位置较深,前方与两侧均有上颌骨牙槽突的遮挡,产前超声检查很难清楚显示软腭与硬腭,故软腭与硬腭裂产前很难明确诊断。

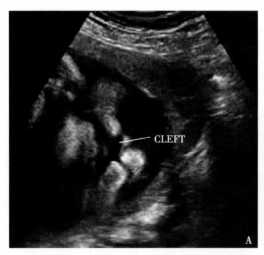
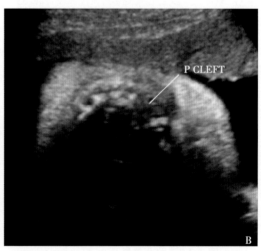

图1-2-10　28周胎儿完全唇裂合并牙槽突裂
A. 唇裂冠状切面显示唇连续性中断;B. 口唇部横切面显示牙槽突中断
CLEFT. 唇裂;P CLEFT. 牙槽突裂

3. 双侧唇裂合并牙槽突裂或完全腭裂(bilateral cleft lip with alveolar cleft)　双侧上唇及牙槽突连续性中断,在鼻的下方可见一明显向前突出的强回声团,为颌骨前突。颌骨前突主要由于前颌突牙槽骨与牙龈及上唇中部软组织过度生长所致,常在鼻

的下方形成一较大的回声团块,检查时应仔细辨认其两侧的唇腭裂(图1-2-11)。

三维超声新技术对于唇腭裂的诊断有着很大帮助。胎儿唇裂时,三维超声表面成像模式能够直观地显示上唇的裂隙。当胎儿怀疑存在腭裂时,利用

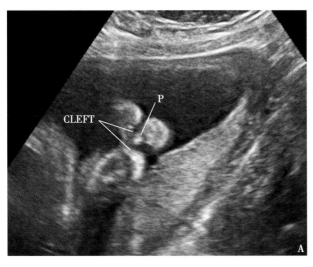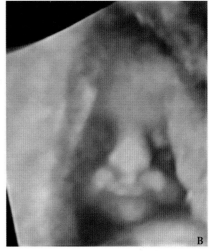

图 1-2-11　双侧唇腭裂胎儿颌骨前突起及其两侧的裂隙声像图

A. 冠状切面显示双侧唇裂及颌骨前突；B. 三维超声清晰的显示颌骨前突及两侧的唇裂

P：颌骨前突；CLEFT：唇裂

三维超声的多种成像模式，如自由解剖切面（omni view）、断层超声显像（tomography ultrasound imaging，TUI）等显示上牙槽及硬腭的裂隙，可以进一步观察和判断唇腭裂的位置、范围和严重程度，使腭裂的检出率有所提高（图 1-2-12～1-2-15）。但是单纯软腭裂和硬腭裂目前超声检查还难以作出诊断。

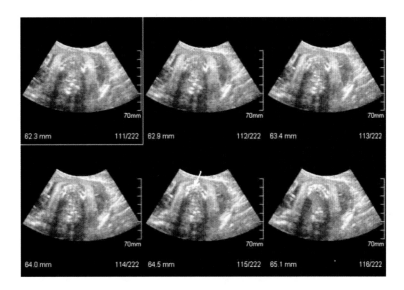

图 1-2-12　正常胎儿上牙槽突和硬腭的 3DXI 成像

白色箭头所示为上牙槽突，绿色箭头所示为硬腭

【唇腭裂常见的漏误诊原因】

1. 羊水过少或胎儿颜面部前方无羊水衬托。

2. 胎儿肢体或脐带等遮挡或子宫壁的压迫。

3. 单纯不完全腭裂因牙槽突声影的影响而不能直接显示病变。

4. 唇裂轻，仅为唇红裂。

5. 横切面显示胎儿上唇时，如果切面偏斜，有可能将正常口裂误认为是唇裂。

6. 正常胎儿上唇人中较深时易误认为唇裂。

7. 脐带垂直于唇部时可误认为是唇裂，此时应结合胎儿张嘴或胎动时观察，或结合彩色多普勒血流成像进行鉴别。

【预后】

不伴有其他结构畸形的单纯唇腭裂预后较好，可通过手术修补治愈。唇腭裂伴有其他结构畸形者，其预后取决于其伴发畸形的严重程度。

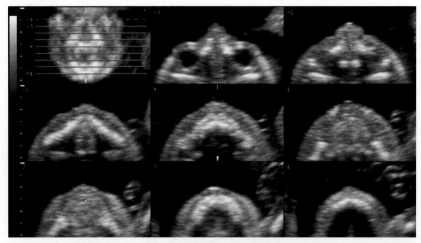

图 1-2-13 正常胎儿唇腭部的超声断层显像（TUI）
从上到下依次显示正常胎儿双眼球切面、上牙槽、硬腭及下牙槽

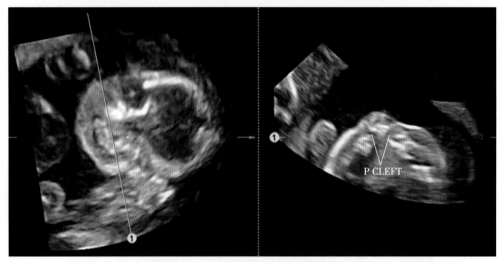

图 1-2-14 24 周胎儿双侧牙槽突裂
Omni View 模式显示胎儿双侧牙槽突连续性中断。P CLEFT：牙槽突裂

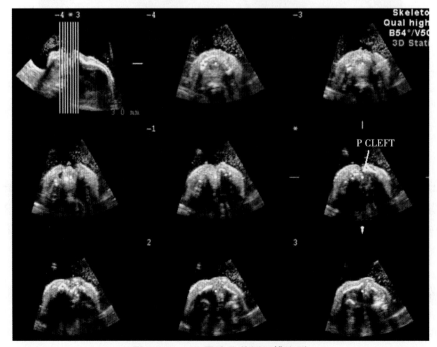

图 1-2-15 26 周胎儿单侧牙槽突裂
TUI 模式某一层面上可显示牙槽突的连续性中断。P CLEFT：牙槽突裂

第四节　下颌畸形

下颌骨是由第一鳃弓发育形成的,某些损害会造成鳃弓发育异常而引起上颌骨、下颌骨及耳的畸形。胎儿小下颌畸形(micrognathia)是指由于各种原因导致的胎儿下颌骨发育不良引起下颌骨短小、颏后缩。下颌骨短小是指下颌骨发育短小,颏后缩是指下颌骨在位置上向后移位。小下颌畸形可以单独存在,也可以是一系列综合征和染色体异常等的表现之一。

【超声声像图表现】

产前超声对小下颌畸形的诊断相对困难。综合国内外研究资料,目前小下颌畸形诊断主要通过在胎儿正中矢状切面上观察下唇与下颏形态;测量颜面部角度或上颌骨及下颌骨横切面宽度比值来判断。

在正常情况下,正中矢状切面可显示前额、鼻尖、上唇、下唇及下颏向前突起,并在正中轴线上。而小下颌畸形时,由于下颌骨发育不良、短小,在颜面部正中矢状切面能最直观地显示正中轴线下唇与下颏之间失去了正常的S形曲线,下唇较上唇明显后移,三维超声成像能较立体直观的对其进行观察,可帮助确诊(图1-2-16)。

胎儿颜面部正中矢状切面测量颜面部角度,有助于超声识别和描述宫内胎儿颏后缩。颜面部角度的测量方法为于鼻根处作一条垂直前额的线,并在下颌最突出点与唇的最突出点之间连一条线,测量这两条线之间的夹角。颜面部角度的正常值为$65.5° \pm 8.13°$,当角度小于49°时可考虑为颏后缩(图1-2-17)。

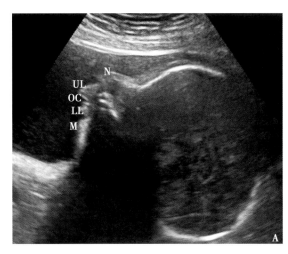
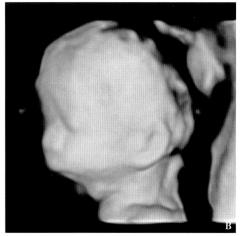

图1-2-16　34周胎儿小下颌畸形
A. 面部正中矢状切面,显示下颌小,下唇及下颌明显后缩,正常下唇下颌形成的"S"形曲线消失;
B. 三维超声显示小下颌;N. 鼻子;UL. 上唇;OC. 口腔;LL. 下唇;M. 下颌

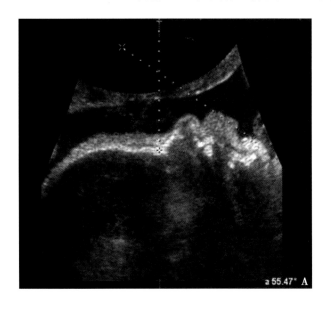
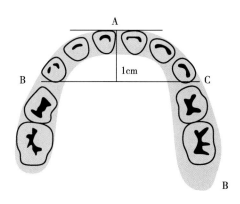

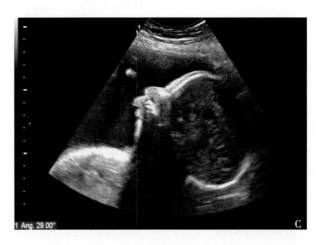

图 1-2-17　正常胎儿和胎儿小下颌畸形比较
A. 正常胎儿下颌；B. 上颌骨及下颌骨宽度的测量；C. 小下颌畸形胎儿下颌

在上颌骨及下颌骨横切面测量其宽度，并计算比值可以评估下颌骨的发育情况。上颌骨及下颌骨宽度的测量方法为：在两中切牙牙胚外侧缘作一条线，在牙弓内侧距此线 1cm 处作一条平行线，这条平行线与两侧牙弓外侧缘交点之间的距离即为上颌骨宽度（即图 1-2-17B 中 BC 两点间的距离）。以同样方法重建下牙槽横切面，测量下颌骨宽度。当下颌骨宽度与上颌骨宽度的比值小于 0.8 时可考虑下颌骨短小。

对于小下颌的诊断，目前国内外没有权威的诊断标准，综合国内外的研究，我们认为可以采用颜面部角度＜49°及下颌骨与上颌骨比值＜0.8 为标准联合诊断小下颌畸形。

小下颌畸形常伴有染色体异常和其他部位的畸形。70％的病例合并有羊水过多，可能与下颌过小或其他的结构畸形引起的吞咽困难有关。因此羊水过多时，应对颜面部进行标准的正中矢状切面及冠状切面检查，了解是否存在小下颌畸形，还要详细检查其他部位结构，如有必要可做染色体检查，以发现相应的畸形和染色体异常。

【预后】

小下颌畸形本身根据严重程度不同，预后不同，严重小下颌畸形可导致新生儿死亡，主要原因是生后严重小下颌可导致呼吸困难。另外，小下颌畸形可伴发其他结构畸形或染色体异常，以 18-三体综合征最多见，预后较差。

第五节　耳　畸　形

常规产前超声较少用于诊断胎儿耳畸形，而且胎儿耳部受体位的影响，较难同时观察到双耳图像。比较常见的严重先天性耳畸形经常伴发外耳道闭锁及中耳畸形，主要包括无耳畸形、小耳畸形、耳低位。应尽可能显示出胎儿耳部声像，耳的有无、耳的大小、外耳道是否显示，以及根据耳与颞骨和同侧肩部的关系，判断是否有耳低位。耳廓正常位置应位于两眼内侧角连线水平，外耳位置明显低于此位置称为低位耳。

【超声声像图表现】

外耳结构在外耳矢状切面上显示最清楚。无耳畸形表现为外耳不显示。小耳畸形（microtia）表现为胎儿失去正常耳形态，代之为形态明显异常的软组织回声团，常伴外耳道缺如（图 1-2-18）。耳低位（low-set ears）通常在冠状切面上判断（图 1-2-19）。当检查出耳畸形时，应仔细检查胎儿其他部位是否存在异常，尤其是其他的面部畸形。

【预后】

耳畸形常合并存在于许多畸形综合征中。耳畸形的预后情况取决于合并畸形的严重程度。外耳道闭锁者可有先天性耳聋。

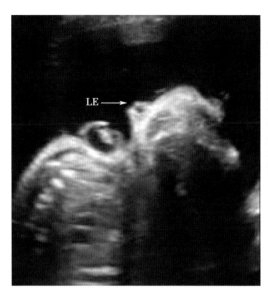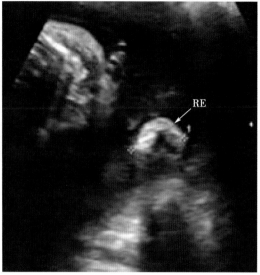

图 1-2-18　胎儿小耳畸形

胎儿左耳明显小于右耳,左耳长径约 1.02cm,右耳长径约 2.71cm。LE. 左耳;RE. 右耳

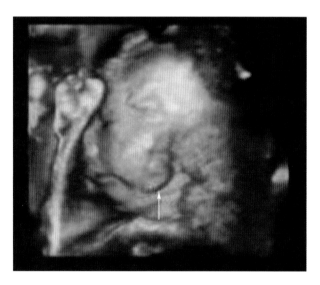

图 1-2-19　耳低位

三维图像直观显示胎儿耳低位(箭头所示)

第六节　面部及颈部肿瘤

一、畸胎瘤

畸胎瘤(teratoma)在新生儿中的发病率约为 1/30 000,面颈部畸胎瘤(facial cervicle teratoma)较少见,据统计约占胎儿所有畸胎瘤的 5%,但却是胎儿面部及颈部最常见的肿瘤类型之一。畸胎瘤病因未明,可能是发源于多胚层组织的真性肿瘤。

【超声声像图表现】

声像图上表现为面部及颈部囊性或实质性肿块回声,以实质性肿块回声为主,肿块内可有钙化性强回声团伴后方声影,有些则表现为囊实混合性回声(图 1-2-20)。胎儿面部的矢状切面可较好的显示肿块与周围组织的关系。当肿瘤体积较大时可引起胎儿颈部的过度仰伸。当肿块体积巨大时,胎儿咽部受压导致吞咽困难,常合并羊水过多。

【预后】

面颈部畸胎瘤大部分为良性,但产后随时间增加恶性程度也会增高,因此治疗方式为尽早手术。手术效果及预后情况受肿瘤的性质、大小及肿瘤与周围组织关系的影响。合并羊水过多及胃泡缩小时常提示预后不良。另外,肿瘤较大,可能阻塞呼吸道,预后较差。

21

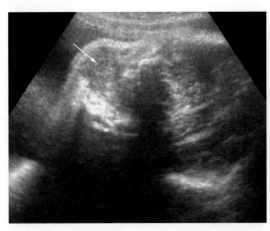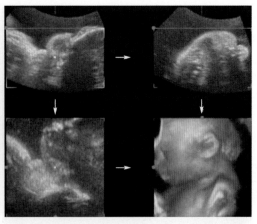

图 1-2-20　胎儿一侧耳下畸胎瘤

A. 胎儿一侧耳下囊实混合性包块(箭头所示);B. 三维超声显示其形态大小及与周围组织的关系

二、血 管 瘤

面颈部血管瘤(hemangioma)是由血管异常增生所引起的,属血管畸形或错构瘤性质。可发生于颈部软组织及面部任何部位,以颊部、颞部多见。许多血管瘤不能在产前检出,而产前超声所能发现的血管瘤一般为海绵状血管瘤,多生长在皮下组织内,而且往往侵入深部肌肉。

【超声声像图表现】

多数血管瘤表现为实质性肿块,回声特征与胎盘回声相类似,除实性部分外,部分肿瘤内部可有液性暗区,为扩张的静脉窦所致。彩色多普勒有可能于肿瘤内部检出相应的血流信号或者因动静脉瘘形成的高速低阻的血流信号。

【预后】

血管瘤大多为良性,预后较好。

三、颈部水囊瘤

胎儿颈部水囊瘤(cystic hygroma of the neck)又称颈部水囊状淋巴管瘤,是颈部最常见的异常。在低风险妊娠中的发病率约为 1/700,自然流产儿中发生率约为 5/1000。颈部水囊瘤是一种淋巴系统的发育异常,其可能的原因是在淋巴系统发育过程中,颈部淋巴管与颈内静脉未能正常连接,从而导致淋巴回流障碍而积聚。

【超声声像图表现】

颈部水囊瘤表现为胎儿颈部囊性包块,形态不规则,内呈无回声,可分为无分隔的单房水囊瘤和有分隔的多房水囊瘤两种类型。无分隔的单房水囊瘤常位于颈前部两侧,体积较小,容易漏诊(图 1-2-21)。有分隔的水囊瘤一般体积较大,表现为多房囊性肿块,内有明显的分隔光带(图 1-2-22)。常合并染色体畸形、心

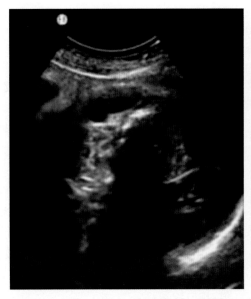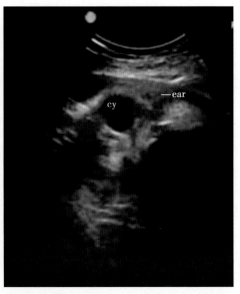

图 1-2-21　33 周胎儿耳后方水囊状淋巴管瘤

33 周检查见耳后方无分隔的单房囊性包块,生后追踪观察,包块逐渐消失;cy. 囊性包块;ear. 耳朵

血管畸形及胎儿水肿,其中最常见的染色体异常为Turner综合征,其次为18-三体和21-三体综合征。

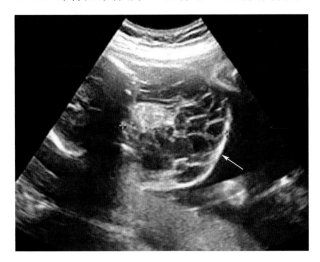

图 1-2-22　16 周胎儿颈部水囊状淋巴管瘤伴全身水肿

颈部横切面显示多房囊性包块,内有明显分隔光带

【预后】

单纯的水囊瘤而不伴有其他异常且染色体核型正常的胎儿,预后较好。但有分隔伴有胎儿水肿者预后极差。位于颈部前方较大的水囊瘤可压迫呼吸道,在新生儿期可能导致呼吸困难,应进行严密的监护。因此产前超声应对水囊瘤的位置、大小、肿块内有无分隔、有无水肿及是否合并其他畸形等情况进行详细的观察,并应检测胎儿染色体核型是否正常。

第七节　颈项部透明层增厚

胎儿颈部透明层(nuchal translucency,NT)是指孕早期(11~13^{+6}周)胎儿颈后部皮下组织内液体积聚的厚度,即超声观察到的胎儿颈后皮下组织内的无回声带。很多学者认为 NT 增厚与很多先天异常有关,如染色体异常、先天性心脏结构异常、骨骼系统畸形等。

在正常胚胎发育过程中,淋巴系统自妊娠10周起逐渐发育,至妊娠14周左右发育完全,并与颈动脉窦相通,在颈部淋巴管与颈动脉窦相通之前,可有少量淋巴液聚积在颈部淋巴管内,形成颈部透明层。正常胎儿在14周后应消退,如果颈部淋巴管与颈动脉窦发育不良、相通延迟或阻塞,导致颈部淋巴回流障碍,淋巴液过多地聚积在颈部,可使 NT 增厚,进一步发展成为胎儿颈部水囊状淋巴管瘤。

【超声声像图表现】

一般认为测量 NT 的最佳时间为 11~13^{+6} 周,胎儿头臀长为 45~84mm。测量 NT 时,应在胎儿的正中矢状切面,胎儿颈部不能过屈或过伸,尽量将头颈部放大,在透明层最厚处测量,同时要注意分辨羊膜(图 1-2-23)。每次至少测量三次,取最大值。

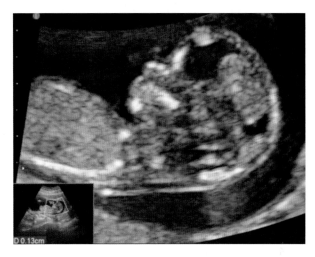

图 1-2-23　正常胎儿 NT 测量(NT 值为 0.13cm)

当 NT 大于 3mm 时,则为 NT 增厚(图 1-2-24)。

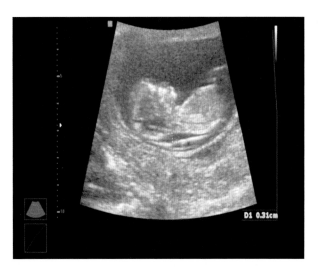

图 1-2-24　11 周胎儿 NT 增厚(NT 厚约 0.31cm)

【预后】

NT 增厚与胎儿染色体核型异常、胎儿先天性心脏病及其他结构畸形关系密切,并且 NT 越厚,发生染色体异常与胎儿结构异常的概率则越大。故产前发现 NT 增厚时,应注意检查是否有其他结构畸形,并建议孕妇做染色体检查。

(蔡爱露　王　彧)

第三章

胎儿神经系统畸形

胎儿先天发育畸形中,以神经系统发生率较高,神经系统畸形亦是超声最早用于产前诊断的病变。妊娠 16 周后,神经系统已发育完全,超声可根据其大体解剖的典型声像图特征诊断中枢神经系统畸形。

第一节　脑积水和脑室扩张

【胚胎发育】

胎儿脑积水(hydrocephalus)是指脑脊液过多积聚于脑室系统内,造成孕中晚期侧脑室的异常扩张,常常合并其他系统畸形或染色体异常。胎儿脑积水是最常见的胎儿畸形之一,新生儿发病率约 1‰。目前普遍认为,一侧或双侧的侧脑室≥10mm即为侧脑室扩张,其中≥15mm 为明显脑室扩张,即传统意义上的脑积水,而≥10mm 且＜15mm 即为轻度脑室扩张。

脑室系统包括侧脑室、第三脑室、第四脑室以及连通脑室的室间孔和中脑水管。侧脑室的脑脊液经室间孔流入第三脑室,第三脑室向后下借中脑水管通第四脑室上角,第四脑室下角则连脊髓中央管,并由正中孔和外侧孔通向蛛网膜下隙。脑脊液产生于脑室内脉络丛的室管膜上皮,起营养和保护脑和脊髓,调节颅内压力的作用。脑脊液大部分由脑膜的蛛网膜颗粒吸收,正常情况下维持一种动态平衡。脑脊液循环通路中任何环节出现问题,脑脊液不能顺利地完成循环,并超出胎儿的正常代偿能力时,则可导致脑积水,常见病因有以下几种:

1. 中脑导水管狭窄是脑积水最常见的原因。

2. Dandy-walker 畸形(Dandy-Walker malformation)　第四脑室正中孔或侧孔闭锁所致。

3. Arnold-Chiari 畸形(Arnold-Chiari malformation)　常因小脑扁桃体、延髓及第四脑室疝入椎管内使脑脊液循环受阻。

4. 其他颅内畸形　如脑穿通畸形、扁平颅底、无脑回畸形等。

5. 非发育性病因　如胎儿宫内感染,各种原因引起的脑脊液分泌过多或颅内肿瘤阻塞脑脊液循环。

【超声声像图表现】

胎儿患有脑积水病变时,双顶径及头围可大于同孕周参考值,且随孕周增长过速。但是双顶径和头围增大只能作为间接征象,必须根据侧脑室的宽度确定诊断。

1. 侧脑室宽度的测量　在侧脑室水平横切面垂直于脑室轴测量脑室体部宽度,此处没有纹状体及胼胝体膝部的约束,亦是脑积水最先扩张的部位。脑室系统内脑脊液呈无回声,当脑室系统扩张时,可为一侧或双侧的侧脑室增宽(≥10mm),其中的脉络丛似"悬挂"于脑室内(图 1-3-1)。

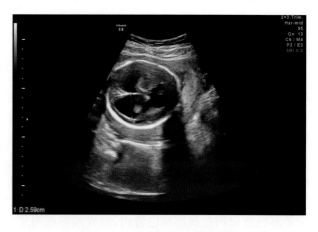

图 1-3-1　胎儿侧脑室明显扩张

2. 当有严重脑积水时,脑组织可受压变薄。一侧重度脑积水时,脑中线可向健侧偏移。

3. 常合并第三脑室、第四脑室的扩张。但中脑导水管狭窄导致的脑积水仅有侧脑室和第三脑室的扩张。

4. 侧脑室比率增大是诊断脑积水的一个重要参数。侧脑室比率＝脑中线至侧脑室壁宽度（LVW）/脑中线至颅骨内侧缘宽度（HW），一般认为侧脑室比率＞0.3为异常。

5. 合并畸形，常伴有脊柱裂、胼胝体发育不全、Dandy-Walker综合征、颅内出血等。

【注意事项】

虽然脑积水具有典型的声像图特点，做出诊断并不困难，但诊断脑积水时仍需注意以下几点：

1. 胎儿在发育早期脑内含水量较多，随着胎儿逐渐成熟，液体比率下降，因此在20周以前脑脊液可有暂时性失调，此时发现胎儿脑室扩张应在20周后复查，不可轻易下结论。

2. 胎儿在发育过程中可出现迟发性脑积水，因此一次超声检查未发现脑室扩张，不能排除胎儿脑积水。

3. 目前对脑室扩张介于10～15mm之间的胎儿的预后尚有争议，发现脑室轻度扩张应注意动态观察，并积极寻找病因。

4. 发现胎儿脑积水时，应尽量找出脑积水的发生原因。如第四脑室或颅后窝扩大时，应继续探查小脑蚓部，以除外Dandy-walker畸形；如扫查过程中未显示透明隔腔，则应注意除外胼胝体发育不全的"泪滴状"侧脑室；此外，还应注意是否存在脊柱裂、染色体异常的超声软指标等。

5. 据报道，83%的脑积水合并有其他畸形。因此发现胎儿脑积水时，应对胎儿全身进行系统的超声检查，以发现合并畸形，从而对胎儿的预后进行综合的评估。

6. 勿把脑组织的低回声区误认为扩张的侧脑室。

7. 应注意与前脑无裂畸形的单一巨大脑室相鉴别，此外应注意除外积水型无脑畸形。

【预后】

胎儿脑积水的预后由病因决定，因此其预后差异较大。目前的诊断技术仍难将所有脑积水的病因找出，因此其预后较难评估。但目前可以明确的是，由于脑积水对大脑皮质的压迫，对胎儿的神经系统发育势必造成影响，特别是脑室扩张≥15mm，且在妊娠中期即发现脑室扩张的胎儿。

胎儿轻度脑室扩张介于10～15mm之间，若不伴有其他超声可见的异常结构，则称为孤立性轻度侧脑室扩张（isolated mild ventriculomegaly，IV）。多数病例病因不明，可能为正常变异，也可能是胎儿全身其他系统异常的早期颅内表现，如染色体异常、宫内病毒感染等。目前普遍认为胎儿期自然消失的IMV预后较好，且侧脑室＜13mm宫内自然消退的可能性更大。

第二节　脉络丛囊肿

【胚胎发育】

胎儿期脉络丛囊肿（choroid plexus cyst，CPC）较为常见，发病率为1‰～4‰。脉络丛是富含血管的结构，由软脑膜的血管向脑室内生长和脑室膜上皮突向脑室共同形成。目前认为脉络丛囊肿是由于脉络丛内神经上皮发生折叠、内卷或外翻引起。由于囊肿壁由血管瘤样毛细血管网和基质构成，而不是上皮细胞，因此是假性囊肿。囊肿内容物主要是脑脊液和一些细胞碎片。

胎儿脉络丛形成于妊娠第7周，位于侧脑室间脑的顶板，起源于神经管上特定的管壁神经上皮细胞，是分泌脑脊液的重要场所。脉络丛其组织学发生可分为4个时期：妊娠7～9周、9～16周、17～28周和29周至足月。不同时期，脉络丛的结构发生较大变化，脉络丛囊肿正是在这些变化过程中形成的。妊娠9～16周，脉络膜绒毛生长迅速，占据了大部分的侧脑室，疏松的脉络丛内的毛细血管发生血管瘤样改变，包裹一部分脑脊液，形成脉络丛囊肿。妊娠17～28周，脉络丛内疏松的结缔组织被纤维组织取代，瘤样毛细血管网被分化良好的波浪状折叠结构所取代，囊肿也就逐渐变小甚至消失了，故脉络丛囊肿大多在28周前消失。但也有少数囊肿可持续存在到儿童期，有时可造成脑脊液梗阻，引起患儿急性脑积水。

【超声声像图表现】

超声最早可以在妊娠第9周显示脉络丛。脉络丛成高回声，不同时期脉络丛的结构发生较大变化，孕12周时脉络丛的体积占据大脑镰至颅骨内径线的90%，20周时减少至60%，足月时在近颅骨枕部形成一"八"字形高回声带。

胎儿脉络丛囊肿的诊断主要依靠超声，孕16～24周时是检查胎儿有无脉络丛囊肿的最佳时期，其典型的超声表现为脉络丛内边界清楚的圆形或椭圆形的无回声区，囊壁薄，边缘光滑整齐（图1-3-2）。囊肿可单侧或双侧出现，单发或多发，大小不等，绝大多数囊肿直径<10mm,少数可达20~30mm。脉络丛囊肿可位于侧脑室、第三和第四脑室,超声能显示的脉络丛囊肿主要位于侧脑室。

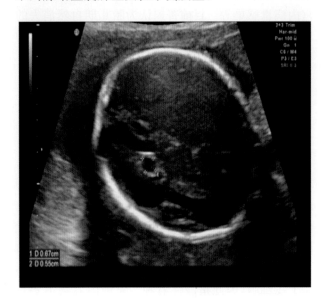

图1-3-2　胎儿脉络丛囊肿

【预后】

胎儿脉络丛囊肿是一种微小结构异常,其短暂出现,本身不会造成胎儿发育异常。脉络丛囊肿也可见于正常胎儿,特别是不合并其他畸形的胎儿,一般认为它是生理变异,具有良好的妊娠结局。这些囊肿多数可自然消失,但也有囊肿消失较晚,甚至持续存在者。

目前越来越多的学者认为,脉络丛囊肿与染色体异常有一定关系,现脉络丛囊肿与颈项透明层增厚、单脐动脉、肠管高回声、心内强回声灶等共同被称为胎儿染色体异常的"超声软标志"。但目前对胎儿出现脉络丛囊肿是否需行侵入性的染色体核型分析存在争议。脉络丛囊肿单独出现时胎儿染色体异常的发生率<1%,与其他结构异常同时出现时可高达48%。超声检查发现脉络丛囊肿后,首先应对胎儿进行详细、全面的超声检查,寻找是否合并其他畸形或伴有其他"超声软标志"。

第三节　蛛网膜囊肿

【胚胎发育】

蛛网膜囊肿(arachnoid cyst)属颅内良性非肿瘤性占位病变,是脑脊液在脑外异常的局限积聚,有蛛网膜样囊壁及脑脊液样的囊液。囊肿可压迫脑组织,可引起脑积水,囊肿破裂可形成蛛网膜下隙积液,也可发展成为硬膜下积液。蛛网膜囊肿较为少见,约占颅内占位性病变的1%。

先天性蛛网膜囊肿的发病原因尚不明确,目前有以下几种推测:①可能是在胚胎发育时,有小块蛛网膜落入蛛网膜下腔内发展而成。即囊肿位于蛛网膜内,镜下可见蛛网膜在囊肿四周分裂为两层,外层组成囊肿表面部分,内层组成囊底,在软脑膜与囊底之间仍有一蛛网膜下腔。②在胚胎发育时,由于脉络丛的搏动,对脑脊液起泵作用,可将神经组织周围疏松的髓周网分开,形成蛛网膜下腔,如早期脑脊液流向反常,则可在髓周网内形成囊肿。③本病常伴有其他先天性异常,如囊肿内有异位脉络丛、大脑镰局部缺失以及眶板、颞叶及颈内动脉缺失等。

【超声声像图表现】

胎儿蛛网膜囊肿常位于中线附近(图1-3-3),常见于小脑幕上、大脑半球间裂内、第三脑室后方、或位于小脑幕下的颅后窝池内、小脑蚓部的后方,多为单发。超声检查发现蛛网膜囊肿应注意是否伴有脑部其他畸形、是否伴有脑积水,若没有其他畸形,应动态观察囊肿的变化。

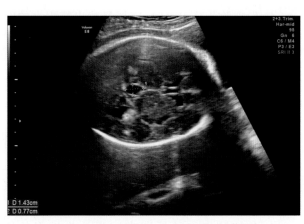

图1-3-3　胎儿蛛网膜囊肿

胎儿蛛网膜囊肿的超声声像图表现为:

1. 胎儿脑内可见囊性无回声区,囊壁薄,边缘光滑,可呈圆形或不规则形状。

2. 囊肿与侧脑室不相通。

3. 彩色多普勒于囊内未检出血流信号。

4. 可伴有胎儿脑积水。

5. 可伴有其他颅内畸形,如胼胝体发育不良等。

【鉴别诊断】

超声检查发现胎儿颅内无回声区,应注意与以下几种疾病鉴别:

1. 位于颅后窝者,应注意与颅后窝池扩大、

Dandy-walker 畸形鉴别。

2. 位于第三脑室后者应与第三脑室扩张、Galen 静脉血管瘤鉴别。它区别于 Galen 静脉血管瘤的特征性征象为后者应用多普勒超声可发现囊内充满血流信号,且可检出血流频谱。

【预后】

蛛网膜囊肿的预后与囊肿的大小、位置以及是否合并其他畸形相关。单纯小囊肿可终生无症状。体积大者由于压迫脑组织及颅骨,可产生神经症状及颅骨改变。常见的症状和体征有:①颅内高压症状;②脑积水;③局灶性神经功能障碍:功能障碍与囊肿的部位相关;④其他表现:头围增大或颅骨不对称、癫痫、发育迟缓等。

目前有报道染色体异常(主要是 18-三体)可合并蛛网膜囊肿,因此有学者提出产前超声发现蛛网膜囊肿,建议行染色体检查。

第四节 无脑畸形和露脑畸形

【胚胎发育】

无脑畸形(anencephaly)和露脑畸形(exencephaly)属神经管发育缺陷,发病率为 1‰。有研究发现此类畸形在高龄孕妇中的发病率较高。

在胚胎第 6 周,神经沟在背侧折叠并逐渐融合形成神经管,位于头侧的前神经孔在受精后 24 天首先封闭,2～3 天后位于尾侧的后神经孔封闭。在此时期可以由于某些因素而使神经管关闭受阻,无脑畸形和露脑畸形是前神经孔关闭失败所致。

露脑畸形与无脑畸形的差别在于前者在羊水中可见到漂浮的脑组织。有学者认为露脑畸形和无脑畸形是同一畸形的两个不同发展阶段,他们认为露脑畸形由于脑的表面没有颅骨保护,脑组织在羊水中直接受化学因素反复刺激,加上胎动的机械因素,脑组织破碎落入羊水中,脑组织最后越来越少,最后发展为无脑畸形。

【超声声像图表现】

(一)无脑畸形的超声声像图表现

1. 产前超声检查不能显示完整的椭圆形颅骨光环。常规腹部超声可在孕 13～14 周做出诊断,经阴道超声可在孕 12 周左右做出诊断。在孕 12 周前诊断无脑儿须慎重。

2. 未探及脑组织回声,仅显示颅底部强回声的骨化结构及脑干和中脑组织,有人称之为"瘤结"(图 1-3-4)。

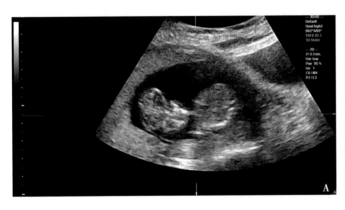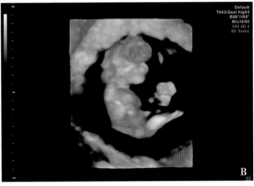

图 1-3-4 胎儿露脑畸形
A. 二维图像;B. 三维图像

3. 无脑畸形面部特征 胎儿眼眶上方平坦,头盖骨缺损,正面观可见胎儿眼球突出,鼻、唇、下颌清晰可见,呈"蛙样"面容;可合并有唇腭裂畸形。

4. 可伴有羊水过多,羊水浑浊。羊水浑浊是由于脑组织破碎脱落于羊水中造成。

5. 可合并有脊柱裂,或其他畸形。

(二)露脑畸形的超声声像图表现

与无脑畸形相似,亦可在中孕早期做出诊断,主要有以下几点:

1. 颅骨强回声环消失,脑组织暴露于羊水中,其表面有脑膜覆盖,脑组织结构紊乱,回声增强(图 1-3-4)。

2. 随着孕周增大,脑组织可由于脱落而越来越少,最终发展为无脑畸形。但也有报道称有露脑畸形直至妊娠足月脑组织亦未有减少。

3. 可伴有羊水过多,羊水浑浊。

4. 可合并有脊柱裂等其他畸形。

5. 露脑畸形应注意与脑膨出鉴别。巨大的脑膨出也可显示大量脑组织浸泡在羊水中。

【预后】

无脑畸形和露脑畸形的预后极差,早孕期自然流产率高,一般出生后几小时内即死亡。因此无脑畸形和露脑畸形一旦做出诊断,均应选择终止妊娠。

第五节　脑膨出及脑膜膨出

【胚胎发育】

脑膨出(cephalocele)是指脑膜和脑组织从颅骨缺损处膨出;脑膜膨出(meningocele)则仅有脑膜从颅骨缺损处膨出。凡颅缝有缺损处均可发生脑膜膨出或脑膨出,一般多发生在颅盖骨或颅底骨的中线,其中约75%发生在枕部。资料表明,有13%～44%的脑膨出病例有染色体异常风险。

原始神经管在胚胎发育第 6 周时在中线闭合,如果原始神经管闭合不全将发生脑膨出。由于大多数脑膨出包含有发育成熟的神经组织,如脑皮质或小脑,两者都是在神经管闭合后形成的,因此推测脑膨出发生与其表面间充质组织发育异常有关,后者造成颅骨缺损,一般发生在胚胎 8～12 周。颅部的神经管闭合不全,除影响颅骨、脑膜形成缺陷外,还常伴有脑的发育异常,如脑积水、小脑畸形、胼胝体发育不良等。

【超声声像图表现】

1. 大多数病例可见颅骨回声光带连续性中断。

2. 缺损处凸出囊性或囊实性包块,脑膨出时囊性包块内可见不均质低回声,脑膜膨出时囊内仅含脑脊液呈无回声区(图 1-3-5)。

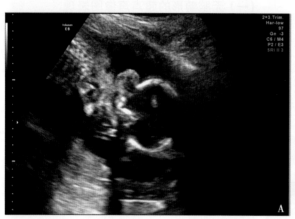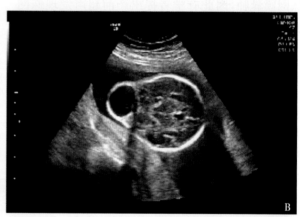

图 1-3-5　胎儿脑膨出(A)和胎儿脑膜膨出(B)

3. 囊壁常较薄,一般小于 3mm,内无分隔光带。

4. 囊性包块内脑脊液与脑室内脑脊液相通。

5. 位于额部脑或脑膜膨出常伴有面部中线结构畸形,常有眼距过宽、鼻畸形等。

6. 当有大量脑组织膨出,可导致小头畸形。

7. 可伴有脑积水、脊柱裂、胼胝体发育不全和 Mechel-Gruber 综合征。

【注意事项】

1. 当膨出的脑组织较少时,超声较难鉴别脑膨出或脑膜膨出。

2. 应警惕颅骨缺损较小时,缺损和包块均不易显示,以防造成漏诊。

3. 脑或脑膜膨出可有一过性消失,过一段时期后又再出现。

4. 颈部脑膜膨出时注意与颈部水囊瘤相鉴别,而位于额部者应注意与额、鼻部的畸胎瘤相区别。

【预后】

该病预后与膨出的部位、大小、膨出的脑组织范围、是否合并染色体异常及其他畸形等有关。脑或脑膜膨出新生儿总病死率较高,虽然生后可采用手术治疗,但不能治疗神经系统障碍,因此术后患儿仍伴有不同程度智力和神经系统功能障碍。有研究表明额部小的脑膨出,且不伴有其他畸形时,其预后较好。

第六节　脊　柱　裂

【胚胎发育】

胎儿脊柱裂(spina bifida)为常见的先天畸形,属神经管缺陷畸形,与胚胎期神经管闭合时中胚叶发育障碍导致椎管闭合不全有关,多发生于腰骶尾部。

神经管的后神经孔在受精后26天左右闭合,如果此孔闭合失败,则可出现脊柱裂畸形,神经管尾侧闭合失败越早,脊柱裂发生的部位越高也越严重,预后也越差。约10%的病例与染色体畸形、基因突变、母亲糖尿病、摄入致畸药物有关,但大部分病例的病因尚不清楚。

临床上对于脊柱裂的分类较多:根据病变部位有无明显特征,把脊柱裂分为隐性脊柱裂和显性脊柱裂,隐性脊柱裂是指椎体有缺损而椎管内容物没有向外膨出,显性脊柱裂是指椎管内容物明显向外膨出;根据是否有神经组织暴露在外或病变部位是否有完整的皮肤覆盖来区分,可分为开放性脊柱裂和闭合性脊柱裂。

【超声声像图表现】

(一)开放性脊柱裂的超声声像图表现

开放性脊柱裂除具有脊柱异常的超声声像图表现外,还常伴有颅脑异常的间接征象,了解其超声特征可提高本病的检出率。

脊柱特征:

1. 纵切面　脊柱后方的强回声线及其表面的皮肤光带和软组织的连续性都中断,如合并有脊膜膨出时,可见无回声囊性包块,脊柱缺损部较小,囊性包块与椎管间可探及细管状回声;如合并有脊髓脊膜膨出时,可见囊实混合性包块,内有马尾神经或脊髓组织,一般脊柱缺损部较大,包块的基底较宽,直接与椎管相通(图1-3-6)。较大脊柱裂时,矢状切面可显示明显的脊柱后凸畸形。

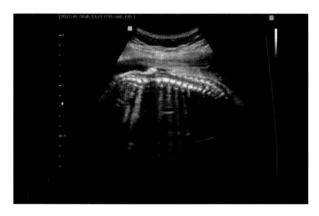

图1-3-6　胎儿脊柱裂,胎儿脊柱连续性中断

2. 横断面　脊椎三个骨化中心失去正常三角形形态,由于后方的两个椎弓骨化中心向后开放,呈典型的V或U字形改变。

3. 冠状切面　两个椎弓骨化中心距离增大,但需要注意与腰膨大相鉴别。

脑部特征:

1. 小脑异常特征　脊柱裂胎儿常有小脑异常,小脑变小,弯曲呈"香蕉征"(banana sign),小脑发育不良甚至小脑缺如,此外,还可出现颅后窝池消失、小脑紧贴颅后窝、第四脑室不显示。其发生机制为:脊柱裂时椎管压力低于颅脑压力,导致小脑结构不同程度疝入枕骨大孔,第四脑室、小脑幕和延髓移位、后颅窝消失。

2. 柠檬头征(lemon head sign)(图1-3-7)　胎头横切面出现前额隆起,双侧颞骨塌陷,形似柠檬。其发生机制为:由于脊柱后压力减低,传至胎头头部,胎头具一定可塑性,与其他颅骨相比,额骨尤其敏感,使胎头形态改变。值得注意的是,1%~2%的正常胎儿亦有此征象,但正常胎儿不合并脑内其他异常征象。在24周之前,98%的脊柱裂病例有此特征,而24周之后仅13%的病例可检出此种征象,这是因为随着孕周的增大,颅骨发育,支撑能力增强,同时由于脑室扩张导致颅内压增高。

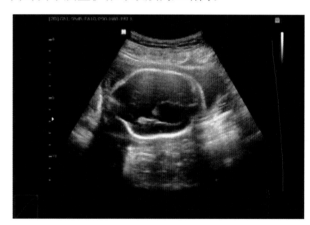

图1-3-7　胎儿脊柱裂,胎头呈"柠檬头"征

3. 脑室扩张　由于小脑下移,使中脑导水管伸长、缩窄,下移的小脑可与延髓、脊髓粘连,导致小脑延髓池闭塞,第四脑室中央管、中脑导水管粘连,发生梗阻性脑积水,因此多数表现为脑室继发性脑积水。

(二)闭合性脊柱裂的超声声像图表现

脊柱特征:闭合性脊柱裂种类较多,声像图各有不同,但共同特征为背部皮肤光带连续完整。有包块型闭合性脊柱裂可见肿块,病变范围较大时,也可在脊柱横切面发现典型的V或U字形缺损;无包块型闭合性脊柱裂较难检出,超声检查可见脊柱生理弯曲异常,病变部位椎骨骨化中心排列异常,椎板缺如。

脑部特征:闭合性脊柱裂一般无典型脑部声像改变。

【预后】

脊柱裂的预后与病变累及的范围、是否合并染色体异常以及其他畸形有关。开放性脊柱裂与闭合性脊柱裂的临床预后不同,开放性脊柱裂患者的临床症状较重,大多数都需要手术治疗,但患者术后仍有不同程度神经功能障碍,主要有双下肢瘫痪、大小便障碍等;闭合性脊柱裂患者根据病变程度及类型预后也明显不同,部分患者可终身无明显症状,或仅有腰骶部疼痛、遗尿等症状,部分患者在新生儿及婴幼儿期症状可不明显,随着年龄增长可产生神经症状,但早期治疗可取得较好临床效果。

第七节　前脑无裂畸形(全前脑)

【胚胎发育】

前脑无裂畸形(holoprosencephaly)又可称为全前脑,为前脑未完全分裂而引起的一系列异常,包括脑部结构异常和面部畸形,其发生率为 1/10 000。正常情况下,在第 4~8 周时脑分为前脑、中脑、菱脑,前脑发育称为端脑和间脑,前者将形成两侧大脑半球和侧脑室,后者发育称为丘脑和下丘脑。该病病因尚不清楚。

根据大脑分开程度的不同,全前脑主要可分为 3 种类型,即无叶全前脑、半叶全前脑和叶状全前脑。最严重的是无叶全前脑,前脑完全未分裂,仅单个原始脑室,丘脑融合成一个;叶状全前脑为最轻型,大脑半球及脑室均完全分开,大脑半球的前后裂隙发育尚好,丘脑亦分为左、右各一,但仍有一定程度的结构融合,如透明隔腔消失;半叶全前脑介于无叶全前脑和叶状全前脑之间,颞叶及枕叶有更多的大脑组织,大脑半球及侧脑室仅在后侧分开,前方相连,仍为单一侧脑室,丘脑常融合或不完全融合。

全前脑胎儿常常出现严重的颜面部畸形,包括眼、鼻、唇、腭等颜面中部结构的严重畸形。眼畸形轻者可表现为眼距过近,严重者可形成独眼畸形,眼眶融合成一个,甚至眼球亦融合成一个。鼻畸形可表现为喙鼻、单鼻孔、管状鼻或鞍状鼻等。唇腭畸形表现为中央唇裂、两侧唇裂或腭裂、小口畸形等。

【超声声像图表现】

(一)无叶全前脑的超声声像图表现

1. 不能显示颅内正常结构,如侧脑室、丘脑、脑中线结构等,仅可见一个较大的原始脑室,中央见单一丘脑低回声结构,呈融合状(图 1-3-8)。

2. 面部结构严重异常　可出现喙鼻或管状鼻、

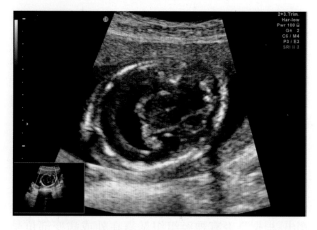

图 1-3-8　胎儿无叶全前脑

独眼畸形、中央唇裂等。

3. 常合并其他严重畸形,如脐膨出、肾发育不良、马蹄内翻足等。

4. 由于早孕期不能显示大脑镰,胎头呈典型的"气球样"。

(二)半叶全前脑的超声声像图表现

1. 与无叶全前脑相似,但半叶全前脑可显示更多的脑组织,尤其在枕叶脑组织更多。超声表现为前部为单一脑室腔且明显增大,后部可分开为两个脑室,丘脑融合、枕后叶部分形成。

2. 可合并 Dandy-Walker 畸形,颅后窝可见囊性肿物,多为增大的第四脑室或颅后窝池。

3. 面部结构异常较无叶全前脑轻,眼眶及眼距可正常,扁平鼻或单鼻孔,可有唇腭裂。也可合并严重面部畸形。

(三)叶状全前脑的超声声像图表现

由于脑内结构异常及面部结构异常不明显,胎儿期很难检出。超声检查可发现透明隔腔消失,可合并有胼胝体发育不全,冠状切面上侧脑室前角可在中线处相互连通。此种类型面部结构一般正常。

【预后】

无叶全前脑和半叶全前脑的预后极差,出生后不久即死亡。叶状全前脑可存活,但常伴有不同程度脑发育迟缓、智力低下。

第八节　Galen 静脉血管瘤

【胚胎发育】

Galen 静脉血管瘤也称大脑大静脉血管瘤,是由于动静脉畸形(arteriovenous malformation, AVM)导致 Galen 静脉呈瘤样扩张,是一种少见的散发性脑动静脉畸形。

大脑大静脉（Galen 静脉）在大脑大静脉池内，为两侧大脑内静脉合成的一条短而粗的静脉干，绕过胼胝体压部，向后走行，约在大脑镰与小脑幕连接处前端与下矢状窦汇合，以锐角注入直窦。Willis 环或椎基底动脉系统的一条或多条小动脉直接注入 Galen 静脉，形成动静脉瘘或动静脉畸形，造成 Galen 静脉呈瘤样扩张。

【超声声像图表现】

1. 在胎头的丘脑平面横切扫查时，在近中线区，第三脑室的后方，丘脑的后下方探及一无回声囊性结构，囊壁薄，形态规则（图 1-3-9）。

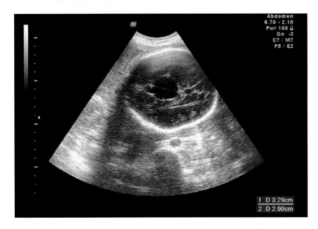

图 1-3-9　Galen 静脉血管瘤二维图像
胎儿头部近中线区见一无回声囊性结构

2. 单纯根据二维特征很难与其他脑中线或脑中线旁囊肿鉴别，如蛛网膜囊肿、脑穿通囊肿、第三脑室扩张等。

3. 彩色多普勒超声显示囊性无回声区内充满彩色血流信号，脉冲多普勒采集到高速低阻频谱（图 1-3-10）。

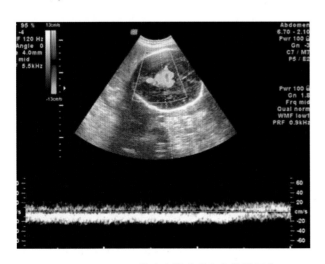

图 1-3-10　Galen 静脉血管瘤彩色多普勒图像

4. 可伴有胎儿脑积水，多见于有较大 Galen 静脉血管瘤的胎儿。

5. 如胎儿伴有充血性心力衰竭，超声可发现胎儿心脏扩大、胎儿水肿等表现。

【预后】

胎儿 Galen 静脉血管瘤预后差。即使新生儿期无临床症状，随着病情的发展，可出现一系列症状。首先，扩张的 Galen 静脉压迫中脑导水管可引起阻塞性脑积水、颅内压增高等一系列症状。其次，大量血液经动静脉畸形流入静脉返回心脏，使上腔静脉扩张，右心扩大，导致充血性心力衰竭。此外，由于大量盗血，脑组织血流供应相对减少，进行性脑缺血造成胎儿脑成熟异常、智力低下等。新生儿期如不伴有合并症或其他畸形，早期行导管插管 AVM 栓塞术，有很好的疗效。

第九节　Dandy-Walker 综合征

【胚胎发育】

Dandy-Walker 综合征是一组特殊类型的颅后窝畸形，发生率约为 1/30 000，以往将 Dandy-Walker 综合征分为典型 Dandy-Walker 畸形（Dandy-Walker malformation，DWM）、Dandy-Walker 变异型（Dandy-Walker variant）和大枕大池（mega cisterna magna）。最近的文献已不再使用 Dandy-Walker 变异型，而改为小脑蚓部发育不良（cerebellar vermian hypoplasia）。

在妊娠第 9 周时，发育中的小脑半球中线融合形成小脑蚓部，始于上部，向下延续，直至整个蚓部于妊娠第 15 周时完全闭合。但超声观察妊娠第 18 周小脑蚓部下方仍可能呈开放状。因此 18 周之前诊断本病应慎重，疑诊病例要在 18 周后复查。

Dandy-Walker 综合征的病因尚不确切，常伴发染色体异常（如 13-三体综合征、18-三体综合征等）和多种遗传综合征（如 Meckel-Gruber 综合征和 Waler-Warburg 综合征等），也可以是某些致畸因素如酒精、糖尿病、风疹病毒、巨细胞病毒等所致。

【超声声像图表现】

1. 典型 Dandy-Walker 畸形的超声表现　小脑蚓部完全缺损，具有典型超声图像。横切面可见两侧小脑半球分开，第四脑室扩张与增大的后颅窝相通，小脑半球受压外展，呈 U 型形缺损（图 1-3-11）。

2. 小脑蚓部发育不良（cerebella vermian hypoplasia）的超声表现　小脑蚓部分为上下两部分，小脑上蚓部与下蚓部的面积之比＞1，当有下蚓部部

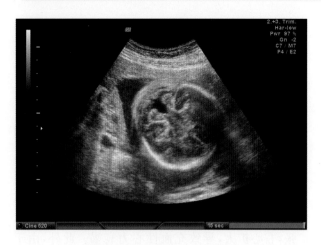

图 1-3-11　Dandy-Walker 畸形

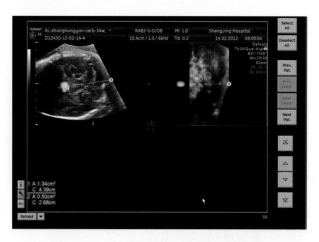

图 1-3-13　利用三维图像显示胎儿小脑蚓
部矢状切面,对上下蚓部进行面积测量,上蚓
部面积 1.34cm², 下蚓部 0.50cm²

分缺失时,上蚓部与下蚓部的面积之比<1。18 周
之前诊断需慎重。横切面扫查可见两侧小脑之间
在颅后窝偏上方仍可见小脑蚓部将它们联系起来,
声束平面略下移时可见下蚓部缺失,两小脑半球分
开,第四脑室轻度扩张,后颅窝正常值高限或略高
于正常,第四脑室与后颅窝之间只形成很小的裂隙
(图 1-3-12)。胎头矢正中切面可见小脑蚓部短小,
下蚓部缺失,但是这一切面常规二维超声检查不易
获得。应用三维多平面重建技术可重建小脑蚓部
矢正中切面,从而观察蚓部形态及位置,测量蚓部
各生物学数据,有助于诊断小脑蚓部发育不良(图
1-3-13)。

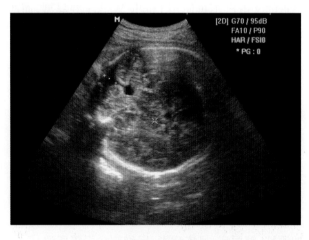

图 1-3-12　胎儿小脑蚓部发育不良

　　3. 巨小脑延髓池的超声声像图表现　小脑蚓
部完整,单纯颅后窝池增大(>10mm),第四脑室正
常。超声检查发现后颅窝池增大,胎头矢正中切面
扫查确定小脑蚓部无异常可诊断本病。

　　4. Dandy-Walker 综合征可伴有侧脑室轻度或
明显扩张。

　　5. 常伴有其他畸形,如胼胝体发育不全、小头

畸形、脑膨出、心内膜垫缺损、多囊肾、面部畸形等。

【预后】

　　典型 Dandy-Walker 畸形患者如伴有其他合并
症则预后差。即使单独存在,出生后一年内可有
4%～12%的患儿伴有不同程度脑积水,死亡率为
24%。40%～70%的存活者可有智力低下。小脑蚓
部发育不良和巨小脑延髓池的预后有待进一步的研
究和观察,有学者认为小脑蚓部的发育不良是轻度
的,多由下蚓部的发育不全或蚓部的轻度向上旋转
造成,因此如不合并脑积水,其小脑症状及发育迟缓
应相对较轻。

第十节　胼胝体发育不全

【胚胎发育】

　　胼胝体发育不全(agenesis of corpus callosum,
ACC)是较常见的一种颅脑畸形,常合并其他中枢神
经系统畸形及染色体异常,分为完全性胼胝体发育
不全和部分性胼胝体发育不全。国外报道其发病率
在新生儿约 5‰,常常合并染色体异常及其他畸形。

　　胼胝体是中枢神经系统最大的白质纤维束,位
于大脑半球纵裂底部,连接两侧大脑半球并形成两
侧侧脑室顶壁,维持脑室的正常形态和大小,一般认
为它的功能在于协调两侧大脑半球。胎儿胼胝体于
妊娠 12 周形成,依次逐渐形成胼胝体膝部、体部、压
部,最后形成嘴部,18～20 周发育完全,并随着脑的
成熟而逐渐增长。在胼胝体发育早期的严重损伤
(如某些致畸因素),多造成胼胝体完全缺如;若损伤
较轻或在胼胝体发育晚期,则仅导致胼胝体部分缺
如,往往是压部缺如。

【超声声像图表现】

超声可在胎头矢状切面和冠状切面显示胼胝体,胼胝体表现为有清晰高回声边缘的低回声带,胎头矢正中切面是显示胎儿胼胝体的最好切面,但是常规经腹胎儿超声检查时,这一切面往往不易获得,通常通过颅脑横切面的间接征象诊断胼胝体发育不全,这些间接征象包括(图1-3-14):

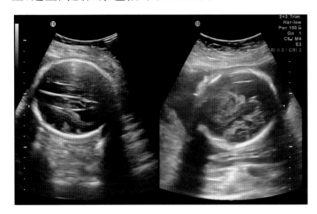

图1-3-14　胎儿侧脑室呈泪滴状

1. 透明隔腔消失。

2. "泪滴状"侧脑室,表现为侧脑室前角窄小,后角及三角区增大。

3. 第三脑室增大,且向上移位。

4. 当第三脑室明显增大时,可表现为第三脑室囊肿,此时应注意与脑中线其他囊性病变鉴别,如蛛网膜囊肿、Galen静脉血管瘤等。

5. 部分性胼胝体发育不全特别是压部缺如的情况,由于大部分胼胝体仍存在,部分胎儿仍可看到透明隔腔,且侧脑室扩张及第三脑室扩大表现可不明显。

为了显示胼胝体矢状切面,头位胎儿可选用经阴道超声检查,或应用三维超声重建出胎头矢状切面(图1-3-15),完全性胼胝体发育不全的直接征象为矢状切面上胼胝体及透明隔腔均不能显示(图1-3-16),怀疑部分性胼胝体发育不全,应测量胼胝体各生物学数据,并与同孕周参考值对照。20周之前诊断部分性胼胝体发育不全需慎重。

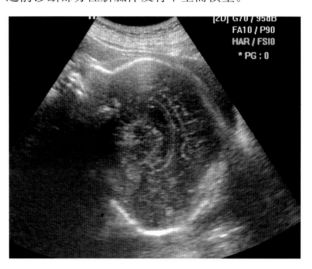

图1-3-15　正常胎儿胼胝体矢状切面

【预后】

单纯胼胝体发育不全预后尚不明确,有研究认为可能与精神分裂症、癫痫、自闭症等疾病有关。但胼胝体发育不全常合并其他疾病,因此其预后与合并症相关。

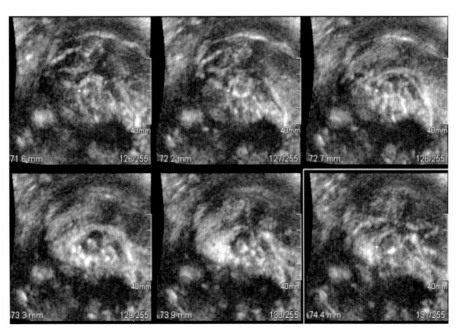

图1-3-16　完全性胼胝体发育不全矢正中切面(三维重建切面)

第十一节　其他少见颅内畸形

(一) 小头畸形

小头畸形(microcephaly)是脑发育不良造成的,可伴有或不伴有颅内结构异常,因此其诊断不是根据头颅的形态以及颅内结构做出的,而是由生物学数据得出。小头畸形的发生率约为1/1000,其病理特征为脑组织的减少和细胞总数的减少,可能与染色体异常或基因突变有关,也可能是某些颅内畸形的合并症,如脑膜脑膨出或全前脑等。

胎儿头围测值低于同孕周胎儿正常参考值3倍标准差以上,是诊断小头畸形的可靠指标。此外还有额叶变小,面部矢正中切面上见前额明显后缩等超声表现。诊断小头畸形并不困难,但需要注意以下几点:①24周前胎儿头围在正常范围内不能排除小头畸形,因为此时期胎儿头颅可不明显低于参考值,小头畸形多在晚孕期才被诊断;②单纯应用双顶径测量值诊断小头畸形假阳性率高,因为臀位胎儿或胎头已入盆胎儿的颅脑可呈长椭圆形,而头围测量不受此影响;③应注意与胎儿生长受限鉴别,头围/腹围、双顶径/腹围、双顶径/股骨长比值等参数明显小于正常可高度怀疑小头畸形,因小头畸形胎儿的腹围、股骨长、肱骨长等可在正常范围内;④应注意与狭颅征(颅缝早闭)相鉴别,颅缝早闭表现为枕骨前移,眼球突出,单纯颅缝早闭预后较好,而小头畸形预后较差;⑤小头畸形常合并其他畸形,特别是颅脑畸形,应注意详细观察胎儿各系统结构。

小头畸形预后较差,头围越小,生后智力障碍越严重。而且小头畸形往往合并其他畸形或染色体异常,其预后则更差。

(二) 脑穿通畸形

脑穿通畸形(porencephaly),又称脑穿通性囊肿,可分为先天性及后天性两类。先天性脑穿通畸形主要是胚胎期神经系统发育障碍所致。后天性脑穿通畸形主要与新生儿颅内出血、缺血缺氧性脑病、颅脑损伤及脑血管疾病等相关。胎儿脑穿通畸形极为罕见,多继发于晚孕期胎儿宫内脑损伤,如宫内感染、动脉栓塞等。

脑穿通畸形的超声表现为脑实质内可见一个或多个囊肿样结构,内呈无回声,其形状不规则,大小不一,大者可充满一半颅腔,可与侧脑室或蛛网膜下隙相通。可伴有脑积水。应注意与较大的蛛网膜囊肿鉴别。

脑穿通畸形的预后与囊肿的大小及部位相关,较小的囊肿,如不伴有脑积水,预后较好。

(三) 脑裂畸形

脑裂畸形(schizencephaly)是胎儿大脑的裂畸形,极为罕见,特点是以灰质为侧壁的线样裂隙从侧脑室表面(室管膜)横贯大脑半球直达大脑表面。其发生可能与脑发育异常有关,也有可能是不同原因造成脑组织坏死所致。目前认为脑穿通及脑裂是一个疾病的前后过程。

超声检查于胎头横切面可见胎儿大脑裂开成两部分,裂开处为无回声区,直达两侧颅骨内面,与侧脑室及蛛网膜下隙相通(图1-3-17)。脑裂可以是对称或不对称的,可以为双侧或一侧。裂开大脑表面有灰质覆盖,使裂开大脑表面回声增强,似正常脑表面回声。

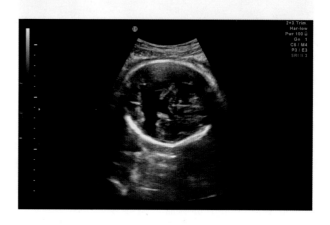

图1-3-17　胎儿脑裂畸形

脑裂常合并脑室扩大,灰质异位,蛛网膜囊肿,小头畸形,胼胝体发育不良等,80%～90%病例合并透明隔腔消失。

症状的严重性取决于受累大脑的数量。生后的患儿可表现惊厥、轻度瘫痪、不同程度的发育迟缓、智力障碍等。单侧脑裂病情相对较轻,患儿可以到婴儿期晚期或儿童期早期才表现症状,可以生存到成人早期。但总体来说,脑裂畸形预后不良。

(四) 积水性无脑畸形

积水性无脑畸形(hydranencephaly)是一种罕见的大脑畸形。绝大多数的大脑组织受到破坏、液化和吸收,代之以充满脑积液的囊袋,但丘脑、脑干、小脑通常存在。该病比较罕见,发生率约为1:10 000,多为散发病例,偶见家族遗传。最常见的非遗传性积水性无脑畸形的可疑原因是宫内血管意外和感染。

积水性无脑畸形的典型超声表现为胎儿颅内巨大液性区充满整个颅腔,大脑半球缺如,中线结构不连续。在颅腔近枕部可见呈低回声的小脑和中脑组织突向囊腔。应注意与重度脑积水及无叶全前脑鉴别。

预后极差,出生后不能存活,因此发现后应立即引产。

(五) 胎儿颅内出血

胎儿颅内出血(intracranial hemorrhage,ICH)发生率约1/10 000,常引起新生儿死亡或神经系统发育障碍。多见于先兆子痫的并发症、胎儿宫内缺氧及孕妇外伤,也有一部分为原发性。按出血部位分为室管膜下出血、侧脑室出血、脑实质内出血及蛛网膜下腔出血或硬脑膜下出血。

根据出血部位及范围超声表现不同。室管膜下出血表现为侧脑室前角外侧区域发现强回声灶,侧脑室出血表现为侧脑室扩张伴其内强回声灶(图1-3-18),而脑实质内出血可变现为脑实质内混合回声灶。

发现侧脑室增宽,应仔细观察侧脑室内部及周围回声,考虑颅内出血的可能。超声无法准确定位出血部位,评估预后,需要进一步胎儿MRI检查辅

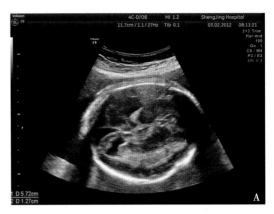

图 1-3-18　胎儿侧脑室出血
侧脑室增宽,其内见不规则高回声团块

助。此外,胼胝体发育不全可能在原部位形成脂肪瘤,同样表现为高回声,此时也需MRI检查鉴别。

ICH的预后取决于出血时间、范围及脑实质损伤程度。生后可发生脑瘫、癫痫、智力低下等神经系统后遗症。有研究表明无明显症状的轻度出血者,在学龄前和青春期仍可能有智力和运动发育障碍等预后不良的表现。

(赵　丹)

第四章
胎儿先天性心脏畸形超声诊断

第一节　胎儿心脏胚胎发育

心脏是循环系统最重要的器官,它的生长发育在妊娠早期(约第8周)即已相当成熟。了解心脏的胚胎发育过程对于理解胎儿各种先天性心脏病的胚胎学发生机制、病理及病理生理变化,以及产前胎儿心脏畸形超声诊断具有十分重要的意义。

一、原始心管的形成

当胚胎发育到第2周,在卵黄囊上的胚外中胚层内散在地发生许多细胞团,称为血岛。血岛不断分化,逐渐形成一个纵状分布的内皮管网。此时在口咽腔头侧的中胚层有一群内皮样细胞,称为生心板。生心板细胞分化形成两条纵行的左右心内膜管,两条心内膜管除头尾端外,合并成一条心管,即原始心管。第3周末,胚内和胚外的内皮管网经过体蒂彼此沟通。胚胎第22～26天开始出现心管搏动。随着胚胎的发育,原始心管出现三个膨大,从颅端向尾端依次为心球、原始心室和原始心房(图1-4-1)。原始心管游离于围心腔内,只有在头端固定在动脉干上及尾端固定在主静脉上。由于围心腔的生长速度比心管生长速度慢,心球与心室段开始向一侧扭曲旋转形成袢状。心球和心室段向右、向下及向前延伸,原始心房和静脉窦则相对向上、向左及向后延伸,心球和心室的连接处是弯曲角度最大处。至胚胎第5周,原始心管已基本具备心脏外形(图1-4-2),但仍为一条管道,内部尚未分隔。

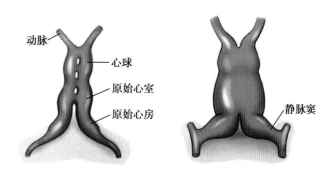

图 1-4-1　原始心管

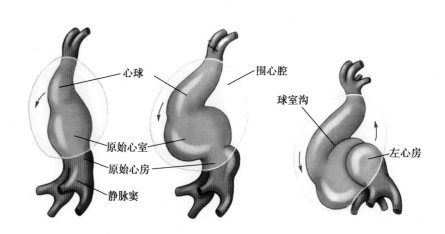

图 1-4-2　心袢形成

36

二、心脏间隔的发育

1. 心房的分隔　胚胎第4周末，在心房正中线处向下形成一镰状隔膜组织，称为原发隔。在镰状隔与心内膜垫完全融合前留有一小孔，即原发孔，随着胚胎的发育，原发孔逐渐闭合。如果此孔不能封闭，则形成原发孔型房间隔缺损。此孔靠近心内膜垫，故原发孔型房间隔缺损常合并房室瓣畸形。在原发孔闭合之前，原发隔的上部出现多个小孔，并逐渐合并成一个大孔，即继发孔。与此同时，在原发隔的右侧出现一继发隔，将上部继发孔覆盖。继发隔在生长过程中，在其中下部留有一孔，称为卵圆孔，由左侧的原发隔所遮盖（图1-4-3）。原发隔相当于卵圆孔的瓣膜即卵圆孔瓣，胎儿期以保证右心房血流进入左心房，而左心房血流不能进入右心房。胎儿出生后随着房压变化，卵圆孔瓣与继发隔贴在一起，如果继发隔不能遮住继发孔或原发隔不能遮住卵圆孔，则胎儿出生后将形成继发孔型房间隔缺损。

2. 房室管的分隔　胚胎发育到第4周末，在房室管腹侧与背侧出现上下心内膜垫，同时在房室管的左右侧出现两个侧心内膜垫。心内膜垫融合分化形成二尖瓣、三尖瓣，将房室管分为左、右房室管（图1-4-4）。

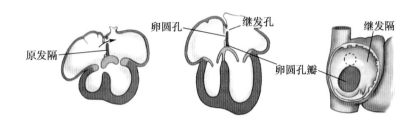

图1-4-3　心房的分隔

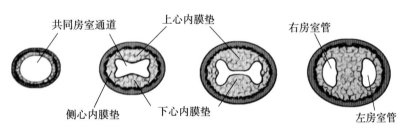

图1-4-4　房室管的分隔

3. 心室的分隔　从第4周末，在心室壁心尖处发生一肌肉嵴，形成左右心室之间的肌性间隔。与此同时，与心室相连的动脉干圆锥隆起不断吸收缩小，左右心室腔通过心室内壁肌肉的凹陷吸收而扩大。至第7周，肌性室间隔的结缔组织、心内膜垫结缔组织的增生以及动脉球嵴的延伸共同形成室间隔的膜部（图1-4-5），三种成分中任一发育异常都会导致膜部室间隔的缺损。

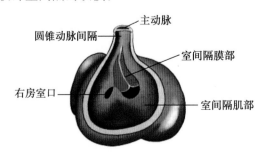

图1-4-5　心室的分隔

4. 圆锥动脉干的分隔　胚胎第5周，圆锥动脉干内形成两条纵行内膜嵴，称为圆锥动脉干嵴。两条内膜嵴融合形成圆锥动脉间隔，使单腔圆锥动脉干分隔成两个并行的管道。圆锥动脉干的各段发育不同，圆锥动脉干间隔形态也不同。远端动脉干间隔，也称主-肺动脉间隔，升主动脉在右，肺动脉在左，两条大动脉基本处于左右并列的位置。近端动脉干间隔，圆锥动脉发生逆时针转位，主动脉瓣旋转到左后方，肺动脉瓣旋至右前方，该处升主动脉和肺动脉呈相互螺旋缠绕关系。圆锥间隔，即原始心管心球段与心室段相连的部分。此间隔同近端动脉干间隔处一样发生逆时针旋转，旋转后的圆锥间隔与近端动脉干间隔相互延续，将心球分割为主动脉和肺动脉干，两者相互缠绕（图1-4-6）。圆锥动脉干分隔的过程发生异常，会形成不同程度的大动脉位置异常。

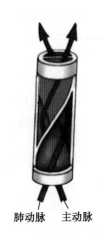

肺动脉　主动脉

图 1-4-6　圆锥动脉干的分隔

（孙　微）

第二节　胎儿心脏检查常用切面 及正常超声心动图

胎儿超声心动图检查是诊断胎儿先天性心脏结构异常的首选方法。只有掌握确认正常胎儿心脏结构的图像各切面，才能提高对胎儿心脏结构异常的辨别能力。

一、胎儿超声心动图的检查方法

1. 确定胎儿在宫内的位置　胎儿位于母体子宫腔内，通常胎位有头位、臀位、横位。根据胎头、面部、足、脊柱的所在位置，判断胎儿左侧方位、右侧方位，仰卧位、俯卧位。

2. 采用节段分析法对胎儿进行系统观察　首先判断胎儿在母体子宫腔内的体位，横切胎儿腹部，判断胎儿内脏和心脏的位置关系，了解胎儿有无内

脏心房反位。接着横切胎儿胸腔获取四腔心切面，观察肺静脉与左房、上下腔静脉与右房、房室间隔、左右房室瓣、左心室与主动脉、右心室与肺动脉的连接关系，实时扫查过程中可清楚观察到主动脉、肺动脉起始部的交叉排列关系及主动脉、肺动脉相对大小，从而对心脏的主要结构及连接关系作出全面评价。如果该方法所显示的切面无明显异常，绝大部分的胎儿心脏结构异常都可以做出排除性诊断。

二、胎儿二维超声心动图检查常用切面

1. 四腔心切面　横切胎儿胸腔即可获得胎儿四腔心切面，此切面是最易显示的胎儿心脏切面，显示出一根完整的肋骨图像可协助操作者判断所显示的胸腔横切面有无偏斜。探测过程中应尽量避开脊柱及胎儿肋骨对图像的影响。心脏主要位于左胸腔内，约占胸腔的 1/3。在此切面可以测量心/胸比值，胎儿正常心脏面积与胸腔面积之比为 0.25～0.33。沿房间隔与室间隔长轴方向的连线与胎儿胸腔前后轴线之间的夹角，可以测量心轴，正常值偏左约 $45°±20°$。正常胎儿四腔心切面显示胎儿左右心比例大致一致，左心房后壁两侧可见肺静脉切迹，右心房后壁光滑无切迹，左心房与右心房相比更靠近胎儿脊柱，可见卵圆孔瓣在左心房侧飘动。左心房室间为二尖瓣，右心房室间为三尖瓣，二尖瓣附着点位置高于三尖瓣附着点的位置。左心室内壁较为光滑，可见两组乳头肌附着于左室游离壁，右心室腔呈三角形，内壁较为粗糙，近心尖部可见调节束。

由于胎儿方位及超声探测途径不同，胎儿心脏四腔心切面可显示为心尖四腔心切面、心底四腔心切面及胸骨旁四腔心切面（图 1-4-7）。心尖四腔心切

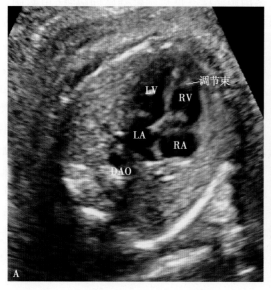

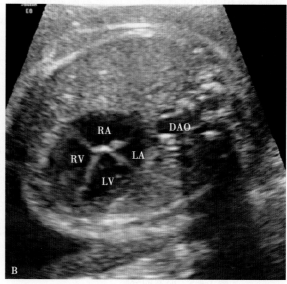

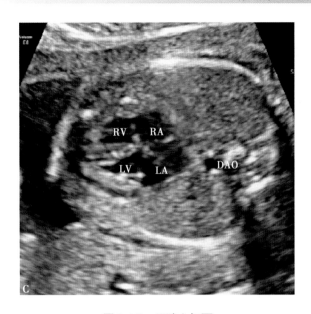

图 1-4-7　四腔心切面

A. 心尖四腔心切面；B. 心底四腔心切面；C. 胸骨旁四腔心切面；

LV：左心室；RV：右心室；LA：左心房；AO：主动脉；DAO：降主动脉

面探测声束方向与房室瓣口血流方向一致，是观测房室瓣口血流的最佳切面，但其声束方向与房间隔室间隔平行，所以该切面不利于房间隔、室间隔缺损的观察，甚至出现间隔回声失落假阳性。胸骨旁四腔心切面探测声束方向与房间隔、室间隔几乎垂直，是观察房室间隔缺损、卵圆孔与卵圆孔瓣启闭运动的最佳切面。胎儿心尖四腔心切面和胸骨旁四腔心切面在胎儿心脏结构的诊断方面，可以互相补充不足，因此，在胎儿心脏超声检查中应尽可能同时获得这两个切面。

2. 肺静脉切面　正常胎儿肺静脉共有四支，左、右上下各两支肺静脉经左心房后壁汇入左心房。在最易获得的四腔心切面即可以观察肺静脉汇入左心房的情况（图 1-4-8）。目前胎儿二维超声心动图能够区分左、右肺静脉，但难以区分同侧两支肺静脉的上下支。随着超声新技术的应用，通过 STIC、B-flow 技术对胎儿心脏实时三维图像重建，部分体位适宜的胎儿心脏重建图像可以同时显示四支肺静脉汇入左心房。产前超声对胎儿肺静脉检测目的主要是排除胎儿完全型肺静脉异位引流畸形，只要能够显示一支肺静脉汇入左心房，即可排除该畸形，但不能排除部分型肺静脉异位引流。

3. 左心室长轴切面　显示心尖四腔心切面后，探头声束平面向胎儿头侧略倾斜，即可显示出心尖五腔心切面，此切面是观察有无室间隔缺损的一个重要切面（图 1-4-9）。从胸骨旁四腔心切面探头声

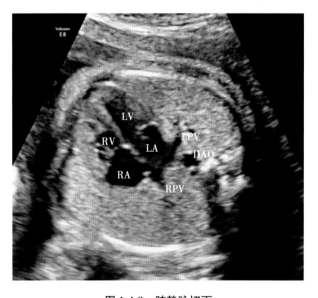

图 1-4-8　肺静脉切面

LV. 左心室；RV. 右心室；LA. 左心房；AO. 主动脉；

DAO. 降主动脉；LPV. 左肺静脉；RPV. 右肺静脉

束平面向胎儿左肩部旋转 30°略向心室前壁倾斜，可获得胸骨旁左心室长轴切面，该切面显示主动脉前壁与室间隔相延续，主动脉后壁与二尖瓣前叶通过纤维组织相延续，可清晰显示二尖瓣前、后叶及主动脉瓣启闭活动，显示左心房、左心室、左室流出道及主动脉径线的大小（图 1-4-10）。在心脏检查中应尽可能同时获得五腔心切面和胸骨旁左心室长轴切面。

4. 右心室流出道切面　显示心尖五腔心切面

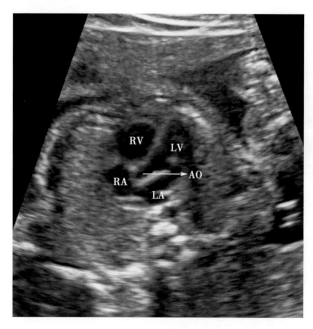

图 1-4-9　心尖五腔心切面
在此切面可观察室间隔有无缺损。LV. 左心室；
RV. 右心室；LA. 左心房；RA. 右心房；AO. 主动脉

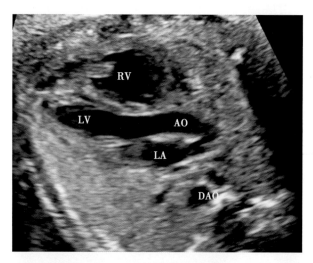

图 1-4-10　左心室长轴切面
LV. 左心室；RV. 右心室；LA. 左心房；
AO. 主动脉；DAO. 降主动脉

后，探头声束再向胎儿头侧稍倾斜，即可获得右心室流出道、肺动脉瓣及肺动脉长轴切面（图 1-4-11）。在探头倾斜的过程中可动态观察到主动脉和肺动脉起始部的交叉排列关系以及左右心室与主动脉、肺动脉的连接关系。

5. 心底短轴切面　显示四腔心切面后，探头声束平面稍向胎儿头部倾斜并向胎儿左肩方向旋转45°左右，可显示该切面。该切面主动脉横断面位于中央呈类圆形结构，内可见主动脉瓣回声，晚孕期主动脉瓣膜的显示更为清晰。围绕着主动脉由右向左

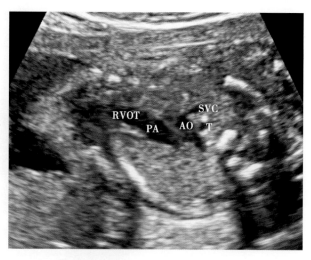

图 1-4-11　右心室流出道切面
RVOT. 右室流出道；PA. 肺动脉；
AO. 主动脉；SVC. 上腔静脉；T. 气管

分别是右心房、三尖瓣、右心室、右心室流出道、肺动脉瓣、主肺动脉、左右肺动脉及动脉导管（图 1-4-12），该切面是了解大动脉关系、大血管与心室的连接、右室流入流出道、肺动脉瓣和肺动脉、室间隔有无异常的重要切面。

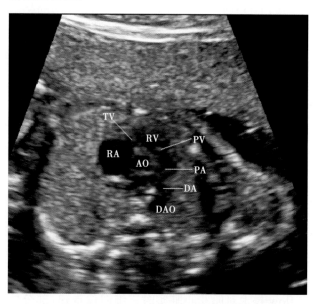

图 1-4-12　心底短轴切面
RA. 右心房；TV. 三尖瓣；RV. 右心室；PV. 肺动脉瓣；
PA. 肺动脉；DA. 动脉导管；DAO. 降主动脉

6. 三血管切面　三血管切面是目前胎儿超声心动图常规筛查中一个很重要的切面，该切面对于检出胎儿主动脉弓缩窄、主动脉闭锁、肺动脉闭锁、共同动脉干、动脉导管异常及永存左上腔静脉等心脏结构异常具有重要价值。因超声扫查切面及角度不同，可以显示不同三血管超声切面。三血管是指

上腔静脉、主动脉及肺动脉，从三血管位置看，上腔静脉靠右后，肺动脉靠左前，主动脉位于两者之间，三条血管的管径从右向左逐渐增宽，即上腔静脉内径最窄，肺动脉最宽。

（1）三血管-动脉导管切面：该切面的探测方法是在四腔心切面的基础上，将探头向胎儿头侧平行上移，该切面透过上腔静脉及主动脉的横断面，显示动脉导管连接于肺动脉、降主动脉之间（图1-4-13）。该切面位于胎儿支气管水平，主动脉后方可见胎儿支气管回声。

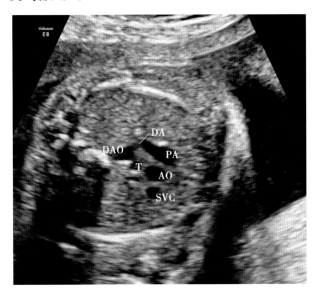

图1-4-13 三血管-动脉导管切面
SVC. 上腔静脉；AO. 主动脉；PA. 肺动脉；T. 气管

（2）三血管-气管切面：该切面的探测方法是在三血管-动脉导管切面基础上，将探头继续向胎儿头侧偏移，即可显示三血管-气管切面，该切面显示上腔静脉及气管两个横断面，主动脉弓及肺动脉-动脉导管弓由前向后在胎儿脊柱左前方会合呈V形特征（图1-4-14）。

7. 主动脉弓切面与动脉导管弓切面 该切面探测方法是在三血管切面基础上，探头旋转90°，在此基础上适当调整探头扫查角度及方向，即显示主动脉弓切面。该切面显示主动脉、主动脉弓及降主动脉构成"拐杖状"，并可见主动脉弓部发出的三支头臂动脉分支（图1-4-15），该切面多可同时显示伴行的下腔静脉长轴。从胎儿背侧，腹侧均可探及该切面，因此在一侧难以获得该切面时，也可以从另一侧探及该切面。

8. 动脉导管弓切面 该切面的探测方法与主动脉弓切面的方法几乎一致，这两个切面的位置比较相近，动脉导管弓较主动脉弓位置略低并偏左侧

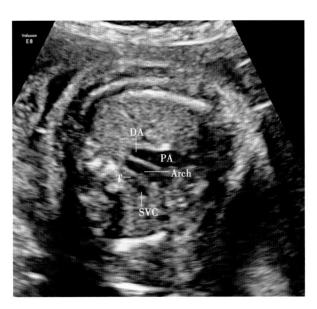

图1-4-14 三血管-气管切面
DA. 动脉导管；PA. 肺动脉；Arch. 主动脉弓；
SVC. 上腔静脉；T. 气管

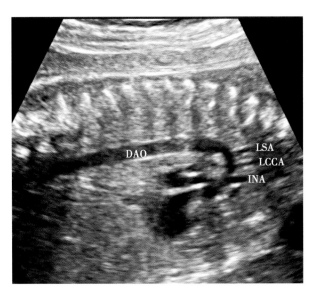

图1-4-15 主动脉弓切面
DAO. 降主动脉；LSA. 左锁骨下动脉；
LCCA. 左颈总动脉；INA. 头臂干

方。动脉导管弓切面形似"曲棍球杆状"，该切面可以清晰显示动脉导管与肺动脉及降主动脉连接关系（图1-4-16）。

9. 腔静脉长轴切面 腔静脉长轴切面显示上腔静脉与下腔静脉与右心房连接，下腔静脉略宽于上腔静脉，腔静脉长轴切面也是辨认右心房的可靠切面（图1-4-17）。腔静脉的畸形可以不影响胎儿左右心比例，一些腔静脉的畸形容易漏诊。因此，探测该切面很必要。

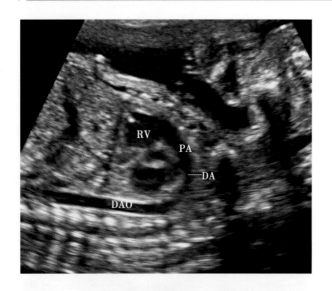

图 1-4-16 动脉导管弓切面
RV. 右心室；PA. 肺动脉；DA. 动脉导管；DAO. 降主动脉

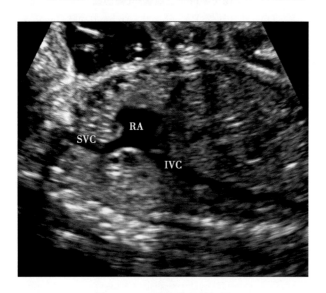

图 1-4-17 腔静脉长轴切面
SVC. 上腔静脉；RA. 右心房；IVC. 下腔静脉

三、正常胎儿多普勒超声心动图

胎儿血流动力学参数主要是由脉冲多普勒（PW）来测定，高速反流血流则需连续多普勒（CW）才能测量，二维平面的血流显示主要依靠彩色多普勒（CDFI）完成。

1. 二尖瓣与三尖瓣口血流 胎儿二尖瓣与三尖瓣血流主要在胎儿心尖四腔心切面或心底四腔心切面观察。彩色多普勒血流显像在舒张期显示二尖瓣口与三尖瓣口由左、右心房进入左、右心室的同一色彩的血流图像，收缩期两房室瓣口血流消失，随心动周期而呈规律性的变化（图 1-4-18）。一般来说，胎儿房室瓣口不应出现收缩期反流。近来超声心动

图检查发现不少三尖瓣口反流，除了胎儿心脏畸形引起的病理性三尖瓣反流及动脉导管早闭等引起的异常反流外，部分三尖瓣反流的胎儿通过定期观察及生后随访未发现器质性心脏病。心脏本身并未有结构畸形，三尖瓣口反流量小，速度低于 200cm/s，可考虑为胎儿三尖瓣生理性反流。PW 取样容积分别置于二尖瓣口和三尖瓣口，可获得二尖瓣和三尖瓣血流频谱。二尖瓣口的血流频谱呈单向双峰型（图 1-4-19），三尖瓣口的血流频谱呈单向双峰型或单峰型。第一峰（E 峰）为心室舒张早期，心房内血流经房室瓣口对心室快速充盈而形成，第二峰（A峰）为心房收缩使心房内血流经房室瓣口对心室进一步充盈而形成。E 峰小于 A 峰，与成人正好相反，E/A 值随妊娠月份增加而增大，但始终小于 1。

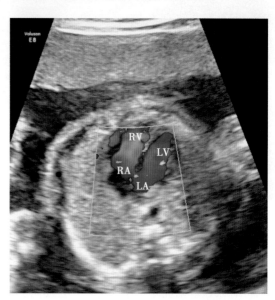

图 1-4-18 二尖瓣口与三尖瓣口彩色血流图
LV. 左心室；RV. 右心室；LA. 左心房；RA. 右心房

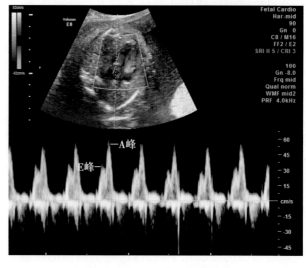

图 1-4-19 二尖瓣口血流频谱

2. 肺静脉血流　肺静脉血流速度较低,彩色血流显示肺静脉血流时,应将彩色血流标尺调低,并适当调节彩色增益(图1-4-20)。肺静脉血流频谱形态与静脉导管频谱相似(图1-4-21),心室收缩期肺静脉血流快速进入左心房,形成第一峰(V峰),心室舒张早期出现第二峰(E峰),肺静脉血流速度较低,多在20～40cm/s。

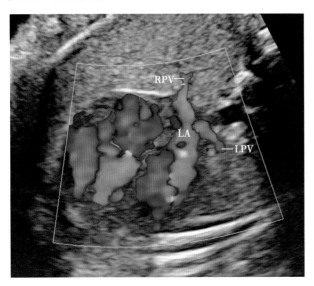

图1-4-20　肺静脉彩色血流图

LA. 左心房;LPV. 左肺静脉;RPV. 右肺静脉

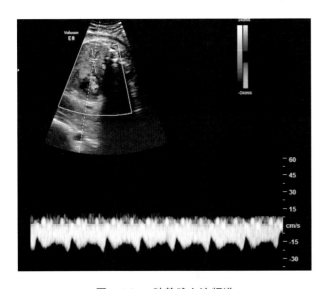

图1-4-21　肺静脉血流频谱

3. 上、下腔静脉血流　在腔静脉长轴切面彩色血流显示上、下腔静脉血流均流入右心房。下腔静脉血流频谱为双向频谱,心室收缩期下腔静脉血流快速进入右心房,出现第一峰(V峰),心室舒张期出现第二峰(E峰),心房收缩期出现一小的负向峰,为心房收缩血流反流入下腔静脉所致(图1-4-22)。上

腔静脉血流频谱与下腔静脉血流频谱相似,其形成机制与下腔静脉血流频谱相同。

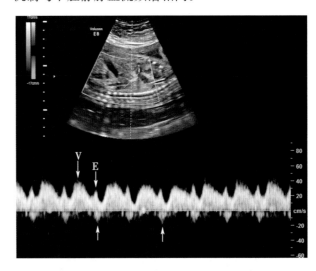

图1-4-22　下腔静脉血流频谱

上箭头所示为心房收缩期出现的负向峰

4. 卵圆孔血流　在胎儿胸骨旁四腔心切面彩色多普勒显示右心房血流经卵圆孔进入左心房,血流方向为单向(图1-4-23)。卵圆孔血流频谱形态与肺静脉血流频谱形态相似,但血流速度明显高于肺静脉血流速度。

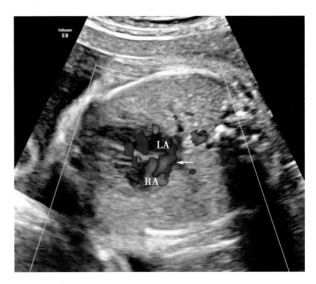

图1-4-23　卵圆孔彩色血流图

彩色多普勒显示右心房血流经卵圆孔进入左心房
(箭头所示);LA. 左心房;RA. 右心房

5. 主动脉及主动脉弓血流　主动脉血流在心尖五腔心切面上显示较清楚(图1-4-24),也是在该切面取样获得主动脉频谱。主动脉收缩期显示单向单峰快速血流频谱,主动脉血流速度较肺动脉血流速度高,频谱亦较窄(图1-4-25)。主动脉弓彩色血

流显像与主动脉血流相比更明亮,同时可以显示主动脉弓部三支头臂动脉分支血流(图1-4-26),主动脉弓部血流频谱与主动脉血流频谱形态相似,其峰值速度高于主动脉。

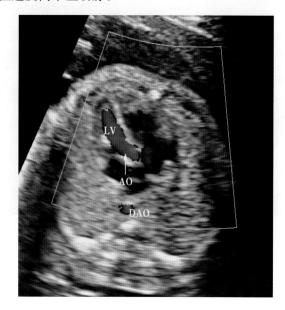

图1-4-24 主动脉彩色血流图
LV. 左心室;AO. 主动脉;DAO. 降主动脉

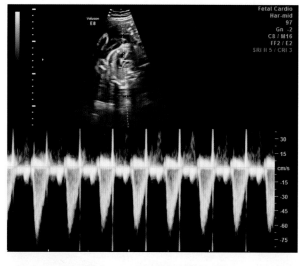

图1-4-25 主动脉血流频谱

6. 肺动脉及动脉导管弓血流 肺动脉血流频谱显示为收缩期单峰血流频谱。在三血管-动脉导管切面的基础上,探头切面稍倾斜可显示胎儿主肺动脉及左、右肺动脉分支。动脉导管血流显色程度明显亮于肺动脉及降主动脉(图1-4-27),动脉导管频谱形态与主动脉弓血流频谱相似,均呈收缩期高速血流及舒张期低速血流频谱,动脉导管的收缩期血流速度大于主动脉弓的血流速度,舒张期动脉导管血流频谱呈波峰状(图1-4-28)。

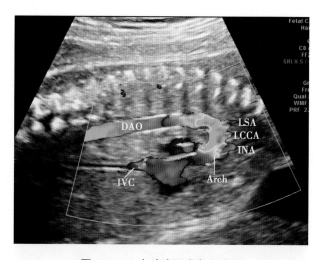

图1-4-26 主动脉弓彩色血流图
DAO:降主动脉;LSA:左锁骨下动脉;LCCA:左颈总动脉;
INA:头臂干;Arch:主动脉弓;IVC:下腔静脉

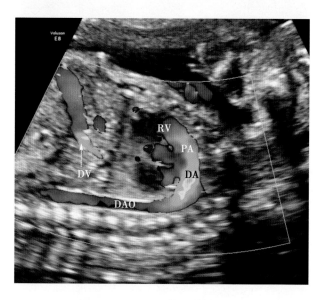

图1-4-27 动脉导管弓彩色血流图
RV:右心室;PA:肺动脉;DA:动脉导管;
DAO:降主动脉;DV:静脉导管

7. 静脉导管血流 静脉导管为连接脐静脉与下腔静脉的血管,起自脐-门静脉窦,止于下腔静脉将入右心房处,为一入口较窄,出口较宽的喇叭形管道。取胎儿上腹部旁正中矢状切面或斜切面,清晰显示脐静脉长轴并向胎儿头侧追踪,在脐静脉转向门静脉左支前可探及一细小管状结构连接至下腔静脉,彩色多普勒显示为明亮血流信号(图1-4-29)。PW取样应在导管远心端测量,以减少周围血管的干扰。正常静脉导管频谱为单相双期连续血流(图1-4-30),由"两峰一谷"构成,第一峰为心室收缩峰,即S峰,由心室收缩时心房舒张及房室瓣环下移引起的心房压力下降所致;第二峰为心室舒张峰,即D

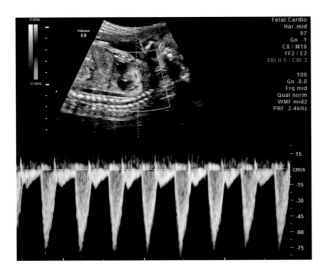

图 1-4-28 动脉导管血流频谱

峰,因为三尖瓣开放,回心血流量增加;一谷为心房收缩谷,即 A 谷,来源为心房收缩导致的回心血流阻力增加。A 谷血流是否消失或反转是提示胎儿心脏结构异常的重要定性评价指标。

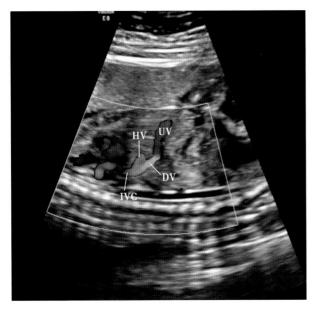

图 1-4-29 静脉导管彩色血流图
UV:脐静脉;DV:静脉导管;HV:肝静脉;IVC:下腔静脉

四、正常胎儿 M 型超声心动图

M 型超声心动图是在实时二维超声心动图的引导下,将取样线置于要检查的部位进行 M 型检查,即可获得 M 型曲线。有时胎儿体位不好,胎动频繁,难以获得满意的 M 型曲线。可以等胎儿体位变好时再次采集曲线。M 型超声心动图是二维超声心动图的有益补充,可以测量心脏各腔室的大小、室壁的厚度、大血管的内径,观察心脏的活动,计算

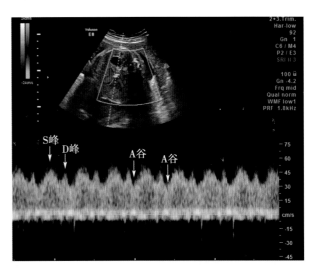

图 1-4-30 静脉导管血流频谱

心脏缩短分数和射血分数评估胎儿心功能变化。M 型超声心动图可以运用于胎儿心肌病的诊断,当胎儿心肌功能受损害时,心室壁厚度和心肌收缩功能都可发生异常,M 型超声心动图对胎儿心律失常也有重要的诊断价值。

1. 心脏腔室及大血管经线的测量 胎儿心室的测量方法与小儿超声心动图相似,M 型取样线经左室乳头肌水平垂直穿过两心室,描记右室壁、室间隔及左室壁的运动曲线,以此测量心脏左右室壁、室间隔的厚度及左右心室腔在舒张期的内径。左右心房内经及大血管内径的测量与左右心室腔的测量方法相似,应注意取样线与被测量结构垂直并显示标准测量平面,否则测量误差将增大。心室心房测量一般取胸骨旁四腔心切面。

2. 评价胎儿心功能 胎儿心脏收缩功能可以通过 M 型超声心动图测量心室收缩末期和舒张末期直径计算心室缩短分数来评价。缩短分数=(舒张末期内径-收缩末期内径)/舒张末期内径×100%。缩短分数在各孕周基本保持不变,0.32 左右,与婴儿期相近。另一个通过 M 型超声心动图估测的重要参数是射血分数。由于右心室的几何结构复杂性,M 型超声心动图更多运用于左心室心功能的评估。

3. 分析胎儿心律失常 将 M 型取样线穿过心房壁、十字交叉部及心室壁描记心房壁与心室壁的运动曲线,观察心房壁与心室壁的收缩波峰的对应关系,正常描记的活动曲线中可见在胎儿心脏舒缩周期中心房壁收缩波峰出现之后与之对应的心室壁收缩波峰延迟出现,并呈规律的对应关系(图 1-4-31)。如果心房与心室收缩不同步,则分别计算出心房率

与心室率,寻找心房与心室收缩间的规律性或不规律性对应关系,判断相应心律失常。

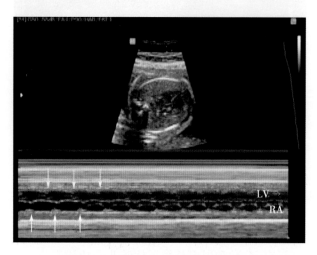

图 1-4-31　M 型取样线穿过心室、十字交叉部及心房描记的运动曲线

向下箭头所示为左心室壁收缩波峰,
向上箭头所示为右心房壁收缩波峰

(孙　微)

第三节　胎儿心脏结构异常的超声诊断

一、房、室结构及瓣膜异常

(一) 房间隔缺损(atrial septal defect,ASD)

ASD 是最常见的先天性心脏病之一,一般可根据房间隔缺损部位分为两大类型,原发孔型 ASD、继发孔型 ASD。继发孔型 ASD 又可根据缺损部位分型,各有不同的病理解剖和病理生理表现。ASD 以继发孔型为常见,女性发病较多,可单独存在,也可合并其他心脏结构病变。

【超声声像图表现】

1. 原发孔型房间隔缺损(primum type atrial septal defect)

二维:四腔心切面房间隔下部回声中断,三尖瓣隔叶与二尖瓣前叶处于同一水平,各心腔大小正常。卵圆瓣可消失或存在。

彩色:缺损处可见舒张期右向左为主分流信号。二、三尖瓣可见轻度反流信号。

注意事项:与冠状静脉窦增宽相鉴别。

2. 继发性房间隔缺损(secundum type atrial septal defect)(图 1-4-32)　继发性房间隔缺损的超

声诊断争议较大,笔者认为卵圆瓣消失,继发隔发育不良是主要的诊断标准,其他方法均无法明确提示。各心腔大小无明显变化,晚期时,左右心比例接近1∶1,彩色及多普勒提示各瓣口无明显血流动力学变化。

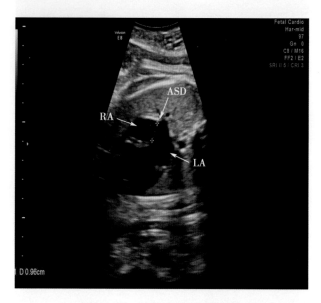

图 1-4-32　继发孔型房间隔缺损

四腔心切面显示房间隔卵圆孔增大,宽约 9.6mm。
ASD:房间隔缺损;RA:右心房;LA:左心房

注意事项:单纯的继发性房间隔缺损预后良好,手术后可恢复正常,但经常容易合并其他畸形,如部分性肺静脉畸形引流、室间隔缺损、二尖瓣关闭不全、主动脉缩窄、肺动脉狭窄、右位主动脉弓和永存左上腔静脉等,也可是其他复杂先心病如法四、大动脉转位等的合并畸形之一。

【预后】

通常 ASD 自然闭合的机会不大,但也有报道,在一岁之内,也有患婴可出现 ASD 自然闭合的现象。婴儿期 ASD 患者的临床表现多数不明显。20岁之内因 ASD 死亡者通常十分少见,30 岁以前出现症状者也较少见,而 40 岁之后出现并发症和死亡者明显增加,30% 未进行治疗的成年患者可出现肺动脉高压。明显肺动脉高压和出现心力衰竭等并发症者,预后不良。

(二) 室间隔缺损(ventricular septal defect,VSD)

VSD 即室间隔一个或多个部分缺失,致左右心室间存在异常通道。VSD 是最常见的先天性心脏病之一,男女发病率无明显差异,多数 VSD 为单纯性,也可合并法洛四联症、心室双出口、永存动脉干、完全性大动脉转位、肺动脉闭锁、房间隔缺损等。

【分型】

1. 膜周部缺损(图1-4-33)　出现于膜部室间隔及其附近,此型最多见。

2. 漏斗部缺损　缺损位于圆锥间隔之上的漏斗部。

3. 肌部缺损(图1-4-34)　位置较低,四周有完整的肌肉组织边缘。

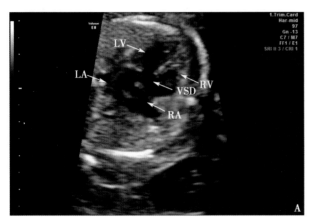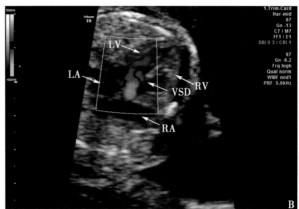

图 1-4-33

A. 四腔心切面显示胎儿膜周部室间隔缺损;B. 四腔心切面显示胎儿膜周部室间隔缺损过隔血流;

VSD:室间隔缺损;RA:右心房;LA:左心房;RV:右心室;LV:左心室

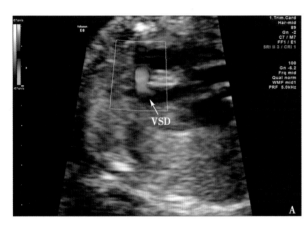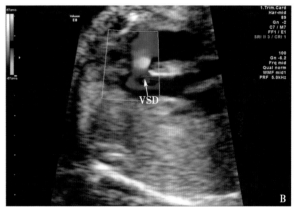

图 1-4-34　胎儿肌部室间隔缺损,显示近心尖部左右室间隔间双向过隔血流

VSD:室间隔缺损

4. 左心室右心房通道

【超声声像图表现】

二维:室间隔可见回声中断,部分断端可见回声增强,各心腔大小正常。最理想的检查切面为水平位四腔心(声束线与室间隔垂直)。

彩色:收缩期右向左为主的双向血流信号,中心色彩较亮、周边较暗。

多普勒:收缩期右向左分流速度多低于 2m/s,舒张期左向右分流多低于 1m/s。各瓣口血流速度在正常范围。

注意事项:室间隔缺损诊断受环境影响较大,易产生伪差,应多角度、多次扫查方可诊断。小于2～3mm 的 VSD 辨认较困难。妊娠期间室间隔缺损多增大,出生后,左右室压差明显增大,室间隔缺损可增大至妊娠期间 2 倍以上。

【预后】

VSD 可自然闭合,但与 VSD 大小、部位及患者年龄等有关。小的 VSD 自然闭合率高,但大的 VSD 同样也有可能。自然闭合的 VSD,绝大多数是膜部和肌部缺损,而靠近半月瓣、漏斗部、房室通道型和伴有室间隔移位的 VSD 一般不出现自然闭合。若合并肺动脉高压或肺血管病变者,很少出现自然闭合。

(三) 心内膜垫缺损

心内膜垫缺损(endocardial cushion defects,ECD)指原发性房间隔和心内膜垫等组织出现不同程度和范围的发育不良,累及房间隔下部、流出道部分室间隔和房室瓣等组织结构,导致心内的复合畸形病变。ECD 还有许多不同的名称,包括房室间隔缺损(atrioventricular septal defects)、房室管畸形(atrioventricular canal defects)和共同房室通道(common atrioventricular canal)等。

ECD 可合并各种心血管畸形,如继发孔型 ASD、肺动脉瓣狭窄、永存左上腔静脉、腔静脉畸形引流等。完全型 ECD,约 35% 患者合并其他心血管畸形,其中 10% 合并法洛四联症,约 2% 合并右室双出口,此外可合并大动脉转位、不同程度左室流出道阻塞等。

【病理解剖】

1. 部分型 ECD　一般由原发孔型 ASD 和部分房室瓣畸形组成。

2. 完全型 ECD　由低位的原发孔型 ASD、高位的心内膜垫型 VSD 和较严重房室瓣畸形所组成。

完全型 ECD 又分为 A、B、C 三种类型。

A 型:占大多数,共同房室瓣前瓣可区分二尖瓣和三尖瓣部分。

B 型较少见。两个瓣叶完全分裂。

C 型:共同房室瓣未能分成二尖瓣和三尖瓣,瓣膜呈漂浮状,房室瓣下有巨大 VSD。

另外,有人将类似于完全型 ECD 病理解剖改变,但房室瓣前、后瓣桥在室间隔部位融合,分成接近于正常二尖瓣和三尖瓣形态者,称为过渡型 ECD。

【超声声像图表现】

完全型心内膜垫缺损的超声声像图表现(图 1-4-35):

二维诊断:舒张期四腔心切面十字交叉消失,四个心腔相通,收缩期室间隔上部缺损,房间隔下部缺损,左右房室瓣在同一水平位置,各心腔可轻度增大。

彩色:收缩期可见室水平右向左分流,房水平右向左分流,舒张期双房血流在房室瓣水平混合,流向双室。房室瓣多伴发轻度中度反流,左侧房室瓣常见。

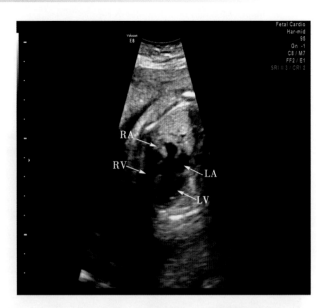

图 1-4-35　完全型房室间隔缺损

房间隔大部及室间隔上部回声中断,房间隔仅上部残存少许组织;RA:右心房;LA:左心房;RV:右心室;LV:左心室

多普勒:室间隔缺损及房间隔缺损多较大,分流速度较低,多小于 1m/s。

【预后】

ECD 的原发孔型 ASD 几乎无自发闭合的可能性,仅少数 ECD 患者的 VSD,由于房室瓣粘连可出现闭合。未进行治疗的原发孔型 ASD 者,平均寿命仅 30 岁。伴有房室瓣关闭不全者,预后多数较差,通常在 10 岁之内死亡。完全型 ECD 的预后很差,往往早期出现严重的肺动脉高压和心力衰竭,合并其他心血管畸形者,预后极差。

(四) 单心室(single ventricle)

【病理解剖】

单心室是一组严重的复杂型先天性心脏病,指心脏只有一个有功能的主心室腔。单心室的心室区,只有一个是真正意义上的心室即主心室腔(dominant ventricular chamber),另外一个属于残余心腔(rudimentary chamber)。单心室通常有残余心腔,指无流入道的心腔,一般没有心房和房室瓣口与之相连接,主心室腔与残余心腔之间通常有球室孔(bulboventricular foramen)相互连通。

【分型】

单心室是一种复杂畸形,类型繁多,一般按以下三种基本情况分型:①左心室型;②右心室型;③未定心室型。

【超声声像图表现】

二维:四腔心切面未见室间隔,流出道通畅的一侧心室增大,室壁增厚,另一侧心室常发育不良(图1-4-36)。常合并大动脉转位、永存动脉干、一侧瓣膜闭锁、肺动脉狭窄等。

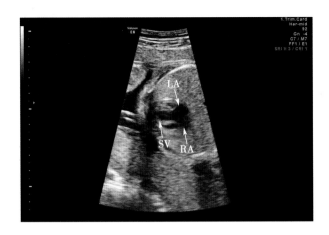

图 1-4-36　单心室

RA:右心房;LA:左心房;SV:单心室

彩色:左、右心室内血流混合后流向通畅的流出道(图1-4-37)。

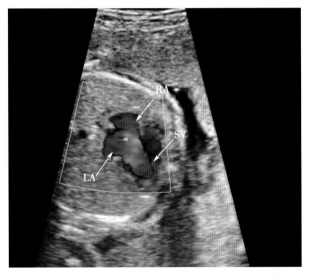

图 1-4-37　单心室,从心房进入心室有两股血流,但其血流在心室内混合在一起

RA:右心房;LA:左心房;SV:单心室

【预后】

本病的预后很差,预后往往与并发畸形有关。大多数患者在出生后短期内死亡,多数的死因是心力衰竭和肺动脉高压,仅少数可自然存活到成年,个别可自然存活到 50 余岁。本病患者的手术死亡率也较高。

(五) 二尖瓣闭锁(mitral valve atresia)

二尖瓣闭锁是指二尖瓣处无瓣膜组织,左心房和左心室之间无交通的心脏畸形,可为单纯二尖瓣闭锁,也可合并其他心脏畸形。

【病理解剖】

二尖瓣闭锁多表现为二尖瓣未发育,无二尖瓣组织,代之为纤维组织膜,少数二尖瓣闭锁可有一细小瓣膜,但瓣叶完全融合为一瓣叶隔膜,左心房和左心室之间无交通。大多数二尖瓣闭锁合并室间隔缺损,还常伴有房间隔缺损、大动脉转位等。如合并主动脉瓣闭锁或主动脉弓发育不良时,则成为左心发育不良的一部分,表现为右心室增大、肺动脉增宽、主动脉变细、左心发育不良。

【超声声像图表现】

二维:二尖瓣呈亮线样回声,无活动(图 1-4-38 左图),左室小,发育不良,多有室间隔缺损,室间隔缺损大小与左室发育程度及主动脉宽窄成正比。左房多小,右房右室增大。主肺动脉增宽。卵圆孔可正常或减小。

彩色:二尖瓣口无血流通过,三尖瓣口血流量增大(图 1-4-38 右图),卵圆孔可见双向分流信号,室间隔缺损处可见收缩期右向左分流信号,肺动脉瓣口血流量增大。

多普勒:三尖瓣口及肺动脉瓣口血流速度增快,可大于 1m/s,室间隔缺损处右向左分流速度多较低。

【预后】

二尖瓣闭锁预后差,常可合并其他畸形。

(六) 三尖瓣闭锁(tricuspid valve atresia)

【病理解剖】

三尖瓣闭锁是胚胎发育时期房室口分隔不均所致。三尖瓣闭锁时三尖瓣口完全缺如,没有可以辨认的三尖瓣组织,一般仅在三尖瓣部位呈现陷窝或类似结构,根据局部的解剖结构,可有不同类型:①肌肉型;②膜型;③瓣型;④Ebstein 畸形型;⑤房室通道型。右心房扩大,左心房和左心耳形态一般正常。多数患者的肺动脉瓣环小于正常,肺动脉和肺动脉瓣的发育可正常,有的可合并肺动脉口狭窄或闭锁。

三尖瓣闭锁常合并其他心血管畸形,其中合并大动脉转位者可达 50%～63%,左上腔静脉永存者达 80%,此外,可合并主动脉缩窄、无顶冠状静脉窦、主动脉弓离断等畸形。

【分型】

根据大动脉关系和肺动脉口状况对三尖瓣闭锁进行分型,先根据大动脉的关系分成Ⅰ、Ⅱ、Ⅲ三型,

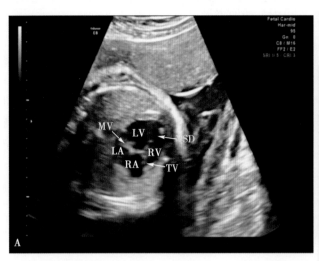
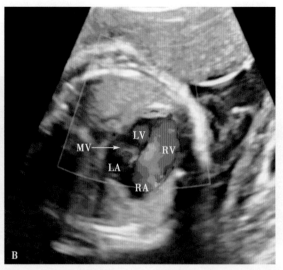

图 1-4-38　二尖瓣闭锁

二尖瓣环回声增强，未见正常瓣膜结构及血流通过。四腔心切面室间隔可见较大回声失落。RA:右心房，LA:左心房，RV:右心室，LV:左心室，TV:三尖瓣，MV:二尖瓣，VSD:室间隔缺损

再根据有无肺动脉口狭窄或闭锁分出八种亚型。

Ⅰ型:占 60%~70%，大动脉位置关系正常，内脏正位，大动脉与心室关系一致。

Ⅰa 亚型:合并肺动脉瓣闭锁，室间隔完整，约占本型的 10%。

Ⅰb 亚型:最多见，占 75%，合并肺动脉口狭窄及小的 VSD，部分患者合并肺动脉发育不良。

Ⅰc 亚型:肺动脉发育正常，有大的 VSD，肺部血流多数正常，甚至增加，占本型的 15%。

Ⅱ型:约占 25%，合并右位型大动脉转位。

Ⅱa 亚型:合并肺动脉口闭锁及 VSD。

Ⅱb 亚型:合并肺动脉口狭窄及 VSD。

Ⅱc 亚型:肺动脉口正常，最常见。

Ⅲ型:合并左位型大动脉转位。

Ⅲa 亚型:合并肺动脉瓣或瓣下狭窄，有 VSD。

Ⅲb 亚型:合并主动脉瓣或瓣下狭窄，有 VSD 和心室转位。

【超声声像图表现】

二维:三尖瓣呈亮线样回声，无活动，右室小，发育不良，多有室间隔缺损，室间隔缺损大小与右室发育程度及肺动脉宽窄成正比。右房大小多正常，左房左室增大。主动脉增宽。卵圆孔多增宽。

彩色:三尖瓣口无血流通过，二尖瓣口血流量增大，卵圆孔过血量明显增大，室间隔缺损处可见收缩期左向右分流信号，主动脉瓣口血流量增大（图 1-4-39）。

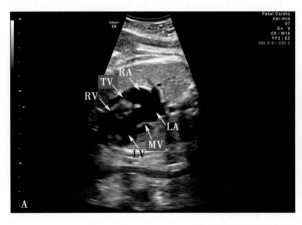
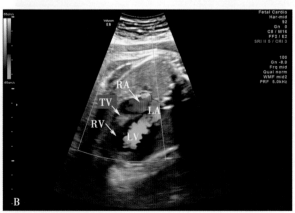

图 1-4-39　三尖瓣闭锁，三尖瓣环回声增强，未见正常瓣膜结构及血流通过

RA:右心房;LA:左心房;RV:右心室;LV:左心室;TV:三尖瓣;MV:二尖瓣

多普勒:二尖瓣口及主动脉瓣口血流速度增快,可大于 1m/s,室间隔缺损处左向右分流速度多较低。

【预后】

本病的预后与肺血流量有关,一般预后极差,如不进行手术治疗,多数于早期死亡,其中 50% 死于出现后 6 个月之内,66% 死于 12 个月之内,只有 10% 能存活到 10 岁以上,围术期的病死率也不低。

(七)三尖瓣关闭不全(tricuspid valve insufficiency)

先天性三尖瓣关闭不全多为心内合并畸形中瓣叶结构异常所致,较少见,单纯性三尖瓣发育不全仅占先心病的 0.19%。功能性三尖瓣关闭不全为左心疾病的合并病变,如二尖瓣或主动脉瓣病变引发三尖瓣瓣环扩张,致瓣叶对合不良,瓣叶本身并无明显改变。

【超声声像图表现】

二维:右房增大,多合并有右室流出道或肺动脉狭窄,或右室血容量明显增多,偶可见三尖瓣发育不良,多为隔叶。

彩色:收缩期三尖瓣口见全收缩期中度-重度反流信号(图 1-4-40)。

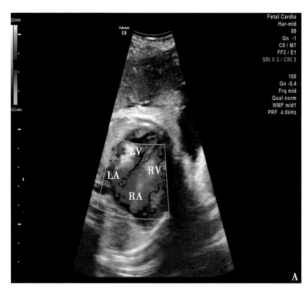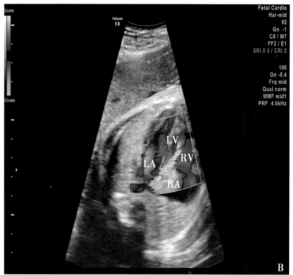

图 1-4-40　三尖瓣关闭不全:胎儿右房、右室显著增大,三尖瓣口可探及重度反流信号,反流束直达右房顶部

RA:右心房;LA:左心房;RV:右心室;LV:左心室

多普勒:反流速度多大于 1m/s,同右室肥厚程度成正比。

注意事项:三尖瓣口收缩早期至中期轻至中度反流多为正常,全收缩期三尖瓣轻度反流如不合并其他异常出生后多为正常,全收缩期三尖瓣口中度反流不合并其他异常可随诊观察,如右房无明显增大,出生后反流量多减少。

【预后】

本病预后差,大多数患儿在 10 岁内死亡。

(八)三尖瓣下移畸形(tricuspid valve downward displacement)

本畸形属于少见的先心病,发病率占先心病患者的 0.03%～1%,无明显性别差异,少数有家族倾向。

【病理解剖】

三尖瓣下移畸形时,三尖瓣环一般位于正常部位,三尖瓣瓣叶下移,整个三尖瓣瓣器可发育不良。右心室被下移的三尖瓣叶分成房化右心室和功能右心室两部分。右心房内径增大。房化右心室的心腔通常扩大。功能右心室通常比正常的右心室小,心室壁增厚。

多数患者伴有房间隔缺损,其他合并畸形有动脉导管未闭、肺动脉狭窄或肺动脉瓣闭锁、室间隔缺损和主动脉缩窄等。有的可合并于法洛四联症、矫正型大动脉转位等复杂畸形。

【分型】

一般根据三尖瓣下移的程度以及三尖瓣畸形的特点分为 A、B、C 三型。

A 型:三尖瓣前叶位置正常,瓣叶发育较好,仅三尖瓣隔叶和后叶下移。

B 型:最常见,隔叶和后叶下移最低点可到达心尖部,前叶可发育不良和部分下移。

C 型:三尖瓣重度下移,三尖瓣瓣膜严重畸形,前叶下移,瓣器严重发育不良或缺如。

【超声声像图表现】

二维:右房明显增大,可见部分房化右室,右室腔减小,三尖瓣隔叶下移与二尖瓣前叶根部距离加大,三尖瓣的前后叶多增大(图 1-4-41)。

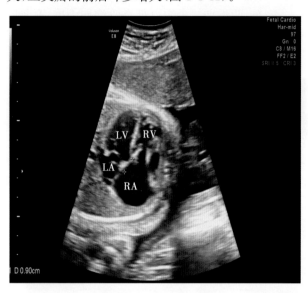

图 1-4-41　三尖瓣下移畸形

三尖瓣后瓣向心尖侧下移,其瓣叶根部附着点距二尖瓣瓣环距离约 9mm,三尖瓣瓣膜关闭线向心尖侧下移。RA:右心房;LA:左心房;RV:右心室;LV:左心室

彩色:三尖瓣口见全收缩期重度反流信号。

【预后】

预后与患者的畸形程度有关,总的预后较差,病变较轻者,寿命一般与正常人接近,甚至有存活到高龄者,大多数可存活到 30 岁左右,出现症状后病情迅速恶化。畸形较严重而未手术治疗的患者,18% 死亡于新生儿期,约 50% 在两岁之内死亡,出现发绀和心力衰竭越早,预后越差,心力衰竭是其主要的死亡原因。合并预激综合征和心动过速者,可出现患者早期死亡,成年患者猝死发生率高达 20%。

(韩　冰)

二、大动脉段异常

(一)肺动脉瓣狭窄(pulmonary valve stenosis)

【病理解剖】

多数患者的肺动脉瓣发育较完全,瓣叶之间有

明显的交界处,但瓣叶通常增厚,交界处瓣缘之间多数有不同程度的粘连、融合,使瓣口狭小。由于主肺动脉长期受高速血流和涡流冲击,可出现狭窄后扩张,通常延及左肺动脉。

肺动脉瓣狭窄者,右心室排血受阻,出现继发性右心室壁肥厚,尤其是右室流出道的心肌呈对称性肥厚。严重肺动脉瓣狭窄患者,其右心室腔可缩小,有的伴有右心室发育不良。

【超声声像图表现】

肺动脉瓣狭窄的超声声像图表现如下。

二维:可见肺动脉瓣回声增强,开放受限,重度狭窄可见肺动脉增宽(图 1-4-42),轻度狭窄肺动脉无变化,各心腔大小形态正常,严重狭窄右室心肌可增厚。

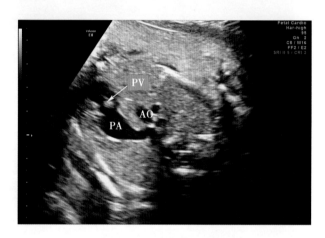

图 1-4-42　肺动脉瓣狭窄

胎儿肺动脉瓣增厚,回声增强,开放幅度受限。肺动脉瓣环处管径宽约 5.8mm,瓣上主肺动脉管径增宽。PA:肺动脉;PV:肺动脉瓣;AO:主动脉

彩色:轻度狭窄无变化,中到重度狭窄肺动脉瓣口可见五彩相间的射流信号,增宽的肺动脉内可见双向湍流信号,最严重的狭窄血流动力学同肺动脉瓣闭锁。三尖瓣可探及全收缩期的轻至中度反流信号。

多普勒:轻度狭窄无变化,中到重度狭窄肺动脉瓣口血流速度增快,严重者收缩期峰值速度超过 4m/s。

注意事项:狭窄程度可随孕周增加逐渐加重,部分轻度狭窄出生后无需治疗。

【预后】

肺动脉口狭窄的预后,主要取决于狭窄程度和合并畸形。大多数单纯性肺动脉口狭窄患者,可存活到儿童或成年,轻度狭窄者通常无明显临床表现。

有人对单纯性肺动脉瓣狭窄患者进行4～8年的心导管检查随访,72%未治疗者的收缩期右心室与肺动脉压差,未出现明显的变化,差别一般不超过10mmHg,轻度上升或下降者仅各占14%,故认为多数患者的病情稳定。狭窄严重者,病变一般呈进行性,通常在40岁前后可出现右心衰竭,预后极差。

(二) 室间隔完整的肺动脉闭锁

室间隔完整的肺动脉闭锁(pulmonary atresia with intact ventricular septum)是一组少见、严重、复杂的发绀性先心病,指右心室与肺动脉之间没有直接交通而室间隔完整的畸形。

本病的发病率,约占先心病患者的1%以下,婴幼儿先心病患者的1%～3%,新生儿发绀属先心病患者的20%～30%,约占所有肺动脉闭锁者的43.9%。发病似无性别差异,确切病因不明,可有家族性倾向。

【病理解剖】

主要的病理变化是肺动脉闭锁,在右心室与肺动脉之间没有直接通路,而室间隔连续完整,通常需要经过房水平等分流完成血液循环。常伴有右心室、三尖瓣的发育不良,病变通常累及整个右心系统。

根据右心室大小、形态将本病分为两种类型。

Ⅰ型:右心室发育不全型。

Ⅱ型:右心室大小正常或扩大型。

可合并冠状动脉畸形,包括单支冠状动脉(约20%)。有的可合并二瓣化主动脉瓣、左室流出道狭窄、二尖瓣发育不良、右位主动脉弓等其他畸形。

(三) 肺动脉闭锁合并室间隔缺损

肺动脉闭锁合并室间隔缺损(pulmonary atresia with ventricular septal defect),指心室与肺动脉之间没有直接的血液流通,仅有主动脉单一出口,有大的室间隔缺损(ventricular septal defect,VSD)。

本病较少见,约占先心病患者的2%,10万个出生的活婴中约可检出4例。本病的预后差,未手术治疗者大多数在10岁之内死亡,预后主要取决于肺部的血液供应状况,需依靠PDA维持肺部血液供应。如体循环和肺循环之间的侧支循环良好,缺氧往往较轻,但可出现心力衰竭。

【超声声像图表现】

二维:肺动脉瓣无活动,肺动脉多狭窄,少数严重者显示不清,主动脉增宽,左房左室稍大,右室小,发育不良,可见发育不良的右室流出道,多合并室间隔缺损,右室发育程度与室间隔缺损大小成正比(图1-4-43)。

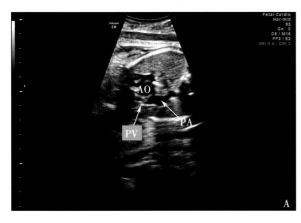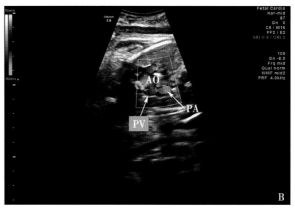

图1-4-43　肺动脉闭锁:未见正常肺动脉瓣结构,该处呈一略强回声光带,主肺动脉内径略狭窄,彩色多普勒显像显示动脉导管反向血流
PA:肺动脉;PV:肺动脉瓣;AO:主动脉;DA 动脉导管

彩色:肺动脉瓣口无彩色血流通过,肺动脉内可见动脉导管至肺动脉反向血流,室间隔缺损处可见右向左分流信号,三尖瓣多有全收缩期的轻至中度反流信号。

多普勒:肺动脉内可探及低速反向动脉频谱。

【预后】

本病的临床诊断和治疗均较困难,预后极差,未

手术治疗者50%于出生后1个月内夭亡,85%在6个月内死亡,仅少数能存活到1岁以上,故在临床上甚为少见,存活者多数系合并粗大动脉导管未闭和巨大房间隔缺损的患者。

(四) 肺动脉狭窄(pulmonary stenosis)

【病理解剖】

肺动脉狭窄,是指出现于从主动脉到各级肺

动脉的狭窄病变,主肺动脉与周围肺动脉可分别或同时有狭窄病变。局限性狭窄部位远端的肺动脉,可出现狭窄后管腔扩张。

【分型】

一般根据肺动脉狭窄的病变部位划分类型:

Ⅰ型:指狭窄部位在主肺动脉,主肺动脉出现隔膜样组织或发育不良。

Ⅱ型:指狭窄病变出现于主肺动脉分叉处,延及左、右肺动脉分支的起始部位。

Ⅲ型:为一侧肺动脉的近端出现狭窄病变。

Ⅳ型:指肺叶、肺段或其远端的肺动脉狭窄病变,多数为多发性狭窄。

Ⅴ型:为混合型,兼有以上两型或多型的病理改变。

肺动脉狭窄,少数属于单纯性病变,多数合并ASD、VSD、法洛四联症、主动脉缩窄、主动脉瓣上狭窄和冠状动脉畸形等其他先天性畸形。

【超声声像图表现】

二维:轻至中度肺动脉狭窄无明显的血流动力学改变,可观察到肺动脉瓣开放略受限,回声略增强,重度狭窄右室肥厚,狭窄后主肺动脉有扩张,右心房扩大(图1-4-44)。

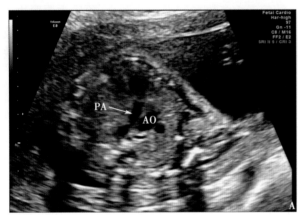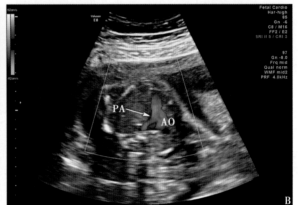

图1-4-44　肺动脉狭窄:三血管切面显示肺动脉内径小于主动脉

彩色:三尖瓣可探及全收缩期的反流信号。

【预后】

单纯肺动脉瓣型轻度狭窄患儿预后良好,生后可通过治疗得到较好的效果,重度肺动脉狭窄患儿胎儿期即可发生右心功能不全,多在婴儿期死亡。

(五)主动脉瓣狭窄(aortic valve stenosis)

【病理解剖】

正常主动脉是由三个附着于主动脉瓣环的膜状结构构成,主动脉瓣狭窄的基本病理改变是主动脉瓣游离缘不同程度的融合形成的瓣叶畸形,其中以二瓣化狭窄最常见。二瓣化狭窄在胎儿期和婴幼儿期瓣膜往往没有钙化,其狭窄多不明显。主动脉瓣狭窄占所有主动脉狭窄的75%。

【超声声像图表现】

二维:可见主动脉瓣回声增强,开放受限,重度狭窄可见主动脉增宽,轻度狭窄主动脉无变化,各心腔大小形态正常,严重狭窄左室心肌可增厚。

彩色:轻度狭窄无变化,中到重度狭窄主动脉瓣口可见五彩相间的射流信号,增宽的主动脉内可见双向湍流信号,最严重的狭窄血流动力学同主动脉瓣闭锁。二尖瓣可探及全收缩期的轻至中度反流信号,主动脉弓可探及动脉导管至主动脉弓反向血流信号(图1-4-45)。

多普勒:轻度狭窄无变化,中到重度狭窄主动脉瓣口血流速度增快,严重者收缩期峰值速度超过4m/s。

【预后】

严重的主动脉瓣狭窄胎儿预后不良。

(六)主动脉弓离断

主动脉弓与降主动脉之间完全离断者称为主动脉弓离断或缺如(aortic arch interruption)。本病的发病率不高,占先心病患者的1%~4%,无性别差异。本病很少单独发生,多数合并其他心血管系统畸形。

【病理解剖】

主动脉弓离断,可能是导管前型主动脉缩窄的极端表现,即病变部位主动脉弓完全闭塞,以至于完全不通,病理生理和临床表现均与严重的主动脉缩窄相似,只是比缩窄的程度更重。

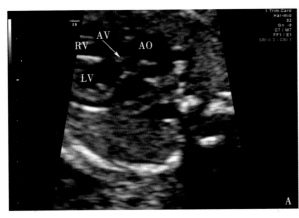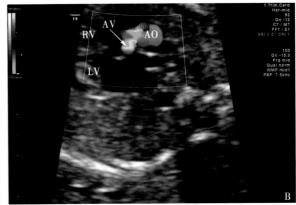

图 1-4-45　主动脉瓣狭窄：主动脉瓣增厚，回声增强，开放受限，瓣口前向血流速度增快

RV：右心室；LV 左心室；AO：主动脉；AV，主动脉瓣

【分型】

Celoria 等首先提出主动脉离断的三型分类方法。

A 型：占 30%～40%，指离断部位位于左锁骨下动脉起始部远端的主动脉。

B 型：占 43%～70%，指主动脉在左锁骨下动脉与左颈总动脉起始部之间离断。

C 型：占 5%～17%，指主动脉在无名动脉与左颈总动脉之间离断。

【超声声像图表现】

二维：升主动脉及主动脉弓细，左房左室多稍小，右房右室稍增大，主动脉弓切面可见主动脉弓与降主动脉不连续，可在降主动脉起始部显示向颈部方向发出的血管分支，升主动脉向颈部方向直接延续为头臂动脉（图 1-4-46）。头臂干起始部血管位置可前移，相互间距可增大。

彩色：主动脉弓长轴离断处无血流通过，如离断位置较高可见动脉导管反向供给左锁骨下动脉。

【预后】

预后很差，未及时治疗者通常在出生后不久死亡，75% 死于出生后 1 个月之内，90% 在 1 年之内死亡。

（六）永存动脉干（persistent truncus arteriosus）

【病理解剖】

一般认为，共干主要系球嵴及心球间隔发育缺陷，原始动脉干未能正常分隔发育成主动脉和主肺动脉所致，主动脉与主肺动脉之间的间隔不完全或缺如。只有一支大动脉干，骑跨于左、右心室之上，或起自一侧心室。一般在共干窦部上方发出肺动脉干，并分出左、右肺动脉，或左、右肺动脉分别从共干直接发出。

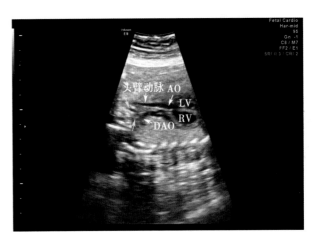

图 1-4-46　主动脉弓离断

升主动脉向胎儿头颈部方向直接延续为头臂动脉，降主动脉起始部可见向胎儿头颈部方向发出的左颈总动脉与左锁骨下动脉（黄色箭头所示）。

AO：主动脉；LV 左心室；RV：右心室；DAO：降主动脉

绝大多数共干患者有 VSD，一般缺损较大，好发于半月瓣下方。可合并其他心内畸形，除大多数共干患者合并 VSD 外，也可合并右位主动脉弓、主动脉弓离断、主动脉弓发育不良等。

【分型】

1. Collett 和 Edwards 分型，将共干分为四型。

Ⅰ 型：约占共干患者的 48%，主肺动脉起自共干窦部上方的左后侧壁，然后发出左、右肺动脉。

Ⅱ 型：约占 29%，左、右肺动脉分别起自共干起始部后壁，主动脉与主肺动脉间隔缺如，没有主肺动脉。

Ⅲ 型：约占 13%，左、右肺动脉分别起自共干起始部侧壁。

Ⅳ 型：约占 11%，左、右肺动脉均缺如，肺循环由起自降主动脉的支气管动脉等供应,少数患者合并主动脉弓离断。

2. Van Praagh 等分型

A 型:有 VSD,约占全部共干患者的 96.5%。

A1 亚型:约占 50%,指主肺动脉起源于共干,有部分主动脉与主肺动脉间隔存在,相当于上述Ⅰ型。

A2 亚型:约占 30%,左、右肺动脉直接起源于共干,主动脉与主肺动脉间隔完全缺如,相当于上述Ⅱ型和大部分Ⅲ型。

A3 亚型:约占 8%,左侧或右侧的肺动脉缺如,该侧肺部的血液由侧支循环供应。

A4 亚型:约占 12%,主动脉峡部发育不全、狭窄或闭锁,伴有巨大的 PDA。

B 型:不伴有 VSD,但此型可能不属于共干,因患者往往有两个半月瓣。

【超声声像图表现】

二维:大血管起始部仅见一根增粗血管,一组半月瓣,Ⅰ型可见肺动脉主干自共同血管发出,无肺动脉瓣,室间隔缺损较大,大血管多骑跨于室间隔之上,右室流出道消失,无其他畸形各房室腔大小多正常(图 1-4-47)。

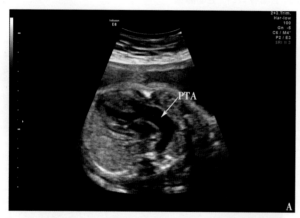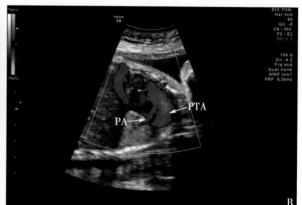

图 1-4-47　永存动脉干

室间隔回声中断,仅见一条大动脉骑跨于中断的室间隔上,可见一条肺动脉从该动脉发出。

PA:肺动脉;PTA:永存动脉干

彩色:室间隔缺损附近可见收缩期双室血流共同流向永存动脉干,Ⅰ型可探及永存动脉干分出的主肺动脉,彩色还可用于寻找其他类型的左右肺动脉的起始部位和走行。

多普勒:主要用于通过动、静脉频谱鉴别不同起始部位的左右肺动脉。

【预后】

本病的预后很差,如未及时治疗,平均存活不足 4 个月,绝大多数在一岁内死亡,50% 死于出生后 1 个月之内,存活 1 年以上者仅 12%,且多数已发生不可逆性肺血管严重病变、心功能极差,丧失手术机会。故对共干应尽早明确诊断,进行根治性手术治疗,可望提高存活率。

（七）永存左上腔静脉(left superior vena cava)

【病理解剖】

永存左上腔静脉,是最常见的体循环静脉畸形,占先天性心血管病的 2%~4%。患者通常同时有两侧上腔静脉,左无名静脉可较粗大,也可发育不良、缺如。右上腔静脉和下腔静脉的引流通常正常,极少数患者的右上腔静脉缺如。

永存左上腔静脉接收来自左侧头臂静脉的回流,通常在主动脉弓和左肺动脉前方下降,大多数引流入冠状静脉窦,一般伴有冠状静脉窦扩张。

【超声声像图表现】

二维:三血管切面可见肺动脉外侧一静脉血管,沿左上腔静脉长轴可见多引流至冠状静脉窦或右心房,各房室腔大小正常,冠状静脉窦多增宽(图 1-4-48)。

彩色:左上腔静脉长轴可见向心静脉血流信号。

多普勒:主要用来鉴别动脉、静脉血管。

注意事项:单纯永存左上腔静脉无血流动力学变化预后良好,需注意与上腔型全肺静脉异位引流的引流静脉相鉴别。

【预后】

临床可无症状,若合并其他畸形,预后取决于合并畸形的严重程度。

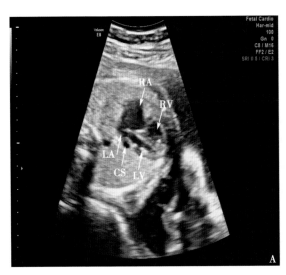

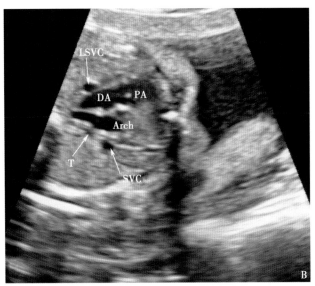

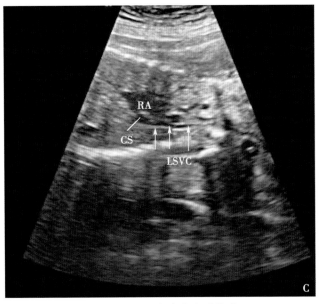

图 1-4-48 永存左上腔静脉

A. 四腔心切面显示冠状静脉窦增宽(白色箭头所示);B. 三血管-气管切面显示左上腔静脉位于肺动脉和动脉导管左侧;C. 胎儿永存左上腔静脉引流入冠状静脉窦

LSVC:左上腔静脉;PA:肺动脉;AO:主动脉;SVC:上腔静脉;DA:动脉导管;Arch:主动脉弓;CS:冠状静脉窦;T:气管;RA:右心房;RV:右心室;LV:左心室;LA:左心房

(韩 冰)

三、连接异常

(一) 右室双出口(double outlet right ventricle)

【胚胎发育】

1. 定义及发病率 右室双出口是一种较少见的复杂先心病,指心室与大动脉的连接关系异常,两条大动脉全部起源于右心室,或两条大动脉大部分(>50%)从右心室发出。通常右室双出口都伴有室间隔缺损,但并不是绝对的。右室双出口在新生儿中的发病率为 3.3/100 000~9/100 000。

2. 致畸因素与病因 一般认为,右室双出口的形成与圆锥动脉干分隔旋转异常有关,从而导致了两条大动脉不正常的位置关系。最近,也有学说认为,原始的右心室本身就是一个右室双出口,其内包含了圆锥动脉干。当圆锥动脉干的主动脉部分向二尖瓣迁移不完全时,就会出现右室双出口这种畸形。总而言之,当心脏的正常发育过程受影响,圆锥动脉干分隔、旋转的过程发生异常导致两条大动脉全部或大部分均起自右心室,就会形成右室双出口。

【超声声像图表现】

该病产前超声诊断主要有以下特征表现（图

1-4-49、1-4-50）：

1. 右室双出口在四腔心切面多显示正常，伴有左

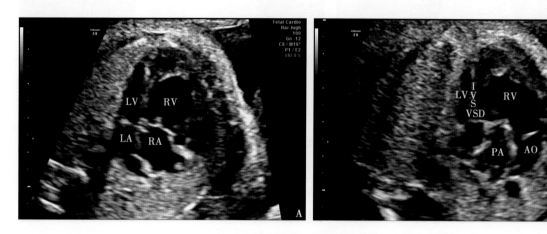

图 1-4-49　右室双出口

A. 四腔心切面显示左心比例缩小，呈左心发育不良综合征改变；B. 心室流出道切面显示室间隔缺损位于肺动脉下，肺动脉轻度骑跨，主动脉与肺动脉并行发出，主动脉位于肺动脉前方，形成 Taussig-Bing 异常。肺动脉瓣叶增厚，开放受限

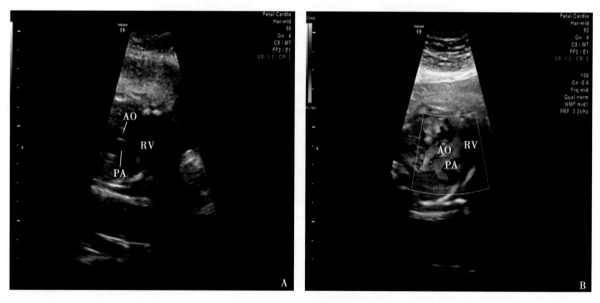

图 1-4-50　右室双出口

右室流出道切面显示主动脉（AO）与肺动脉（PA）呈平行关系，均起源于右心室（RV）

心发育不良时，左心室显著缩小。

2. 室间隔缺损多位于主动脉瓣下或肺动脉瓣下，缺损位置较高，左心室长轴切面和五腔心切面更易显示室间隔缺损。

3. 右室流出道切面显示两条大动脉呈平行关系起源于右心室，大动脉短轴切面显示为两条大动脉同时呈平行管状或环状结构。

4. 彩色多普勒和频谱多普勒可辅助检测室间

隔缺损的位置。该病约 2/3 合并肺动脉狭窄，声像图表现为大动脉短轴和三血管切面肺动脉明显窄于主动脉，彩色多普勒有时可显示肺动脉内湍流血流。

大动脉的空间位置、室间隔缺损的位置及两者之间的关系，变化较多。最常见的右室双出口类型是主动脉瓣下室间隔缺损，两条大动脉呈并列关系。其次是主动脉瓣下室间隔缺损，主动脉在肺动脉的

右前方位置。

1. 根据两组半月瓣的相互关系可有四型:肺动脉在主动脉的左前方;主动脉在肺动脉的右侧,两者并列;主动脉在肺动脉的右前方或正前方,类似完全型大动脉转位;主动脉在肺动脉之左前方,类似矫正型大动脉转位。

2. 根据室间隔缺损的位置可有四型:主动脉瓣下室间隔缺损(最多见),多有肺动脉口狭窄,类似于法洛四联症;肺动脉瓣下室间隔缺损,室间隔缺损口距肺动脉瓣近,肺动脉有不同程度的骑跨,即形成Taussig-Bing异常(Taussig-Bing anomaly);两侧半月瓣下室间隔缺损,室间隔缺损口靠近两条大动脉口,缺损多数较大,远离两侧半月瓣室间隔缺损,两条大动脉开口距离室间隔缺损较远。

【鉴别诊断】

右室双出口动脉短轴切面有时看起来像完全型大动脉转位,在长轴切面可以进行分辨。右室双出口,两条大动脉全部或部分从右心室发出;完全型大动脉转位,主动脉从右心室发出,肺动脉从左心室发出。当主动脉骑跨率较大时,法洛四联症有时容易与右室双出口混淆。右室双出口主动脉大部分是从右心室发出,而法洛四联症中,主动脉大部分从左心室发出。

【预后】

右室双出口有时会合并染色体异常,最常见的染色体异常是22q11缺失、18-三体和13-三体。右室双出口预后极差,多数于出生后早期即死亡,虽然采取手术治疗可以提高生存率,但患儿多需要做多次手术治疗,手术难度大,并发症多。

(二)法洛四联症

【胚胎发育】

1. 定义及发病率 法洛四联症(tetralogy of Fallot)是以肺动脉狭窄、主动脉骑跨、室间隔缺损及右心室肥厚为特征的先天性心脏病。法洛四联症在新生儿中的发病率约为 1/3600,占先心病的3.5%～7%。胎儿时期右心室壁肥厚可不明显,出生后右心室壁才逐渐增厚。

2. 致畸因素与病因 法洛四联症的胚胎学基础是圆锥动脉干发育异常。正常发育过程中近端动脉干间隔,圆锥动脉发生逆时针转位,肺动脉瓣旋转到右前方,主动脉瓣旋至左后方,并吸收缩短与二尖瓣前叶呈纤维样连续。如果胚胎在该发育期受致病因素影响使动脉干间隔异常右移,将导致肺动脉狭窄,主动脉根部右移增宽骑跨,主动脉前壁与室间隔

连续中断形成室间隔缺损。法洛四联症也可以伴发于染色体畸形,如 21-三体、18-三体、13-三体等。

【超声声像图表现】

法洛四联症主要在左心室长轴、右室流出道与肺动脉长轴、大动脉短轴及三血管切面上显示。典型的法洛四联症的室间隔缺损位于主动脉瓣下,80%为膜周部室间隔缺损。该病超声表现为(图1-4-51):

1. 左心长轴切面或五腔心切面上均能显示室间隔上段与主动脉前壁连续中断,主动脉增宽骑跨于室间隔上。

2. 右室流出道切面及三血管-气管切面显示肺动脉明显窄于主动脉。

3. 法洛四联症多合并肺动脉瓣狭窄,超声声像图表现为肺动脉瓣增厚、回声增强、开放受限。

4. 彩色多普勒显像在心室收缩期右心室血流经室间隔缺损口与左心室血流共同进入主动脉,合并肺动脉瓣狭窄时在肺动脉瓣口可见湍流血流信号。

5. 法洛四联症伴有肺动脉瓣缺如时,主肺动脉明显扩张,肺动脉无肺动脉瓣叶启闭活动,彩色多普勒显示肺动脉呈全收缩期射流及全舒张期反向血流,并伴有右心室的增大,可伴三尖瓣反流和右心房扩大。

【鉴别诊断】

单纯膜周部室间隔缺损较大者,在非标准切面显示室间隔缺损有时可见主动脉似有骑跨征象,但在标准左室长轴切面扫查时,主动脉骑跨假象消失,同时观察右室漏斗部、肺动脉瓣及肺动脉无狭窄可鉴别。

法洛四联症主动脉增宽骑跨在两心室之上,一般骑跨率为30%～50%,骑跨率=主动脉前壁内侧至室间隔缺损端左室面的距离/主动脉内径×100%。当骑跨率>75%时,则应考虑右室双出口。

本病有时也需与室间隔缺损型肺动脉闭锁相鉴别。肺动脉闭锁时无右室流出道射向肺动脉内的前向血流,三血管-气管切面显示动脉导管内反向血流信号。

【预后】

法洛四联症是一种预后不良的先天性心脏病。该病生后可以手术治疗。右室流出道有严重梗阻时,出生后很快发生发绀,患儿未达到适宜进行根治术的年龄可能就已死亡。右室流出道梗阻较轻,胎儿父母要求继续孕育胎儿时,应建议产前定期超声

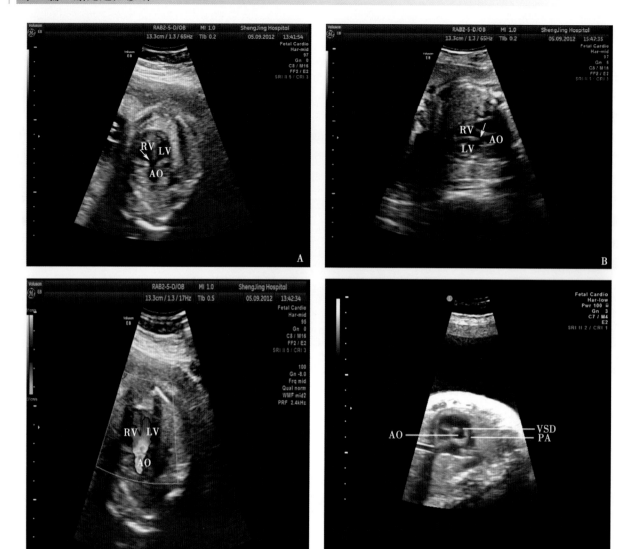

图 1-4-51　法洛四联症超声表现

A. 五腔心切面显示室间隔上部一较大缺损(箭头所示),主动脉骑跨于室间隔上;B. 左室长轴切面显示主动脉骑跨于中断的室间隔上,箭头所示为室间隔缺损处;C. 彩色多普勒显示左、右心室(LV、RV)血流共同流入主动脉(AO);D. 主动脉根部短轴切面显示较大室间隔缺损,肺动脉内径明显小于主动脉内径;AO:主动脉;PA:肺动脉;VSD:室间隔缺损

随诊观察,并对畸形的严重程度及生后治疗方案做出评估。另外法洛四联症可合并染色体畸形,应行染色体核型分析。

(三)大动脉转位

大动脉转位(transposition of the great arteries,TGA),又称大动脉错位,指大动脉相互位置关系异常及其与形态学心室连接关系不一致的一组复杂先心病,即主动脉与形态学右心室相连,而肺动脉与形态学左心室相连。根据心房和心室的连接关系,一般将 TGA 分为两种,心房与心室连接一致,但心室与大动脉连接不一致者,称为完全型大动脉转位(complete transposition of the great arteries,cTGA);而心房与心室及心室与大动脉连接均不一致者,称为先天性矫正型大动脉转位(congenital corrected transposition of the great arteries,ccTGA)。

1. 完全型大动脉转位　完全型大动脉转位(complete transposition of the great arteries,cTGA)是常见的发绀型先心病之一,其发病率仅低于法洛四联症,占新生儿先天性心脏病患者的5%~8%,其中男性居多。

【胚胎发育】

完全型大动脉转位的胚胎学形成机制与圆锥动脉干的分隔及旋转异常有关。在胚胎第 5-7 周,圆锥动脉干与心球开始分隔并旋转,此时受某种致病因素的影响,圆锥间隔不能进行正常的螺旋扭转,肺动脉瓣下圆锥吸收消失,旋至左后方,并与二尖瓣呈纤维连续;主动脉瓣下圆锥发育扩大成漏斗部间隔,将主动脉旋至右前方,与三尖瓣呈肌性圆锥连接。右室流出道及主动脉根部与左室流出道及肺动脉根部失去正常的交叉走行关系而呈平行关系。

【解剖特点及血流动力学改变】

完全型大动脉转位时,心房与心室的连接关系正常,即右心房通过三尖瓣连接形态学右心室,左心房通过二尖瓣连接形态学左心室。但由于主动脉从形态学右心室发出,肺动脉从形态学左心室发出,导致由体静脉回流入右心室的血液经由主动脉流出,而肺动脉则接受由肺静脉回流的血液,体循环与肺循环系统之间完全隔离。胎儿期由于存在卵圆孔和动脉导管,使两大循环交通,且胎儿的肺循环并未承担起呼吸循环的生理功能,因此胎儿期的生存和发育多不受影响。但患儿出生后卵圆孔及动脉导管闭合,体循环回流的静脉血不经过肺循环的氧合直接进入主动脉,导致患儿全身组织缺氧,如不及时手术矫正,将因心力衰竭而死亡。

【超声声像图表现】

胎儿心脏检查时,心脏的腔室及主、肺动脉的判断要根据其形态学特点而非其在胸腔内的位置关系。按照节段分析法的顺序,依次确定心房位、心室祥、大动脉的空间方位及其相互之间的连接关系。

由于胎儿时期左、右心耳的形态不易判断,我们可以通过胎儿腔静脉长轴切面观察上、下腔静脉与右房相连,或是观察卵圆瓣开口于左房侧来区分左、右心房。若左心房在左侧,右心房在右侧即认为心房正位,否则即为心房反位;心室的定位可通过观察房室瓣的位置关系及心室肌形态加以判断。通常二尖瓣与左室相连,其位置略高于三尖瓣,而右室心内膜回声较左室粗糙。若右心室在右侧即为心室右祥,反之为心室左祥;大动脉的判断主要通过肺动脉发出不久即分为左右肺动脉,而主动脉则于主动脉弓部有头臂血管相连。另外通过大动脉短轴主、肺动脉的位置关系可以确定转位的类型,即主动脉位于右前而肺动脉位于左后为右转位型,主动脉位于左前而肺动脉位于右后则为左转位型。

完全型大动脉转位时四腔心切面通常正常(图 1-4-52),左室流出道长轴切面显示两条大动脉呈前后平行走行,主动脉位于右前方完全起源于右心室,后方的肺动脉从左心室发出后很快分为左、右两支,前方的主动脉走行一段距离在动脉弓部发出头臂动脉分支,主动脉瓣位置高于肺动脉瓣位置(图 1-4-53)。

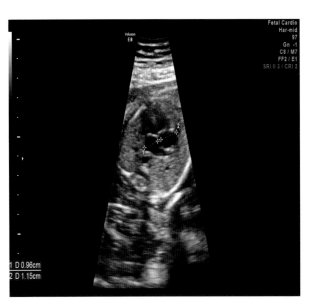

图 1-4-52　完全型大动脉转位胎儿,四腔心切面显示心房、心室关系正常

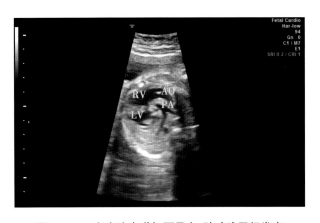

图 1-4-53　左室流出道切面见主、肺动脉平行发出

大动脉短轴切面,失去正常的右室流出道和肺动脉围绕着环状的主动脉的影像,而表现为在该切面上两血管并行排列。

完全型大动脉转位常合并其他心内畸形,故在对胎儿心脏进行阶段性分析时还应注意观察房、室间隔有无缺损及左室流出道有无狭窄等。

【预后】

完全型大动脉转位的预后极差,如不经手术治疗,90%的患儿在出生后 1 年内死亡。如合并室间隔缺损、肺动脉狭窄则存活时间较长。经手术治疗后效果较好,目前常用的手术方法有动脉互换术和心房内转流术,常见的术后并发症为心律失常。

2. 矫正型大动脉转位　先天性矫正型大动脉

转位（congenital corrected transposition of the great arteries，ccTGA）同时存在心房-心室及心室-大动脉的连接异常，是一种极为罕见的先心病，发病率只有大约 0.5%，在所有先天性心脏缺陷中的比例不到 1%，且男性较女性常见。

【胚胎发育】

完全型大动脉转位是一种与圆锥动脉干分化异常相关联的先天性缺陷，不同的是，矫正型大动脉转位与原始心管的异常扭曲有关。在胚胎形成 3 周后，原始心管开始扭曲，这标志着四腔心开始发育（使未来各腔室处于正确的空间位置）。正常情况下，原始心管本身生长迅速而其近端和远端被牢固附着在心包内，导致原始心管向右侧扭曲（称为"D扭曲"），这就解释了为何右室最终位于前方并处于左室的右侧。

房室瓣的形成伴随于心脏扭转的过程中，逐渐分化出具有三个瓣叶的"三尖瓣"来连通右心房和右心室，以及含两个瓣叶的"二尖瓣"连通左心房和左心室。

在心室扭曲的几天内，圆锥动脉干被尾侧呈螺旋生长的处于动脉干内对称位置的脊分隔成两部分，即处于左后方、作为左室流出道的主动脉和右前方形成右室流出道的肺动脉。

一旦心脏向左侧而非右侧扭曲（即"L扭曲"）将导致心室的位置异常，形态学的右心室错位于左侧，而形态学左心室将发育到右侧。圆锥动脉干被螺旋向下生长的对称脊逐渐分隔发育，致使肺动脉通向位于心脏右侧的"功能性右心室"即"形态学左心室"。同时，作为左侧心室流出道的主动脉连通"功能性左心室"即"形态学右心室"。主动脉向前方错位，并多偏向左侧。

【解剖特点及血流动力学改变】

众所周知，正常的心脏为左心房连接左心室连接主动脉、右心房连接右心室连接肺动脉，而在矫正型大动脉转位的心脏中则为左心房连接形态学右心室，由该心室发出主动脉，同时，右心房连接形态学左心室，并由该心室发出肺动脉。在患该病的胎儿中，大多数的内脏-心房位正常，只有约 17% 的胎儿伴有镜像右位心（即内脏-心房反位）。同样，在矫正型大动脉转位中，绝大多数主动脉位于肺动脉的左前方，而只有极少情况下主动脉位于肺动脉右侧发出。

在矫正型大动脉转位中，由于同时存在着心房-心室连接及心室-大动脉连接的两次错误连接，因此在血流动力学中该错误反而得到了纠正，如同数学中的"负负得正"。

【超声声像图表现】

该病的超声诊断中最为重要的是在四腔心切面中区分心脏的各个腔室，在本书胎儿心脏标准切面中已有详细阐述。

（1）左、右心房的判断：通过与腔静脉相连的心房为右心房可很容易判断出右心房，另侧心房则为左心房。

（2）左、右心室的判断：通过三尖瓣隔瓣附着点低于二尖瓣前瓣附着点可判断出左、右心室（即形态学左心室应略"长"于形态学右心室）；通过形态学右心室内有粗大的节制索亦可判定出该心室为右心室。

（3）通过主动脉带有三支头臂血管、肺动脉主干较短并有分叉可判断出主动脉及肺动脉。矫正型大动脉转位在临床超声诊断中很易漏诊，因为该病例中四腔心切面左、右基本对称，形态上基本是"正常"的，该病最显著的特点是四腔心切面中右心室位于心脏的左侧而不是右前侧，只有判定出该点后才能发现心房-心室的异常连接，即左心房连接形态学右心室而右心房连接形态学左心室（图 1-4-54）。同时，在大动脉水平存在异常连接，即形态学左心室发出肺动脉，形态学右心室发出主动脉，两条大动脉近似平行发出，可在非标准左室长轴切面中观察到（图 1-4-55）。短轴切面可观察到主动脉与肺动脉呈环形左前-右后排列（图 1-4-56）。

除了形态学的改变外，该类胎儿还常伴有心律失常，以房室传导阻滞最为常见。

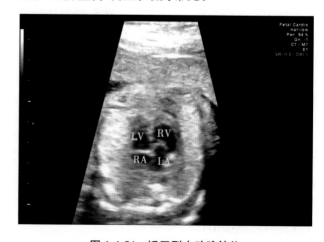

图 1-4-54　矫正型大动脉转位

心尖四腔心切面显示左心房（LA）连接形态学右心室（RV）；右心房（RA）连接形态学左心室（LV）

单发的矫正型大动脉转位极为罕见，仅占 15%，通常该病常伴有其他一种或多种心内畸形。

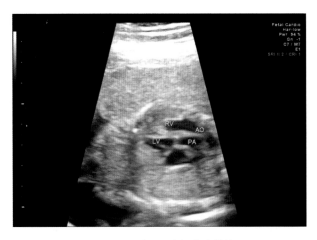

图1-4-55 矫正型大动脉转位

近似左室长轴切面显示形态学左心室(LV)连接肺动脉(PA)；
形态学右心室(RV)连接主动脉(AO)

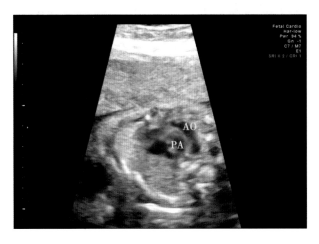

图1-4-56 矫正型大动脉转位

短轴切面显示主动脉(AO)位于肺动脉(PA)左前方

最为常见的是并发室间隔缺损(约62%)，另外还可并发肺动脉狭窄(35%)、Ebstein畸形(23%)、主动脉缩窄(18%)等异常。

【鉴别诊断】

该病应与完全型大动脉转位进行鉴别。若在四腔心切面中不能发现心房-心室的异常连接，而仅发现了心室-大动脉的异常连接则将此类胎儿误诊为完全型大动脉转位。此类误诊在临床上常见，后果十分严重，因为两类胎儿出生后的治疗措施截然不同，预后也大相径庭。鉴别诊断的关键是判定出心房-心室的异常连接。

【预后】

单纯矫正型大动脉转位因血流动力学基本正常所以胎儿出生后短期预后较好。但是，由于形态学右心室承担了体循环的较重负荷，中、长期预后一般，可出现重度三尖瓣反流及严重的心功能不全，传

导系统的异常可导致完全房室传导阻滞。心衰和心律失常是该类患者晚期死亡的主要因素。若合并有其他心内畸形，则预后取决于并发畸形的严重程度。

目前，国内对单纯矫正型大动脉转位的患儿一般不予特殊治疗，而在国外则有所争议。国外某些研究中心对该类患儿实施了双转换手术以使解剖学左心室来承担体循环的负荷，但该方法能否延长患者的生存时间仍不为所知，这需要经过长期随访才能得出结论。对于合并其他心内畸形的矫正型大动脉转位的患儿主要针对其并发畸形进行治疗，不同的合并畸形治疗方案也各不相同。对于最常见的合并室间隔缺损的一般进行修补术即可，预后良好。

(四) 左心发育不良综合征

左心发育不良综合征(hypoplastic left heart syndrome，HLHS)是指左心室、二尖瓣、主动脉和主动脉瓣发育不良的一组复杂先天性心脏病。病变包括左心室的发育不良伴主动脉瓣和(或)二尖瓣狭窄、闭锁或发育不良、升主动脉和主动脉弓发育不良等。

【胚胎发育】

左心发育不良综合征的胚胎学原因尚未完全明确，有学者认为与卵圆孔早期狭窄或闭锁有关，心腔的发育取决于其血流灌注量，通过卵圆孔的血流减少使左房和左室的灌注量减少，导致心腔发育不良、主动脉瓣狭窄、二尖瓣狭窄及主动脉弓发育不良。还有学者认为心房原发隔移位而限制左心室流入口，也阻碍下腔静脉血流经卵圆孔流入左心房，由于血流的减少而导致左心房、左心室、二尖瓣、主动脉瓣及升主动脉发育不良。

左心发育不良是导致新生儿期死亡的最常见的先天性心脏病之一，其发病率占先心病患者的7%～9%，占先心病死亡率的25%，男女之比为3：2。

【解剖特点及血流动力学改变】

左心发育不良综合征合并主动脉瓣狭窄或闭锁时，多伴有严重的主动脉缩窄，此时升主动脉及主动脉弓的血供大多来源于右心室经肺动脉及动脉导管入降主动脉后倒流的血液。这样胎儿全身的血液循环大多来自右心室，若同时合并有二尖瓣狭窄或闭锁，左房内的血液不能进入左心室，而通过房间隔缺损进入右心房，导致右心系统容量负荷增加，易发生心力衰竭，可伴有心包积液和胸腔积液。

【超声声像图表现】

胎儿左心发育不良综合征超声心动图表现心脏

位置一般正常,四腔心切面显示左右心极度不对称,右心房、右心室显著大于左心房、左心室。伴有二尖瓣狭窄或闭锁时,二维超声表现为二尖瓣位置呈一强回声带,无瓣膜开闭活动或瓣膜开放受限,彩色多普勒显示二尖瓣口彩色血流变细或血流消失。三尖瓣活动幅度增大,可伴有反流(图1-4-57)。

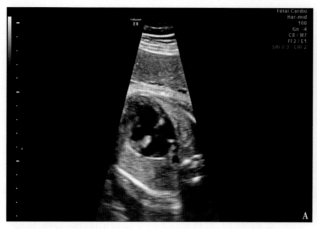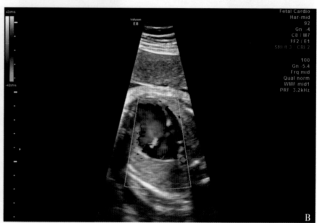

图 1-4-57　左心发育不良综合征

A. 胎儿四腔心切面显示右房(RA)、右室(RV)显著大于左房(LA)、左室(LV)。二尖瓣呈一强回声带,无活动度;
B. 彩色多普勒在二尖瓣口仅探及少量血流信号,三尖瓣口探及收缩期反流

左心发育不良综合征常合并升主动脉和主动脉弓缩窄或发育不良,尤其伴有主动脉瓣闭锁时主动脉发育不良的程度更严重,三血管切面可显示主动脉变细,主、肺动脉内径比例失常,彩色多普勒可显示动脉导管内反向血流,即由降主动脉的血流倒流入主动脉弓及升主动脉(图1-4-58)。严重的主动脉弓缩窄很难与主动脉弓离断相鉴别。

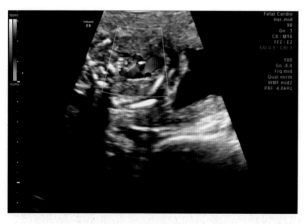

图 1-4-58　左心发育不良综合征

彩色多普勒三血管切面显示主动脉弓反向血流

【预后】

本病的预后极差,25%的患儿在出生后1周内死亡,如不及时进行手术治疗,几乎所有的患儿可在新生儿期死亡。因此,产前超声诊断左心发育不良综合征,应建议孕妇终止妊娠。

（张　颖）

四、完全性肺静脉异位引流

完全性肺静脉异位引流(anomalous pulmonary venous drainage,TAPVC)是指全部肺静脉均不与左房连接,而是直接或间接与体静脉或右心房相连。TAPVC是一种罕见的先天性发绀型心脏病,在活产儿中的发生率约为0.087‰,占先天性心脏病的2.6%。

【胚胎发育】

在胚胎发育第27～29天,内脏静脉丛将肺芽、主静脉、脐卵黄囊静脉系统相连,随后内脏静脉丛与心房顶部的突起相连,发育成肺总静脉,将血流直接引流入左心房,而与主静脉、脐卵黄囊静脉系统之间的交通逐渐退化,最后肺静脉融合于原始心房。

若在胚胎早期肺静脉的发育障碍,肺静脉床与主静脉、脐卵黄囊静脉系统的连接渠道尚存即可导致不同类型的肺静脉连接异常。

【解剖特点及血流动力学改变】

完全型肺静脉异位引流的患者,肺静脉的血流被引入右心房,引起右房、右室的扩大,左心系统缩小,尤其是左房缩小。由于胎儿期右心室进入肺动脉的血流量90%经动脉导管进入降主动脉参与体循环,仅有10%的血流量进入肺组织,然后通过肺静脉引流,故胎儿期的表现并不明显。

　　患儿出生后肺血管阻力下降,经肺静脉回流的血流量增加,右心容量负荷过重,引起右心扩大,肺动脉高压,最终导致右心功能衰竭。

　　根据肺静脉异位连接的部位,可将 TAPVC 分为以下四型(图1-4-59):

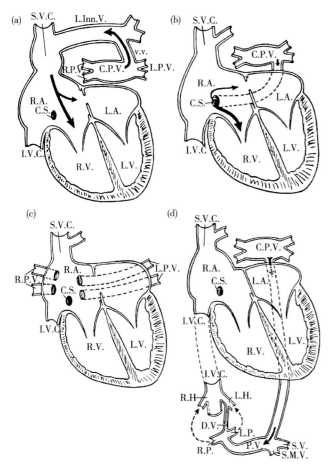

图 1-4-59　TAPVC 的四种分型
(a)心上型;(b)心内型:经冠状静脉窦入右房;
(c)心内型:4条肺静脉直接入右房;(d)心下型

　　1. 心上型　此型最常见。四条肺静脉在左房后方汇合形成共同静脉干,连接左无名静脉后汇入右上腔静脉,或是直接与近心端的上腔静脉连接。

　　2. 心内型　两侧肺静脉形成共同肺静脉,经冠状静脉窦入右房,或是直接开口于右房的后下部。

　　3. 心下型　肺静脉在左房后方汇合后,沿食管向下走行穿过膈肌后汇入门静脉或下腔静脉。

　　4. 混合型　两侧肺静脉分别与不同部位的体循环静脉相连。通常左肺静脉汇入左侧无名静脉,而右肺静脉汇入冠状静脉窦或直接进入右心房。

【超声声像图表现】

　　产前超声诊断本病比较困难,由于胎儿肺静脉较小,其内血流量较少,产前超声很难显示出所有4

条肺静脉,但只要看到一条肺静脉回流入左心房,即可排除完全性肺静脉异位引流。

　　对于完全性肺静脉异位引流,有以下特征应高度怀疑本病的存在:

　　1. 多切面扫查不能显示肺静脉与左心房连接,左心房壁光滑完整,彩色多普勒不能显示肺静脉引流入左心房。

　　2. 四腔心不对称,右心房、室扩大,房间隔向左房侧膨出,左心房明显缩小。

　　3. 左房与降主动脉之间的间隙增宽,可见一管状无回声结构,即共同肺静脉腔(图1-4-60)。

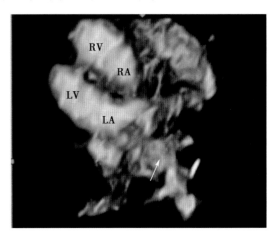

**图 1-4-60　左房(LA)后方可见一管状
回声(箭头所示),为共同肺静脉干**

　　4. 三血管气管切面见肺动脉左侧向上回流血管,或是在腹部横切面降主动脉前方发现异常血管。

　　对于发现的共同肺静脉,应注意追踪每条肺静脉的走行,需找异常连接的部位,需特别注意其与上腔静脉、冠状静脉窦、下腔静脉、门静脉及右心房的连接关系。

【预后】

　　完全性肺静脉异位引流对血流动力学影响较为严重,预后极差,手术治疗者约80%于1岁内死亡。产前超声诊断完全性肺静脉异位引流的胎儿,应建议孕妇终止妊娠。

(张　颖)

第四节　心脏位置异常

　　在胚胎发育过程中心脏大血管的位置发生了一系列的变化,心脏由最初胚胎的咽区逐渐向尾侧移位,到达胸腔并与两侧胸骨板会合,将心脏固定于封闭的胸腔之内。若发育过程中出现异常,心脏可停留在颈部、胸部、腹腔或出现在胸壁外,导致整个心脏位置异常。同时在原始心管扭曲、旋转、融合等复杂演变过程中的任何一个阶段发生障碍,即形成一系列心脏位置、内部结构及连接关系的异常。心脏的位置异常可分为两大类:

一、胸外心脏

胸外心脏(ectopic cordis)指整个心脏不在胸腔内而是位于胸腔之外,可分为四种类型:

1. 颈型　心脏位于前颈部,故可见前颈部皮肤突出,局部有波动,极罕见。

2. 胸型　胸骨有缺损,心脏出现于胸壁之外。

3. 胸腹联合型　心脏部分位于胸部,部分位于腹腔,可伴有胸骨缺如或分裂、各级缺损;亦有伴腹直肌缺损或脐疝的。

4. 腹腔型　心脏位于腹腔内,多伴有膈肌缺损,心包缺如等。

二、心脏异位

心脏异位(cardiac malposition)指心脏仍然在胸腔内,但其心尖及内部结构的位置异常。正常心脏位于胸腔内中纵隔,两侧肺部之间,横膈之上,心尖偏向左侧,整个心脏的 2/3 在正中线左侧,1/3 在右侧。心脏轴线指连接胸腔内心脏心底部与心尖部之间的轴线,以正常的左位心为基础可分为左位心、右位心和中位心。

1. 左位心(levocardia)　左位心是指心尖指向左,即心底和心尖的连线指向左。有 3 种,即正常心脏、孤立性心室反位和左旋心,左旋心又有心室左袢和右袢 2 种亚型。正常心脏表现为腹腔脏器正位,心房正位,心室右袢;孤立性心室反位表现为腹腔脏器正位,心房正位,心室左袢;左旋心表现为腹腔脏器反位,心房反位,心室可左袢(多数)或右袢(少数)(图 1-4-61)。

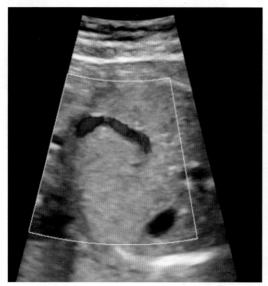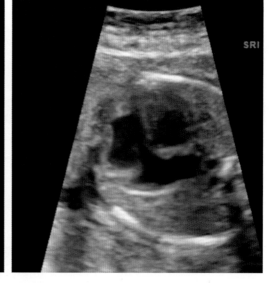

图 1-4-61　左旋心

2. 右位心(dextrocardia)　右位心是指心尖指向右,即心底和心尖的连线指向右侧。有 3 种,即镜像右位心,孤立性心室反位镜像及右旋心,右旋心又有心室左袢和右袢 2 种亚型。镜像右位心表现为腹腔脏器反位,心房反位,心室左袢(图 1-4-62);孤立性心室反位镜像表现为腹腔脏器反位,心房反位,心室可右袢;右旋心表现为腹腔脏器正位,心房正位,心室可右袢(多数)或左袢(少数)(图 1-4-63)。

3. 中位心(mesocardia)　心底与心尖的连线指向正中线,腹腔脏器正位或反位,心房正位或反位,心室可右袢或左袢。

三、心脏移位

心脏移位是由于病变侧胸腔内占位性病变推移使纵隔及心脏向对侧移位,或病变侧胸腔内组织的牵拉使纵隔及心脏向同侧移位。分为左移心和右移心(图 1-4-64)。

【胎儿超声心动图诊断】

在判断胎儿心脏位置是否正常时,首先根据胎儿体位确定胎儿的左右,然后通过上腹部横切面及四腔心切面判断内脏位置和心房位置。四腔心切面主要观察心脏在胸腔内的位置、心尖指向、心轴、左

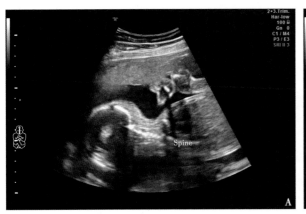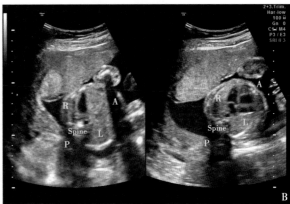

图 1-4-62 镜像右位心
A. 胎儿纵切面显示胎儿为臀位，且脊柱在后方；
B. 胎儿腹部及胸部横切面分别显示胃泡及心脏均位于右侧

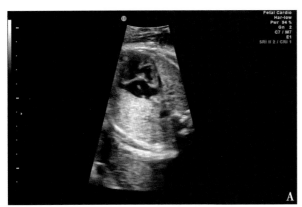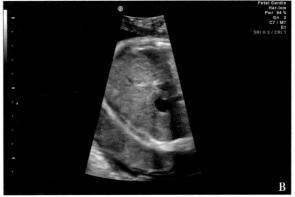

图 1-4-63 右旋心
A. 胎儿胸部横切面显示心脏在右侧；B. 胎儿腹部横切面显示胃泡在右侧

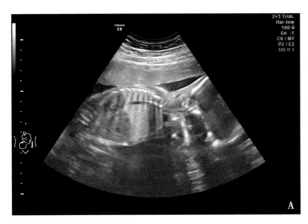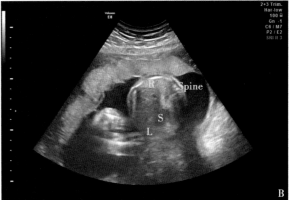

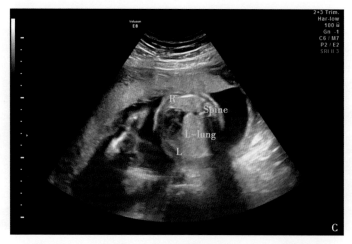

图 1-4-64　心脏移位（左侧肺囊腺瘤致使心脏向右侧移位）

A. 胎儿纵断面显示胎儿为头位；B. 胎儿腹部纵切面显示胃泡在左侧；C. 胎儿胸部横切面显示心脏向右侧移位，心尖指向仍为左侧；右肺面积增大，回声增强，向左侧挤压，部分突向左侧。左房与降主动脉之间被增大的左肺充填

右心房与左右心室的位置及其连接关系。根据心尖指向、心底与心尖连线指向来判断左位心、右位心或中位心，根据胸壁缺损、心脏位于胸腔外判断有无异位心，根据左右胸腔内占位病变对心脏和纵隔的压迫移位判断有无移位心。再根据节段分析法对胎儿心脏位置进行综合分析，根据心脏大血管各个节段的结构、位置和相互关系，同时根据心脏与胸腔的关系、心脏轴线、心脏大血管与内脏的位置关系等，具体分析心脏位置、节段异常。

（张　颖）

第五节　心脏占位性病变

胎儿心脏肿瘤（fetal cardiac tumors）在心脏疾病中占极少数，发生率约 0.14%，绝大多数为良性，组织学类型主要为横纹肌瘤，肿瘤可多发，也可单发。多发肿瘤者伴结节性硬化症的可能性更大。肿瘤可阻碍心脏血流而引起胎儿水肿甚至宫内死亡。此外，胎儿心包肿瘤极罕见，主要为囊性畸胎瘤。

【超声声像图表现】

1. 胎儿心腔内显示心室壁实质性肿块，肿块呈高回声与正常心肌分界清楚（图 1-4-65）。

2. 肿块可单发，也可多发，心脏的每个腔室内均可发生，胎儿横纹肌瘤多发生于心室，但也可见于心房。

3. 肿块可大可小，巨大肿块可酷似胸腔内占位性病变。

4. 彩色多普勒血流显像可显示肿块内血流及肿块阻塞心脏流入道或流出道血流情况，阻塞出可出现湍流。

5. 可伴有心包积液及心律失常。

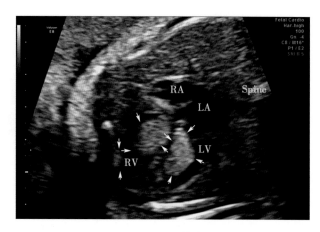

图 1-4-65　心脏横纹肌瘤

五腔心切面显示左、右室内多个实性肿物，肿物边界较清，呈中等回声。部分肿物与室间隔关系密切，部分肿物与心室壁关系密切。

【鉴别诊断】

心脏肿瘤应与增厚的腱索相鉴别。

【预后】

预后主要取决于肿瘤的部位、大小及数目。肿瘤较小者临床上可完全无症状，肿瘤较大、数目较多、影响血流动力学者，临床症状极其严重。有研究表明胎儿横纹肌瘤半数以上合并结节性硬化症，预后极差，因此，产前超声诊断胎儿心脏横纹肌瘤应建议孕妇终止妊娠。

（张　颖）

第五章

胎儿胸腔畸形超声诊断

第一节 先天性肺囊腺瘤

【胚胎发育】

1. 定义 先天性肺囊性腺瘤样畸形（congenital cystic adenomatoid malformation，CCAM）是一种较为少见的肺发育异常，其特征表现为终末呼吸性细支气管过度发育。

2. 病因 关于 CCAM 的发病机制尚无统一认识，目前较普遍认为是以终末细支气管过度生长为特征的一种肺发育异常，肺组织缺乏正常肺泡，在肺实质内形成有明显界限的病变，可累及肺的一叶及数叶，也可双侧发生，但相当罕见，只占先天性肺囊腺瘤的 2%。

【超声声像图表现】

CCAM 根据病灶的声像图特点和病理特点可分为三型：Ⅰ型（大囊型），超声表现为胸腔内囊性或囊实混合性肿块，囊肿直径≥20mm（图 1-5-1）；Ⅱ型（中间型），超声表现为胸腔内囊实混合性肿块，囊肿直径在 5～20mm 之间（图 1-5-2）；Ⅲ型（微囊型），超声表现为胸腔内高回声实性肿物，与正常肺组织边界清楚，使用高频探头可观察到高回声实性肿块内部弥漫分布筛孔状液性无回声区，最大囊肿直径 <5mm（图 1-5-3）。

CCAM 可导致心脏及纵隔受压移位，肿块越大，心脏及纵隔移位越明显。

【鉴别诊断】

CCAM 的诊断应注意与先天性膈疝、隔离肺及上呼吸道闭锁等相鉴别。Ⅰ型、Ⅱ型 CCAM 有时需要与胎儿膈疝相鉴别，膈疝的超声声像图可表现为胸腔内显示腹腔内脏器回声，疝入胸腔的胃在短时间内可扩大或缩小，而先天性肺囊腺瘤的囊性灶通常大小不等，壁不如胃壁厚，囊腔大小短时间不会有

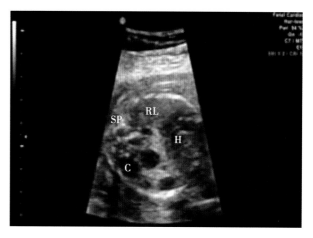

图 1-5-1 妊娠 22 周胎儿，左侧 CCAM 声像图（Ⅰ型）
胸腔横断面可见胎儿左胸腔囊实混合性肿物，以囊性为主，较大囊肿直径约 31mm，与正常肺组织界限清楚，正常肺组织受压，心脏及纵隔向右侧胸腔移位
C：囊肿；H：心脏；RL：右肺；SP：脊柱

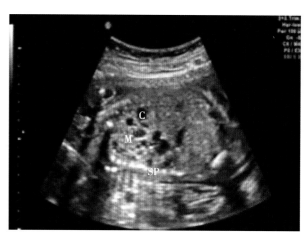

图 1-5-2 妊娠 24 周胎儿，右侧 CCAM 声像图（Ⅱ型）
右侧胸腔纵断面，可见肿块边界清楚，呈囊实混和蜂窝样回声，较大囊肿直径 12mm
C：囊肿；M：肿块；SP：脊柱

变化。Ⅲ型 CCAM 有时不易与隔离肺鉴别，隔离肺的典型超声表现为边界清楚的高回声团块，常为单

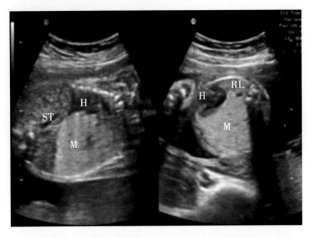

图 1-5-3　妊娠 26 周胎儿,左侧 CCAM 声像图(Ⅲ型)
左侧图像为左肺矢状切面,右侧图像为胸腔横断面,两切面均可见胎儿左胸腔内巨大高回声实性肿物,与正常肺组织界限清楚,正常肺组织受压,心脏及纵隔向右侧胸腔移位
H:心脏;M:肿块;RL:右肺;ST:胃泡

侧发生,成叶状或三角形,多位于左胸腔底部,少数内部可见囊肿,较大者亦可引起纵隔移位和胎儿水肿。彩色多普勒超声如检出包块滋养血管来自胸主动脉或腹主动脉可以帮助区分,然而对于一些较细小的动脉分支,在鉴别过程中存在一定困难。上呼吸道闭锁常累及双侧肺组织,且常伴有中重度的胎儿水肿,肺组织回声虽然增强,但肺体积常常缩小,临床上相对少见。

【预后】

CCAM 可以引起胎儿水肿和肺发育不良导致胎儿死亡。以往多认为 CCAM 预后较差,致死率较高。近年来,许多研究发现部分 CCAM 在胎儿期可自动消失,部分 CCAM 胎儿出生后无明显临床症状,生后一段时间内自行消失。然而,由于肿块在宫内的自行消失导致 CCAM 的诊断并不能在产后得到证实。但是这种现象可以提示我们,对于疑似 CCAM 的胎儿,应嘱咐其每隔 4～5 周复查超声,以便及时观察病情变化,帮助临床决策及生后治疗。

第二节　支气管肺隔离症

【胚胎发育】

1. 定义与发病率　支气管肺隔离症(bronchopulmonary sequestration,BPS)又称肺隔离症,它是以血管发育异常为基础的胚胎发育缺陷。发病率占肺畸形中的 0.15%～6.4%。多见于男性,男女发

病比例约为 4：1。胎儿隔离肺占胎儿胸腔内肿块的 12%～16%,临床上常常需要与先天性肺囊腺瘤进行鉴别。

2. 病因　隔离肺是由胚胎时期的前原肠、额外发育的气管和支气管肺芽接受体循环的血液供应而形成的无功能肺组织团块。

【分型】

根据隔离肺的肺组织有无独立的脏层胸膜,可分为叶内型和叶外型两大类,胎儿叶外形较多见。

叶外型常称为副肺叶,与正常肺组织分离,多发生于后肋膈角处,位于膈肌与下叶之间,也可发生在纵隔、膈肌或心包内,或位于膈下。大多发生在左侧,几乎所有的肺外型隔离肺的动脉血供均来自体循环,80%供血动脉为单一血管,来自胸主动脉或腹主动脉。

叶内型隔离肺大多在出生后形成,组织学上有慢性炎症和纤维化,所以成人叶内型隔离肺占 75%～85%,而在胎儿和新生儿叶内型较少见。

隔离肺可合并其他畸形,如先天性膈疝、食管支气管畸形、支气管囊肿、先天性肺囊腺瘤畸形等。

【超声声像图表现】

胎儿隔离肺有典型的超声表现者,产前诊断并不困难。对于不典型者,如位于少见部位,且不能清楚显示其供血动脉时,常常较难与Ⅲ型先天性肺囊腺瘤相鉴别。

胎儿隔离肺典型超声表现为边界清楚的强或高回声包块,呈叶状或三角形,多位于左胸腔底部(图 1-5-4)。包块回声多较均匀,少数内部可观察到囊肿,常常由于合并先天性肺囊腺瘤所致(图 1-5-5)。包块大小不一,较大者可引起胎儿纵隔移位和胎儿水肿。

彩色多普勒显示包块血供来源于体循环(胸主动脉或腹主动脉),以此可与肺动脉供血的先天性肺囊腺瘤畸形相鉴别。

发生于膈下的隔离肺通常位于左侧,常常需要与神经母细胞瘤或肾上腺出血相鉴别。神经母细胞瘤常表现为囊性回声,且多位于右侧,诊断时间多在晚孕期。极罕见的情况下,隔离肺可出现在纵隔或心包内。

动态观察,大部分(50%～70%)隔离肺可随孕周的增加而减小甚至完全消失。

【预后】

隔离肺预后较好,尤其是逐渐缩小的隔离肺胎儿预后更佳,出生后可不出现任何呼吸道症状。合

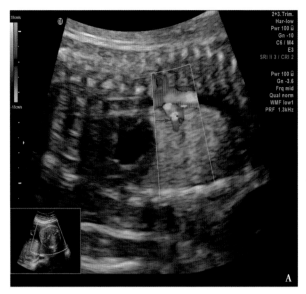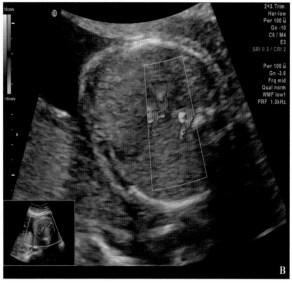

图 1-5-4　BPS 的超声表现:病变处呈较均匀一致的高回声,箭头所示处为胎儿肺部病灶的滋养血管,
可见其来自于降主动脉

A. 纵切图;B. 横切图

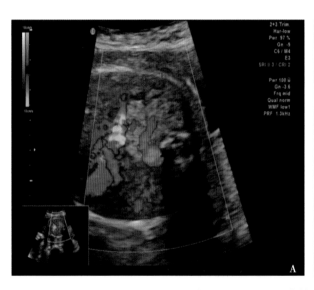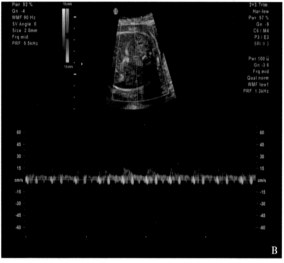

图 1-5-5　CCAM 合并 PS 存在的超声表现

A. 箭头 1 所示处可见囊性回声,但箭头 2 所示处可见肺内病变的滋养血管从主动脉发出;

B. 显示肺内病变的滋养血流为动脉频谱

并有胸腔积液者,可导致肺发育不良和胎儿水肿,预后较差。

第三节　先天性膈疝

【胚胎发育】

先天性膈疝(congenital diaphragmatic hernia, CDH)是由于膈肌发育缺陷或发育不全,腹腔脏器经过缺损处疝入胸腔,造成解剖关系异常的疾病。发生率约为新生儿的 1∶3000～1∶2000,男女比例大致相等,常伴有其他系统或脏器的畸形。

正常膈肌为一穹隆状隔膜,将胸腔与腹腔分隔开来。膈肌的发育过程中如果某一组成部分发育停止或发育不全,就会造成相应的缺损。膈肌两面后外侧关闭最晚,左侧晚于右侧,所以膈疝以左侧最多见。

【超声声像图表现】

1. 胸腔内显示腹腔脏器回声,形成胸腔内包块。胃泡疝入时较易诊断,超声声像图表现为胸腔内出现胃泡回声,腹腔内胃泡回声消失,胃泡大小可

71

改变;单纯肠管及肝脏疝入者较易漏诊,单纯肠管疝入者超声表现为胸腔内均匀的肺脏回声消失,可见回声不均的肠管回声,有时可观察到肠管蠕动,单纯肝脏疝入者,可利用彩色多普勒血流追踪肝门静脉,如果门静脉超过膈肌水平可确定胸腔内实质性回声为肝。

2. 正常膈肌弧形低回声带中断或消失。超声扫查矢状切面与冠状切面均可以显示胎儿膈肌,正常膈肌表现为圆顶突向胸腔的带状低回声结构,位于胸腔与腹腔之间,紧贴肺与心脏的下面、肝脏的上面。膈疝患儿膈肌弧形低回声带的中断或消失,是诊断膈疝的直接征象,但在部分病例中此现象不易观察到。

3. 胸腔内肺、心脏及纵隔等脏器受压并移位。此征象常常是诊断膈疝最初最明显的征象。左侧膈疝者心脏受压移位更明显,心脏常常位于右侧胸腔,而心尖仍指向左侧。肺脏受压的情况在一定程度上决定了患儿的预后。

4. 由于内脏疝入胸腔,胎儿腹围缩小。

5. 膈疝可以合并羊水过多,部分胎儿可有胸水、腹水、胎儿水肿及颈部透明层明显增厚。

6. 如为交通性膈疝,疝入胸腔的腹内容物可随腹内压力的变化而改变,当腹内压力增高时,腹内容物疝入胸腔,当腹内压力降低时,疝入胸腔的内容物可回复到腹腔。

7. 左侧膈肌缺损多见,胃泡及肠管疝入左侧胸腔居多。双侧膈疝较罕见,此时心脏纵隔很少或不移位,但是心脏更靠前。

8. 胸部横切面上同时显示心脏和胃的图像,不能确诊为膈疝,少数病例可能为膈膨出。

产前胎儿超声检查为早期发现 CDH 提供确切的依据,有利于适时诊断和治疗。

【预后】

CDH 合并其他结构畸形和染色体畸形的发生率为 35%～50%,胎儿合并染色体畸形预后极差,死亡率达 100%,合并其他结构畸形不合并染色体异常者预后亦较差,围生期死亡率达 92%。

单纯 CDH 患儿的死亡率与肺发育情况密切相关,近年来许多学者对单纯 CDH 胎儿的肺脏发育情况的评估方法进行各种研究。目前国内外应用较多的是利用肺头比(即非膈疝侧的肺面积与头围的比值)来评价肺脏发育情况。肺面积的测量是在胸廓横断面四腔心水平切面上获得的,将此切面中肺最长径与其垂直的最宽径相乘

所得的值即肺面积。不同研究中,提示胎儿预后的肺头比截点值并不完全一致,可能与样本含量及研究者对肺面积和头围的测量方法不同所致。George 等总结不同实验的肺头比值,发现多数结果选择 1.0 和 1.4 作为评价预后的截点值,即当肺头比<1.0 时,胎儿死亡率为 100%;肺头比>1.4 时,胎儿存活率为 100%。

第四节　胸腔积液

【胚胎发育】

1. 定义及发病率　胎儿胸腔积液(pleural effusion)是液体在胸膜腔内的非特异聚集,是一种少见畸形,发生率约在 1/15 000,常与染色体单倍体畸形、其他结构畸形以及遗传综合征有关。

2. 致畸因素及病因　胎儿胸水可以是原发性的,也可以是其他原因所致胎儿水肿的一个继发性表现。原发性胸腔积液可能是胎儿胸导管闭锁、瘘管、缺如等解剖异常引起,但确切的原因尚不完全清楚。伴有胎儿水肿的继发性胸腔积液,可能的原因有免疫性和非免疫性水肿,如贫血、感染、心血管畸形、骨骼系统畸形、隔离肺、先天性膈疝等。

【超声声像图表现】

1. 胎儿胸腔积液的超声图像为胎儿胸腔内肺周围可见片状无回声区包绕(图 1-5-6)。积液可发生在一侧胸腔,亦可发生在双侧胸腔。大量积液时超声可显示发育不全的缩小的肺组织"浸泡"于胸水中,肺脏回声增强。

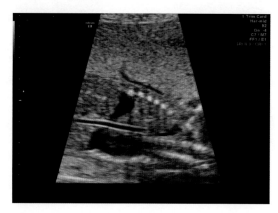

图 1-5-6　胎儿胸腔内肺下方可见片状无回声区

2. 单侧大量胸腔积液可产生占位效应,心脏和纵隔向对侧移位,圆弧形膈顶变为扁平甚至反向,肺明显受压变小(图 1-5-7)。

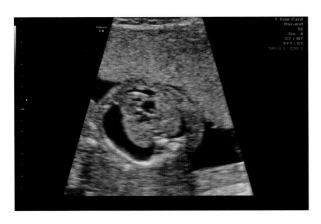

图 1-5-7　胎儿胸腔积液,肺明显受压变小,
心脏向右侧胸腔移位

3. 双侧胸腔积液常伴有皮肤水肿、腹腔积液等超声表现。

【预后】

有些胸腔积液可自然消失,预后较好;胸腔积液进行性增多且发展为胎儿水肿或羊水过多者,早产和胎死宫内的几率较高。从长远的角度来讲,胸腔积液可引起占位效应,阻碍正常肺脏的发育,严重者造成胎儿肺发育不良,可引起新生儿死亡。

（陈骊珠）

第六章

胎儿消化系统畸形超声诊断

第一节　食管闭锁

【胚胎发育】

1. 定义及发病率　食管闭锁(esophageal atresia,EA)是一种复杂而罕见的先天性畸形,在新生儿中的发病率为 1/4000 ~ 1/3000。31.6% ~ 70.0% 的 EA 伴发其他先天性畸形。EA 患儿常存在染色体异常,主要为 18-三体,且唐氏综合征的发病风险是正常人的 30 倍 。

2. 致畸因素与病因　对于食管闭锁形成的胚胎学基础,目前普遍认为,初级前肠的发育异常是导致食管-气管畸形的根本原因。在胚胎发育的第 3~ 6 周,前肠腔内形成两条纵嵴,将前肠分成两个管道,分别为气管和食管,如果在这一分化过程中发生异常,即形成食管气管发育的异常。

流行病学调查发现,孕母年龄、母亲长期服用避孕药物、孕期服用激素药物以及某些环境因素或与食管闭锁的形成相关。

【分型】

根据胚胎发育特点,EA 一般分为五种类型:

Ⅰ型:单纯 EA,无食管气管瘘(tracheo-esophageal fistula, TEF)。通常闭锁两端相距较远(大于 2 个椎体),胃不充盈,占 7.7%;

Ⅱ型:EA 伴近端 TEF,胃不充盈,占 0.8% ;

Ⅲ型:EA 伴远端 TEF,胃可充盈良好,此型最多,占 86.5%;

Ⅳ型:EA 同时伴有近端和远端 TEF,亦称 EA 加双 TEF,胃可充盈良好,占 1.0%;

Ⅴ型:单纯 TEF,无 EA,亦称"H"型 TEF,胃充盈良好,占 4.0%。

【超声声像图表现】

1. 间接征象

(1)羊水过多:羊水过多是产前诊断 EA 的间接征象,80% 的 EA 病例伴随羊水过多。EA 多在妊娠 30 周后发生羊水过多,发生率与 EA 类型有关。85%~95% Ⅰ 型伴羊水过多,在 Ⅲ 型中仅占 32%~35%。

(2)胃泡小或不显示(图 1-6-1):对于"胃泡小"的定义,现还无统一的标准,"胃泡小"的判定具有主观性。与羊水过多一样,胃泡小或不显示在多种情况下都可能出现。羊水过多时,如经过 72 小时动态观察仍不显示胃泡影像,且排除上消化道梗阻和其他异常,则应注意 EA 的可能。

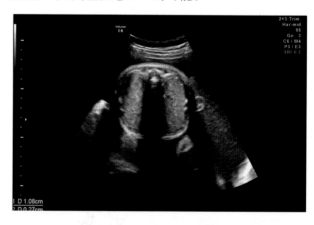

图 1-6-1　胎儿胃泡小,大小约 1.08cm×0.27cm

2. 直接征象　EA 盲端上方囊袋状无回声是超声诊断胎儿 EA 的相对直接征象(图 1-6-2)。多数病例都在发现羊水过多和胃泡不显示后扫查到囊袋状征象:胎儿吞咽时,羊水使闭锁部位以上的食管呈囊袋状扩张;无吞咽动作时,囊袋状结构可变小直至消失。超声显示囊袋位于咽部无回声区下方,气管后方,上端与口咽部相通。

【鉴别诊断】

EA 主要需要与引起羊水过多的畸形相鉴别:

1. 回肠以上胃肠道闭锁或梗阻。

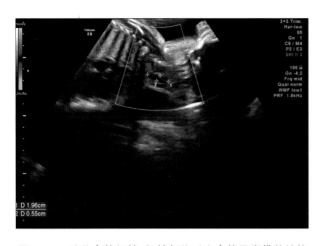

图1-6-2 胎儿食管闭锁,闭锁部位以上食管呈囊袋状结构

2. 由膈疝和胸部异常带来的上消化道压力增加而引起的机械性梗阻,如先天性肺囊腺瘤胸腔积液等。

3. 神经管异常,如无脑畸形、脑积水等。

4. 影响胎儿吞咽的颜面部畸形,如唇裂、小下颌畸形等。

【预后】

食管闭锁的预后与闭锁的类型及是否合并其他畸形有关,单发与伴发畸形的死亡率有显著差异,分别为56.0%和85.7%。不伴严重畸形的Ⅲ型食管闭锁手术后存活率基本可达90%以上。

第二节 十二指肠狭窄与闭锁

【胚胎发育】

1. 定义及发病率 十二指肠梗阻(duodenal obstruction)是胎儿消化系统最为常见的先天发育异常之一,在活产儿中的发生率为1/10 000～1/5000。约65%合并染色体异常或其他畸形,约33%的病例合并唐氏综合征。

2. 病因 本病的发病机制尚不完全清楚,可能与胚胎期前肠和中肠发育异常有关。十二指肠的狭窄与闭锁可发生于十二指肠的各段,以壶腹部周围多见。十二指肠狭窄与闭锁的病理基础主要有狭窄处肠腔内的隔膜、肠管本身发育不良所致的狭窄、狭窄两端纤维束相连或狭窄两端完全分离等。

【超声声像图表现】

1. "双泡征"(double bubble sign)是十二指肠狭窄与闭锁的典型超声表现(图1-6-3),即胎儿上腹部扫查所见的两个相连的增大的无回声区,这两个无回声区分别为胎儿的胃和扩张的十二指肠近段,两者中间相通的管状结构为幽门。动态观察,双泡的大小可发生变化。"双泡征"在早孕期及中孕早期可不明显。

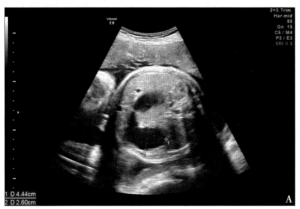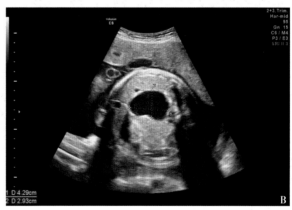

图1-6-3 十二指肠闭锁"双泡征"

2. 羊水过多 约50%的十二指肠狭窄和闭锁病例合并羊水过多。羊水过多出现的孕周早晚和严重程度取决于病变的部位和严重程度。

3. 本病易合并染色体异常及其他系统畸形,因此产前发现本病应对胎儿其他系统进行仔细检查,并进行染色体检查。

【鉴别诊断】

与腹腔囊肿相鉴别。

【预后】

单独发生的十二指肠闭锁与狭窄生后可进行手术治疗,预后较好;合并染色体异常和其他畸形的病例,预后不良。

第三节 空肠和回肠狭窄与闭锁

【胚胎发育】

1. 定义及发病率 空肠和回肠的狭窄与闭锁

(jejunal and ileal atresia and stenosis)是引起胎儿肠道梗阻中比较常见的病因,其活产儿发生率约为1/20000~1/1500,可发生于空、回肠的任何部位,其中发生于远端回肠最为多见。空回肠的狭窄和闭锁可单发或多发,单发者多不合并其他系统畸形或染色体异常,而多发者多存在家族遗传性。

2. 病因 关于空肠和回肠狭窄与闭锁的病因,近年来有研究认为可分为内源性因素和外源性因素两种。内源性因素包括肠道局部血液循环障碍、肠道腔化过程障碍、肠道旋转不良等;外源性因素主要包括肠套叠、胎粪性肠梗阻等。

【超声声像图表现】

1. 小肠内径大于7mm时,提示存在小肠狭窄与闭锁的可能,但这一征象多在中孕晚期后才显现出来,且梗阻部位越高,出现肠管扩张越早,但产前超声无法区分梗阻的具体部位。

2. 扩张的肠管多位于中腹部,呈多个无回声区。动态观察,可见肠管蠕动增强。

3. 部分病例存在羊水过多,可能与病变影响胎儿吞咽羊水有关。

【鉴别诊断】

1. 结肠病变,当扩张肠管位于腹部周边且蠕动不活跃时,易与结肠梗阻性病变混淆,应注意动态观察。

2. 泌尿系统囊性病变,如多囊肾、输尿管扩张等。

3. 腹腔囊性病变,如肠系膜囊肿等。

【预后】

胎儿肠管扩张多呈进展性,部分病例在晚孕期还会出现肠穿孔,导致胎粪性腹膜炎而危及胎儿生命,因此对疑似病例应密切随访,动态观察。对于不伴有其他系统畸形及染色体异常的病例,生后手术治愈率较高,预后良好。

第四节 结肠狭窄及肛门闭锁

【胚胎发育】

1. 定义及发病率 结肠狭窄(colonic atresia)在消化道闭锁和狭窄中较为少见,占5%~10%。在活产儿中的发生率约为1/5000,其中以肛门闭锁最为多见。部分肛门闭锁病例易合并18-三体等染色体异常及vater综合征等多发畸形。

2. 病因 结肠肛门闭锁的病因可能与空、回肠狭窄与闭锁相近,与相应肠管的血供障碍相关。

【超声声像图表现】

1. 结肠扩张 正常胎儿的结肠直径随孕周的增大而增大,在25周之前不超过7mm,在晚孕期应不超过18mm。扩张的肠管多位于周围腹部,蠕动不明显。肛门闭锁时,典型的超声表现是于胎儿下腹部或盆腔出现"双叶征",即扩张的乙状结肠(图1-6-4)。结肠狭窄所形成的肠管扩张出现的时间一般较晚,多在孕晚期出现。部分结肠狭窄与闭锁也可不表现出明显肠管扩张,因此产前超声诊断困难。

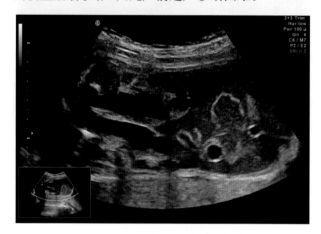

图1-6-4 扩张的乙状结肠呈"双叶征"

2. 肛门闭锁常伴有直肠阴道瘘、直肠尿道瘘,因此结肠扩张现象可不明显。伴有直肠尿道瘘者由于胎粪和尿液的混合,可于肠管内形成结石样强回声,超声表现为扩张肠管内的强回声团。

3. 较少病例伴有羊水增多,因远端的结肠狭窄或闭锁不影响胎儿的吞咽功能。伴有羊水过多的病例,一般出现时间也较晚,多在晚孕期。

【鉴别诊断】

1. 小肠的狭窄与闭锁。

2. 腹腔内囊性病变、扩张的输尿管等。

【预后】

合并染色体异常及其他系统畸形的结肠狭窄与闭锁预后不良。单纯结肠狭窄与闭锁可于生后初期手术治愈,预后较好。

第五节 肠重复畸形

【胚胎发育】

1. 定义及发病率 肠重复畸形(intestinal duplication malformation)是较为少见的一种先天性消化系统畸形,可发生在口腔至直肠的任何部位,其中以肠重复畸形最为常见。肠重复畸形最常发生于小肠,尤其以回肠重复畸形最为多见。

2. 病因　肠重复畸形的病因尚不完全明确，发生在不同部位病因可能不同。肠重复畸形与主肠管具有相同的浆膜层、平滑肌及黏膜层等结构。

【分型】

其病理分型主要分为囊肿型和管状型两种，其中以囊肿型多见，占约 4/5。

1. 囊肿型肠重复畸形根据囊肿部位不同，又分为肠外囊肿型和肠内囊肿型。肠外囊肿型呈椭圆形，位于肠系膜侧，多与肠腔不相通，囊壁与肠管壁具有相同的回声。肠内囊肿型多位于肠管壁肌层或黏膜下层，凸向肠腔内，易引起肠内容物通过障碍，形成肠梗阻或肠套叠等。

2. 管状型肠重复畸形呈管状，与主肠管平行走行，多与主肠管相通。

【超声声像图表现】

1. 囊肿型肠重复畸形(图 1-6-5)表现为胎儿腹腔内的圆形或椭圆形囊性回声，囊壁较厚，与相邻肠管壁结构相似。彩色多普勒于囊壁上可检出血流信号。

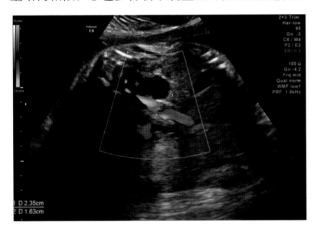

图 1-6-5　囊肿型肠重复畸形

2. 管状型肠重复畸形，呈管状与主肠管平行排列，产前超声诊断困难。

【鉴别诊断】

囊肿型肠重复畸形应与腹腔内其他囊肿样病变相鉴别，如肠系膜囊肿、女性胎儿卵巢囊肿等。

【预后】

肠重复畸形生后可进行手术治疗，预后良好。

第六节　胎粪性腹膜炎

【胚胎发育】

1. 定义及发病率　胎粪性腹膜炎(meconium peritonitis,MP)是由于各种原因导致胎儿期肠穿孔后，含有各种消化酶的胎粪进入胎儿腹腔引起的化学性和异物性腹膜反应。胎粪性腹膜炎的发生率极低，在活产儿中约为 1/35000，但病死率较高，可达44%～60%。导致胎粪性腹膜炎的穿孔部位多发生于回肠。

2. 病因　妊娠 16 周，胎儿肠道内的胎粪可抵达回肠末端；妊娠 20 周，胎粪可充满整个肠道，远端达直肠。在这以后发生的肠穿孔，就可能引起胎粪外溢导致胎粪性腹膜炎。

导致胎儿肠穿孔的原因很多：

(1)病因不明的特发性胎粪性腹膜炎，占40%～50%。

(2)先天性因素：最常见的原因为先天性肠梗阻，如肠闭锁、肠狭窄、肠扭转、肠套叠等。其他原因还有肠系膜供血不足所致的肠壁局部血运障碍、肠壁肌发育不良等。

(3)母体因素：如巨细胞病毒、风疹病毒等引起的宫内感染导致胎儿肠管壁坏死、穿孔。

【超声声像图表现】

胎粪性腹膜炎超声声像图表现主要为肠管扩张、腹水、假性囊肿、腹腔内钙化灶、羊水过多等，其中以腹腔内钙化灶最为常见。

1. 肠管扩张　为肠梗阻引起穿孔后形成的胎粪性腹膜炎的早期表现，有时并可见肠蠕动活跃。

2. 腹水　肠穿孔后，胎粪进入腹腔，造成腹膜炎性渗出，形成腹水。

3. 腹腔假性囊肿　由腹腔渗出的炎性物质粘连包裹而形成。这些纤维粘连物质还可使肠管穿孔部位再次封闭。

4. 腹腔钙化灶　进入腹腔的胎粪中的钙盐与腹膜炎性渗出物发生化学反应而沉淀，形成腹腔强回声的钙化灶。

5. 羊水过多　肠梗阻或肠穿孔愈合后出现肠管狭窄可影响到胎儿吞咽羊水，导致羊水过多。

6. 此外胎粪或腹腔渗出物质流入胎儿未闭合的鞘膜腔。还可引起鞘膜积液和外阴水肿等。

与胎粪性腹膜炎的病理过程一致，其超声声像图表现亦呈多样性和动态性。很多病例并不具备以上全部超声声像图，有的只有其中一种或几种。

【鉴别诊断】

本病在不同的病理发展时期需与不同的疾病相鉴别：

1. 早期仅出现腹水时需与胎儿水肿综合征形成的腹腔积液相鉴别。

2. 形成腹腔内假性囊肿时，需与腹部其他囊性病变相鉴别,如肠系膜囊肿、肾脏来源的囊肿、卵巢囊肿等。

3.腹腔内钙化灶需与胆囊结石、肝脾内钙化灶等相鉴别。

【预后】

早期诊断对本病的预后至关重要。因本病的声像图表现呈动态变化,分娩前的最后一次超声对评价胎儿预后更有价值。单纯腹腔钙化的胎儿临床结局良好。合并其他异常的胎儿出生后手术率随合并异常声像的增多而增高。对于合并其他超声异常暂不需手术的病例,由于本病易引起肠梗阻或再发穿孔,还需密切随访。

(李 婷)

第七章

胎儿泌尿生殖系统畸形超声诊断

【泌尿生殖系统的胚胎发育】

胎儿泌尿生殖系统是由体节外侧的间介中胚层发育而来。胚胎发育的第3周末,间介中胚层形成生肾节,生肾节逐步分化形成原肾、中肾,最后形成后肾。人体永久存在的肾脏由后肾发育而来。胚胎发育的第4周末,中肾管发育形成的输尿管芽迅速增长,头端发育成肾盂、肾盏及集合管,尾端发育成输尿管。泄殖腔是后肠尾端的扩大部分,其腹侧为膀胱及尿殖窦,尿道主要由尿殖窦演变而来。生殖系统由位于中肾内侧的生殖脊发育而来。胚胎第8周,性腺开始发育。根据胚胎向男性或女性方向发育,原始生殖腺分别发育为睾丸或卵巢。男性的附睾管、输精管、精囊腺和射精管由中肾管发育而来。女性中肾管退化,输卵管、子宫、宫颈和阴道大部分由两侧苗勒管发育而来。

第一节 肾 缺 如

【胚胎发育】

肾缺如(renal agenesis)分为单侧肾缺如和双侧肾缺如。单侧肾缺如的发病率约为1/1000,双侧肾缺如的发病率约为0.3/1000。在胚胎发育过程中,中肾管没有发生输尿管芽,未能诱导后肾原基分化成后肾,导致单侧或双侧肾缺如。肾缺如可以是单发性疾病,也可以为X性链锁遗传、常染色体显性或隐性遗传。双侧肾缺如常合并严重羊水过少及其他系统畸形。单侧肾缺如时,对侧肾脏可代偿性增大,单侧肾缺如不影响其他系统的发育。

【超声声像图表现】

(一) 双侧肾缺如

1. 双侧肾脏不显示 胎儿双侧肾床区、盆腔、腹腔其他部位及胸腔内均不能显示肾脏图像(图1-7-1)。

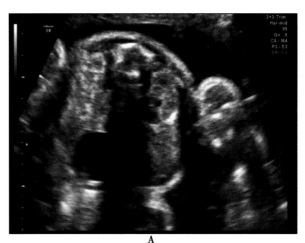

A

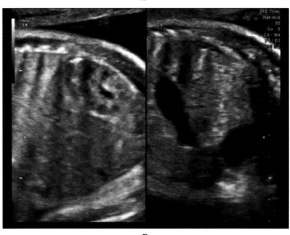

B

图 1-7-1 单侧肾缺如

A. 横切面示胎儿左肾区未见正常肾脏影像,可见肠管充填;B. 纵切面

2. 膀胱不显示 由于双侧肾脏缺如,无尿液产生,胎儿膀胱不充盈,超声无法显示。一次检查膀胱不显示,应间隔1小时后再次检查。

3. 羊水过少 由于妊娠16周以前,羊水除来源于胎儿尿液外,还有其他来源,因此双侧肾缺如在16周以前可以不出现羊水过少。17周后,双侧肾缺

79

如常常合并羊水过少。

4. 肾上腺平卧征　由于肾脏缺如,肾上腺的形态及位置发生变化,呈长条状与脊柱接近平行,位于肾区腰大肌前方,称为"肾上腺平卧征"(图1-7-2)。

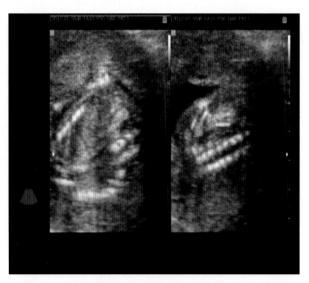

图 1-7-2　肾上腺平卧征

5. 彩色多普勒血流显像胎儿双侧肾动脉均不显示(图1-7-3)。

（二）单侧肾缺如

单侧肾缺如表现为超声不能显示一侧肾脏影像,彩色多普勒血流显像该侧肾动脉不显示(图1-7-3),健侧肾脏可表现为代偿性增大。由于有一侧发育正常的肾脏,单侧肾缺如膀胱显示良好,羊水量不减少。

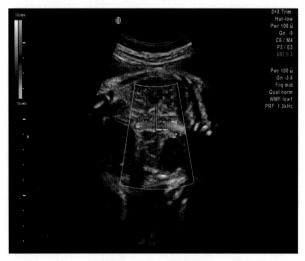

图 1-7-3　单侧肾缺如
彩色多普勒血流显像缺如侧肾动脉不显示

【鉴别诊断】

肾缺如主要需要与异位肾相鉴别。只有超声检

查在腹腔其他部位、盆腔及胸腔内均未发现肾脏影像,排除异位肾的情况下,才能考虑肾脏缺如。

【预后】

胎儿双侧肾缺如是致死性疾病,新生儿不能存活。胎儿单侧肾缺如预后良好,可正常存活。

第二节　异位肾

【胚胎发育】

异位肾(ectopic kidney)指肾脏不在正常位置,常见类型有盆腔异位肾、交叉异位肾和胸腔异位肾,其中最为常见的是盆腔异位肾。胚胎发育过程中,上升的后肾异位于盆腔或对侧,或少数穿过横膈进入胸腔,导致肾脏位置异常形成异位肾。异位肾发病率约为1/1200。

【超声声像图表现】

（一）盆腔异位肾(图1-7-4)

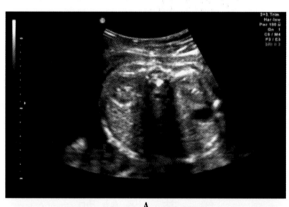

A

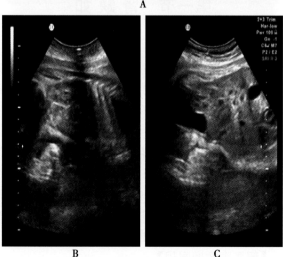

B　　　　　　　　C

图 1-7-4　盆腔异位肾
A. 示左肾床区未见肾脏影像,B. 示正常右肾影像,
C. 示左侧盆腔异位肾影像

1. 超声检查在一侧肾区未见肾脏影像。

2. 该侧肾上腺呈"平卧征"。

3. 盆腔内显示异位的肾脏影像。盆腔异位肾发育不良时,表现为低回声包块。

(二)交叉异位肾

1. 超声检查在一侧肾区未见肾脏影像。

2. 该侧肾上腺呈"平卧征"。

3. 对侧肾区可见两个肾脏影像,两个肾脏可以相互融合也可以完全独立。

(三)胸腔异位肾

1. 超声检查在一侧肾区未见肾脏影像。

2. 该侧肾上腺呈"平卧征"。

3. 胸腔纵隔内显示肾脏图像。

【鉴别诊断】

异位肾最容易与单侧肾缺如混淆。有时异位的肾脏较小,发育不良,超声检查难以发现,可能将异位肾误以为单侧肾缺如。因此,诊断肾缺如时,应仔细扫查,排除异位肾时,才能做出肾缺如的诊断。

【预后】

单纯异位肾预后较好,产科无需特殊处理。生后异位肾发生泌尿系感染的几率大于肾脏位置正常者。

第三节　肾脏囊性病变

【肾脏囊性病变分型】

肾脏囊性病变(renal cystic disease)种类较多,遗传方式各不相同,目前分类方法多采用 Potter 分类法。

Potter 分类法将肾脏囊性病变分为 4 型:

Ⅰ型:常染色体隐性遗传性多囊肾(婴儿型多囊肾)。

Ⅱ型:多囊性发育不良肾。

Ⅲ型:常染色体显性遗传性多囊肾(成人型多囊肾)。

Ⅳ型:梗阻性囊性发育不良肾。

一、常染色体隐性遗传性多囊肾(婴儿型多囊肾)

常染色体隐性遗传性多囊肾(autosomal recessive polycystic disease,Potter Ⅰ)又名婴儿型多囊肾(infantile polycystic renal disease)。

【胚胎发育】

婴儿型多囊肾为常染色体隐性遗传疾病,再发

风险为 25%。发病率为 1/60 000~1/40 000。病变累及双侧肾脏。病理表现为双侧肾呈弥漫性增大,包膜光滑完整,切面见肾实质内集合管囊状扩张、排列呈放射状,形似海绵断面。

【超声声像图表现】

1. 双侧肾脏对称性、弥漫性增大,胎儿肾脏甚至可几乎占满整个腹腔,故腹围增大。

2. 双侧肾脏回声增强,增强部分为肾髓质部分,其内为密集的囊性结构,大量的囊性结构造成丰富的界面反射,肾皮质部分回声低(图 1-7-5)。

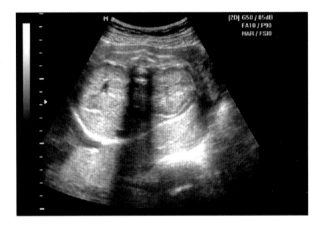

图 1-7-5　婴儿型多囊肾

3. 常伴有羊水过少及膀胱不显示。

【预后】

婴儿型多囊肾预后不良,且发病越早预后越差,胎儿期发病者往往在新生儿期死亡,主要死于严重肾功衰竭或肺发育不良。

二、多囊性发育不良肾

【胚胎发育】

多囊性发育不良肾(multicystic dysplastic kidney disease,MDKD)是较常见的肾脏囊性病变,发病率约为 1/3000。典型的多囊性发育不良肾由于早期输尿管闭锁,肾单位诱导停止,集合小管分化受损,导致几乎无正常肾单位发育,无尿液生成,结果造成集合小管增大,小管末端部分随意发育成异常的囊腔。肾动脉常细小或缺如。多囊性发育不良肾为散发性,无遗传性,再发风险<5%。常单侧发生,对侧肾脏多发育正常,30%合并对侧肾脏疾病,如肾积水、肾发育不全、多囊性发育不良肾等。病变侧肾脏失去肾脏正常形态,由多个大小不等的囊腔构成,肾蒂血管发育不良,肾盂及输尿管亦可有发育不良、闭锁等表现。

【超声声像图表现】

多单侧发病,亦可累及双侧肾脏。病变侧肾脏外形不规则,肾脏体积多增大,肾区内多个大小不等的囊泡,互不相通(图1-7-6)。肾周无正常的肾皮质。单侧发病对侧肾脏正常者,羊水量正常。双侧发病者可有羊水过少及膀胱不显示。

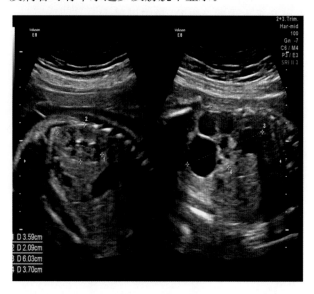

图1-7-6 多囊性发育不良肾

【预后】

双侧发病者预后不良,新生儿常死于羊水过少导致的严重肺发育不良。单侧发病对侧肾脏正常者,预后良好。单侧发病者出生后应定期随访观察,部分病例病变侧肾脏可萎缩消失。

三、常染色体显性遗传性多囊肾(成人型多囊肾)

【胚胎发育】

成人型多囊肾为常染色体显性遗传疾病,再发风险为50%。发病率约为1/1000。病变累及双侧肾脏,表现为肾实质内多个大小不等的囊肿。主要病理特征是肾单位的囊状扩张及肾脏增大。由于该疾病为常染色体显性遗传,胎儿期诊断该病时,应对孕妇夫妻双方进行肾脏超声检查,应至少有一方患有此病。

【超声声像图表现】

双侧肾脏增大(两侧增大程度可不同),肾区内见多个大小不等的囊性结构,羊水量多正常或略减少(图1-7-7)。

【预后】

新生儿肾功能多正常,由于该病病变进展较慢,在临床上多数到成人期才表现出临床症状,一般到40岁左右出现症状,主要表现为高血压和肾衰竭。

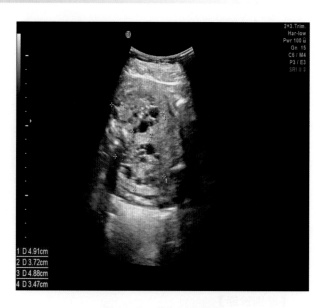

图1-7-7 成人型多囊肾
24周胎儿双肾增大,内见多个大小不等的囊性结构

第四节 重复肾

【胚胎发育】

肾重复畸形(renal duplication malformation)指一个肾脏有两个肾盂,连接两条输尿管。重复肾畸形是由于胚胎早期输尿管芽过度分支异常,中肾管下端发出两个输尿管芽进入一个后肾胚基所造成的。重复肾常伴有两条输尿管,下方重复肾的输尿管往往开口在膀胱三角区的正常位置,而上方重复肾的输尿管往往异位开口,异位开口的输尿管口一般均有狭窄,造成肾盂和输尿管积水。由于输尿管开口狭窄,输尿管入膀胱段肌层薄弱,尿液排出不畅,使输尿管黏膜下段膨大并突入膀胱内形成输尿管末端囊肿。重复肾发病率为0.4%~4%。

【超声声像图表现】

1. 病变侧可见上下两个肾盂,上位肾盂常扩张较明显(图1-7-8)。

2. 病变侧可见迂曲扩张的输尿管影像。

3. 充盈的膀胱内可见一边界清晰的无回声圆形囊泡,为输尿管末端囊肿(图1-7-9)。

【鉴别诊断】

重复肾需要与单纯性的肾盂扩张相鉴别,鉴别要点是明确肾盂的数目,如果是单个扩张的位于肾脏中央的肾盂,就是单纯肾盂扩张,重复肾的肾盂扩张常常发生在上位肾盂。

【预后】

重复肾一般不合并其他畸形及染色体异常,产

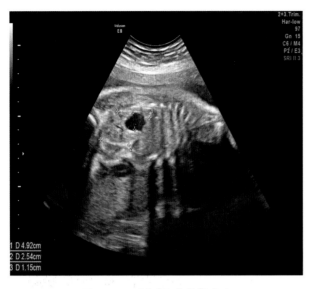

图 1-7-8　重复肾,上位肾积水

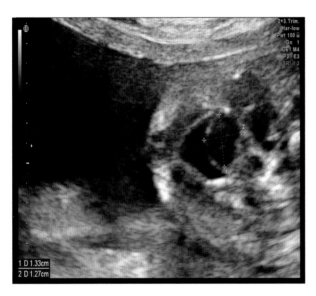

图 1-7-9　输尿管末端囊肿

后预后较好。重复肾患者泌尿系感染的几率增加。不合并肾盂、输尿管扩张的重复肾一般无明显症状,对身体无严重影响。

第五节　肾　积　水

【胚胎发育】

胎儿肾积水(hydronephrosis)是由泌尿系梗阻性病变(如肾盂输尿管连接处狭窄、输尿管膀胱连接处狭窄、后尿道瓣膜等)或非梗阻性病变(如膀胱输尿管反流等)引起的,表现为肾盂肾盏不同程度的扩张、肾实质变薄和肾脏体积增大。肾盂输尿管连接处狭窄是肾积水最常见的原因。胎儿肾积水的

确切发病率目前尚无定论,据统计胎儿泌尿道扩张的发生率超过 1‰,但随访研究发现有病理性改变者仅为 1/500,部分肾盂扩张在出生后可消失。

【超声声像图表现】

目前胎儿肾积水的超声诊断标准尚存在争议。正常胎儿也可以有轻度的肾盂扩张。评价胎儿肾积水的严重程度主要依据肾盂扩张的前后径,肾实质厚度也用来评价胎儿预后。一般认为中晚期妊娠胎儿肾盂前后径大于 1cm 时,肾脏病理性改变的风险增大。根据肾盂内积液程度分为:

1. 轻度肾积水　胎儿肾盂前后径 10～15mm (图 1-7-10)。

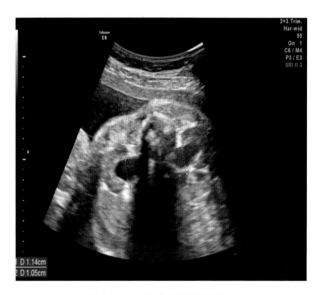

图 1-7-10　胎儿双肾轻度积水

2. 中度肾积水　胎儿肾盂前后径＞15mm,肾盏出现积液,呈花瓣状排列,肾实质变薄不明显(图 1-7-11)。

3. 重度肾积水　肾盂肾盏扩装呈囊状,肾实质明显变薄甚至成为菲薄的膜样组织(图 1-7-12)。

【鉴别诊断】

不同部位梗阻引起的肾积水表现有所不同,应进行鉴别。肾盂输尿管连接处狭窄表现为肾盂扩张、输尿管不扩张;输尿管膀胱连接处狭窄表现为肾盂、输尿管均扩张;后尿道瓣膜仅见于男性胎儿,表现为膀胱增大,可见"钥匙孔征",输尿管扩张,肾盂扩张程度较轻。

肾盂肾盏均扩张时需要与多囊肾相鉴别,多囊肾内的液性区互不相通,而肾积水时各个液性区之间可见相通。

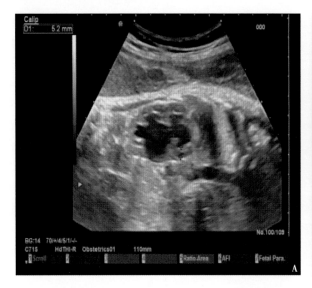
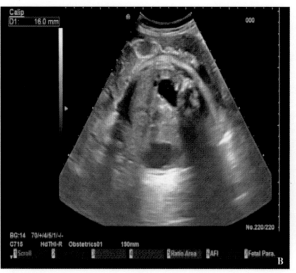

图 1-7-11　胎儿右肾中度积水

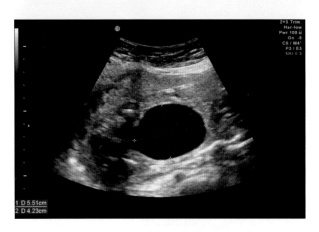

图 1-7-12　胎儿左肾重度积水

【预后】

　　肾积水预后与病变部位和程度相关,积水程度越重,肾实质越薄,预后越差。严重梗阻性病变需要生后通过手术解除。轻度肾盂扩张预后良好,生后大多可逐渐消失。

第六节　后尿道瓣膜

【胚胎与临床】

　　后尿道瓣膜(posterior urethral valve)是后部尿道内一软组织瓣膜导致尿道梗阻,本病仅发生于男性,发病率为 1/8000～1/5000。病因目前尚无定论,可能是胚胎发育过程中尿生殖膈分化不全所致。由于后尿道瓣膜的阻挡,胎儿尿液排出不畅导致羊水少,进而引起胎儿肺发育不良、Potter 面容、肢体痉挛等。由于后尿道瓣膜的梗阻,膀胱重度扩张,膀胱壁增厚、纤维化,膀胱输尿管反流,最终导

致肾脏积水。梗阻的持续存在最终可致瘢痕肾及肾衰竭。

【超声声像图表现】

　　产前超声检查不能直接显示后尿道瓣膜,只能通过一些间接征象来提示此病。这些间接征象可为:

　　1. 膀胱明显扩张,膀胱壁增厚、回声粗糙。

　　2. 后部尿道明显扩张,似"钥匙孔"样与膀胱相通(图 1-7-13)。

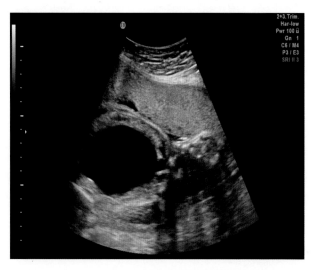

图 1-7-13　胎儿后尿道瓣膜,膀胱增大,后尿道扩张,
似"钥匙孔"样与膀胱相通

　　3. 双侧输尿管扩张及双肾积水,但不作为诊断的必要条件(图 1-7-14)。肾脏出现纤维化时,肾实质回声增强。

　　4. 部分病例出现羊水过少。

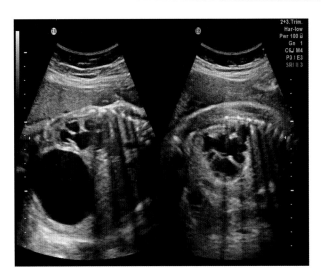

图 1-7-14　胎儿后部尿道瓣膜，双肾积水

【预后】

部分后尿道瓣膜预后不良，总的病死率可达63%，存活着30%在4岁内出现肾衰竭。诊断时孕周越小预后越差。

第七节　胎儿外生殖器畸形

【生殖系统的胚胎发育】

生殖系统由位于中肾内侧的生殖脊发育而来。胚胎第8周，性腺开始发育。根据胚胎向男性或女性方向发育，原始生殖腺分别发育为睾丸或卵巢。男性的附睾管、输精管、精囊腺和射精管由中肾管发育而来。女性中肾管退化，输卵管、子宫、宫颈和阴道大部分由两侧苗勒管发育而来。

【胎儿外生殖器畸形分型及超声声像图表现】

胎儿外生殖器畸形产前诊断困难，只有存在明显形态学改变时，产前才有可能做出诊断。胎儿外生殖器畸形种类较多，有尿道下裂、阴茎阴囊转位、短阴茎、阴茎缺如、睾丸女性化等。

尿道下裂（hypospadia）裂是男性外生殖器常见畸形，有明显家族倾向。尿道下裂开口可出现在正常尿道口近侧至会阴部的途径上，根据尿道口位置分为分为以下几型：①阴茎头、冠状沟型：尿道开口在冠状沟腹侧中央；②阴茎体型：尿道开口于阴茎腹侧；③阴茎阴囊型：尿道开口于阴囊阴茎交界处，阴茎严重弯曲；④会阴型：尿道外口位于会阴，外生殖器发育极差，阴茎短小而严重下曲，阴囊分裂，形如女性外阴。产前超声检查尿道下裂可表现为阴囊分离、阴茎短小，阴茎头型、阴茎体型尿道下裂产前诊断困难。

女性胎儿患有肾上腺皮质增生症时，由于激素刺激出现阴蒂过长，与男性胎儿尿道下裂鉴别困难时，应结合胎儿染色体检查进行鉴别。

阴茎阴囊转位（transposition of penis and scrotum）又称阴茎前阴囊，可分为完全性和部分性两类，完全性为阴茎与阴囊的位置完全颠倒，即阴茎完全移位于阴囊后方或阴囊肛门之间，部分性即阴茎位于阴囊的中部，常伴阴囊分裂，可合并尿道下裂、阴茎短小等其他畸形，部分性较完全性多见。其超声声像图表现为：①阴囊分开；②阴囊阴茎相互位置异常，阴茎位于阴囊内或下后方，形态异常（图 1-7-15）。

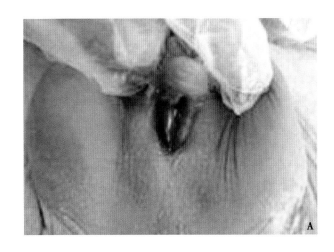

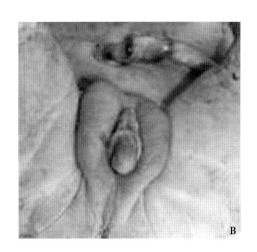

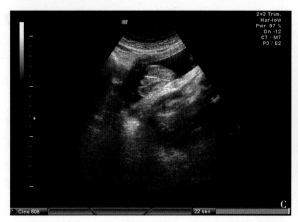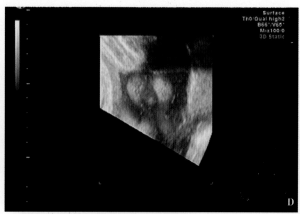

图 1-7-15　部分性阴茎阴囊转位合并尿道下裂,阴囊分开,阴茎位于阴囊内

（李婧宇）

第八章

胎儿前腹壁畸形超声诊断

【腹壁的胚胎发育】

腹壁在胚胎早期由四个中胚层皱襞形成：头襞、尾襞、及两侧襞。同时发育的四个皱襞，最终在中央汇合形成脐环。胚胎早期原始消化道（原肠）由卵黄囊发育而成，原肠中段与卵黄囊之间有卵黄管相连，卵黄管对中肠起牵拉作用，逐渐变细，闭塞呈条索状或消失。胚胎第6～10周时，消化道生长速度超过腹腔及腹壁的生长速度，此时中肠被挤到脐带底部，形成生理性中肠疝。胚胎10周后，腹腔生长速度增快，腹腔容积扩大，腹前壁的头襞、尾襞及侧襞皮肤及肌肉迅速从背侧向中线靠拢、接近、折叠，原突出体腔外的中肠此时逐渐向腹腔内回复，并开始中肠的旋转，在胚胎12周时，完成正常的旋转，同时腹壁在中央汇合成脐环。

第一节 脐膨出

【胚胎发育】

1. 定义及发病率 脐膨出（omphalocele）是先天性前腹壁发育不全，为腹壁中线包括肌肉、筋膜和皮肤的缺损，腹腔内容物突入脐带内，表面覆盖羊膜和腹膜，在两层膜之间有华通胶。多为散发，发病率为1/5000～1/4000。

2. 致畸因素与病因 在胚胎第4周时，外胚层和中胚层沿中线融合失败，即可能产生脐膨出。融合失败若发生在偏尾侧，即可能引起下腹部的脐膨出，可能伴有膀胱外翻。

【超声声像图表现】

妊娠12周后诊断，妊娠12周前生理性中肠疝尚未消失。前腹壁中线处皮肤回声连续性中断、缺损，并可见膨出腹壁外的包块。膨出腹壁外的包块内容物可为肠管、肝脏（图1-8-1）等。在羊水较多的情况下，包块表面覆盖即腹膜或羊膜和腹膜可清晰显示，且在两层膜之间为华通胶形成的网条状无回声。脐带入口往往位于包块的表面，可以使中央顶端，也可偏于一侧，彩色多普勒血流显像对于判断脐带血管位于包块顶端或是包块一侧有意义。极少数较小的脐膨出在孕晚期随着腹压的较小回纳至腹腔。

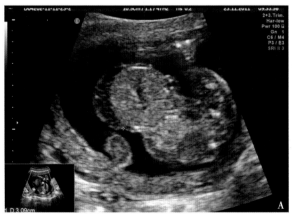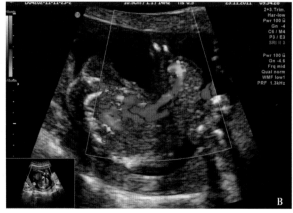

图 1-8-1　脐膨出
A. 前腹壁中线处皮肤连续性中断，膨出腹壁外的内容物为肝脏回声；B. 彩色血流显示肝脏血流

【鉴别诊断】

需与脐膨出鉴别的主要是腹裂,膨出包块表面有腹膜或羊膜和腹膜覆盖,这是与腹裂畸形鉴别的主要鉴别点。腹裂缺损主要脐根部的偏右侧,表面无膜状物覆盖,脐根部正常(脐带连接于脐孔处)。

【预后】

脐膨出的预后很大程度上取决于是否合并畸形及其严重程度,当存在较严重的合并畸形或染色体异常,围生儿病死率高达80%～100%,因此仔细的超声检查,尽可能发现合并畸形,对预后评估有意义。

第二节　腹　裂

【胚胎发育】

1. 定义及发病率　腹裂(gastroschisis)也称内脏外翻,是指脐旁腹壁全层缺损,伴腹腔脏器外翻的前腹壁全层缺陷的先天性畸形。发病率约为1/3000。

2. 致畸因素与病因　目前认为腹裂与脐静脉或肠系膜动脉受损相关。腹裂是胚胎在腹壁形成过程中,由于某种因素的影响,头襞、尾襞已于中央汇合,而两侧襞之一发育不全,致使腹壁在该侧脐旁发生缺损,形成腹裂畸形。腹裂是腹壁全层完全性缺陷。

【超声声像图表现】

脐带入口右侧的腹壁皮肤连续性中断,少数腹壁缺损位于脐旁左侧腹壁。胃、肠管、肝脏等腹腔内脏器外翻至腹腔外,其表面无膜覆盖,在羊水中漂浮(图1-8-2)。腹围小于相应孕周大小。脐带入口位置正常,通常位于突出腹腔内容物的左侧前腹壁。外翻的肠管有时可见局部节段性扩张,管壁增厚,蠕

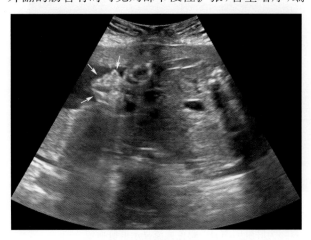

图 1-8-2　胎儿腹裂

动差,肠腔内容物多含致密点状回声,这与继发的肠畸形有关,如肠闭锁、肠扭转、肠梗阻。羊水过多,羊水内有点状低回声。

【鉴别诊断】

1. 脐带　彩色多普勒超声可以鉴别突出的肠管和脐带。

2. 当外翻内容物仅为少量肠管、且胎儿为正枕前位时,有时易误诊为胎儿男性的外生殖器,需鉴别。

【预后】

预后总体来说较好,85%～95%的新生儿生存,且新生儿结局与进入羊膜腔内的小肠数量无关。据文献报道,腹裂胎儿病死率为10.6%,胎儿窘迫发生率43%,早产发生率为40%～67%,FGR发生率为25%～48%。

第三节　泄殖腔外翻

【胚胎发育】

1. 定义及发病率　泄殖腔外翻(cloacal exstrophy)是罕见的畸形组合,主要包括脐膨出(omphalocele)、内脏外翻(extrophy)、肛门闭锁(imperforate anus)、脊柱畸形(spina bifida),故也称OEIS综合征。发病率:罕见。

2. 致畸因素与病因　泄殖腔是由直肠泌尿生殖窦发育而来的原始结构,在胚胎发育的第4～7周时,泄殖腔被尿直肠隔分隔为背侧的直肠和腹侧的尿生殖窦。同时泄殖腔膜向会阴部退缩,被分割为背侧的肛膜和腹侧的尿生殖窦膜,尿直肠隔形成过程中,任何异常及尿生殖窦与直肠分离失败将形成永久的泄殖腔。当泄殖腔持续发育时,导致中胚层增生发育,脐下腹壁和生殖结节形成失败。如果泄殖腔膜不向会阴退缩,双侧的中胚层只能在其下方融合,泄殖腔膜就成了膀胱的前壁。在胚胎第9周时泄殖腔膜消失,膀胱后壁暴露,最后膀胱外翻,且膀胱被分成两半,并由肠黏膜分开,均有各自的输尿管开口。这种异常发育同样也将引起腹壁和盆腔缺陷、肛门闭锁及脊柱畸形。泄殖腔膜在泄殖腔被尿直肠隔分隔为直肠和尿生殖窦之前消失,膀胱和直肠均暴露在外,造成泄殖腔外翻。

【超声声像图表现】

下腹壁皮肤层回声缺损,并由缺损处可见实性低回声包块,盆腔内无膀胱显示,可见一个大的由泄殖腔形成的无回声包块。外翻的肠腔内可能显示有

胎粪聚积而成的低回声沉淀物。由于盆腔腹中线融合失败,耻骨分离或缺如。膀胱后壁前移与缺损的腹壁边缘相融合时,应注意区分腹壁和膀胱壁。可能存在脊髓脊膜膨出。

【预后】

该综合征为致死性畸形,如果仅有膀胱畸形,可进行外科手术纠正。

第四节　梅干腹综合征

【胚胎发育】

1. 定义及发病率　梅干腹综合征(Prune-belly syndrome,PBS)是指腹壁肌肉发育不良、膀胱扩张以及双侧隐睾三联征。该疾病的发生率约为1/50 000,95%发生于男性。75%的患者合并有其他系统的畸形,较多见的为骨骼肌肉系统畸形、消化道畸形、颜面部畸形以及心肺畸形等。

2. 致畸因素与病因　关于PBS的发病机制,目前存在许多学说,较为广泛接受的是尿道梗阻学说。该学说认为PBS的发生是由于早期尿道梗阻导致膀胱过度扩张,进而导致腹壁肌肉发育不良以及睾丸下降障碍,而膀胱排尿障碍又引发了羊水过少,肺发育不良,颜面部畸形等继发改变。然而尿道梗阻假说并不能解释其他系统畸形的高发生率,并且有研究发现许多患儿在泌尿系畸形出现以前,已出现腹壁变薄。胚源性假说可以更好的解释尿道梗阻假说所不能解释的病变,同时在胚胎发生的时间顺序上也较具说服力。

【超声声像图表现】

1. 胎儿出现腹腔巨大囊肿,充满整个腹腔,严重挤压周围脏器,应用彩色多普勒可以观察到囊肿周围环绕的脐动脉,它对于鉴别扩张的膀胱与其他腹腔囊肿具有重要作用(图1-8-3)。

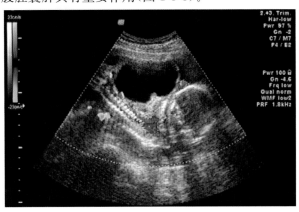

图1-8-3　妊娠17周胎儿,多普勒彩色超声声像图

胎儿腹壁较薄,膀胱极度扩张,充满整个腹腔,胸腹腔内其他脏器受膀胱挤压显示不清,彩色多普勒血流可显示膀胱周围脐血管

2. 胎儿躯体纵切面腹部较胸部明显凸起,胎儿胸腔狭窄,腹壁较薄。应用三维超声可以给我们一个更直观的图像,充分展现PBS患儿因膀胱扩张,腹壁肌肉缺陷而导致的腹壁凸起膨隆的特殊体征(图1-8-4)。

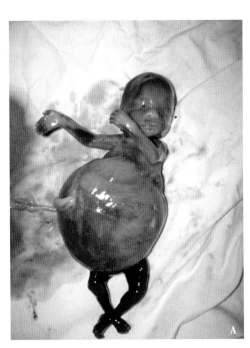

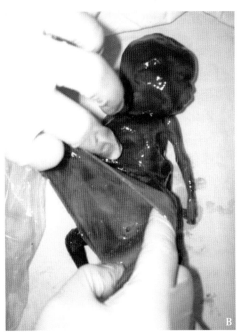

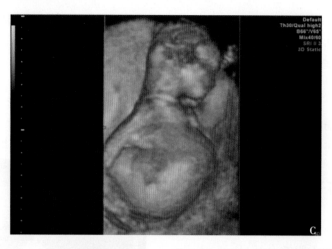

图 1-8-4　妊娠 13 周胎儿,三维超声显示胎儿胸腔较小,腹壁高度膨隆

3. 多数患儿存在双侧肾积水,早期可以不发生肾积水,随着疾病的发展积水程度也逐渐加重(图 1-8-5)。

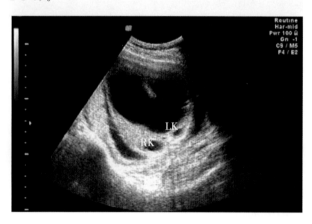

图 1-8-5　妊娠 17 周胎儿,二维超声提示胎儿双侧肾积水
LK:左肾;RK:右肾

4. PBS 患儿常常合并羊水少。

5. 75% 以上的 PBS 患者合并有其他系统畸形,较为常见的为消化系统、骨骼肌肉系统、颜面部以及心肺系统畸形。消化系统畸形中较为常见的是肠道狭窄及闭锁,肠道闭锁更为常见,尤其发生在结肠,肛门闭锁和泄殖腔存留也较为常见。骨骼肌肉系统畸形发生于 45% 的患者,较为常见的畸形包括足内翻、漏斗状胸、垂直距骨、髋关节脱位以及脊柱侧弯

等。肺发育不良较为常见,其严重程度亦决定胎儿预后。

【鉴别诊断】

鉴别诊断包括后部尿道瓣膜(posterior urethral valves,PUV)、尿道闭锁等。鉴于这些先天畸形的预后不同,产前正确诊断十分重要。典型的 PUV 超声表现为男性胎儿双侧肾输尿管积水,膀胱增大,后尿道扩张呈现"钥匙孔"征,膀胱壁往往较厚,然而其腹壁膨隆程度远不及 PBS 患儿,且其他脏器往往可以辨认。尿道闭锁是早孕期出现严重巨大膀胱最常见的诊断,它是 PBS 常见的合并畸形之一,提示预后较差。然而,上述表现仅存在于一些典型患者中,对于非典型病例的准确诊断,仍然存在一定困难。

【预后】

PBS 的治疗包括早期宫内治疗和生后外科手术治疗。通过早期超声诊断,在胎儿无其他系统合并畸形、无染色体异常、肾功能未受影响的情况下,实施膀胱羊膜腔分流术,对提高生存率,改善胎儿预后意义较大。胎儿出生后,外科手术治疗包括胎儿腹壁矫形术、泌尿系改良术、睾丸固定术以及纠正其他系统畸形的手术。随着现代外科技术的进展,在没有合并其他系统严重畸形的情况下,PBS 患儿的长期生存率比较可观。

(孙佳星　陈骊珠)

第九章

胎儿骨骼系统畸形超声诊断

胎儿骨骼系统畸形发生率约为 1/500,常表现为全身性或多发性畸形,畸形种类多,受累部位多。产前超声对胎儿肢体的显示更容易受到孕周、胎儿体位、羊水量多少等因素的影响,且部分肢体畸形可能会严重影响患儿的日常生活及心理,因而对胎儿骨骼系统畸形的超声诊断应引起足够重视。

第一节　胎儿骨骼的发生

骨骼及骨骼肌发生于中胚层及其所产生的体节,从受精后第 16 天到第四周末,有 30 对左右体节形成。上肢的肢芽出现、分化和最终相对大小的确立均早于下肢。肢体骨骼按照从近端到远端的顺序发育,肱骨和股骨原基最先形成,之后依次是桡骨和尺骨、胫骨和腓骨、掌骨和跖骨,最后是指(趾)骨。

第二节　骨骼发育不良性先天畸形

一、骨发育不良

软骨和骨组织异常的发育、生长将导致骨发育不良。胎儿骨发育不良表现形式多种多样,预后也不相同,其中致死性骨发育不良的预后不良,患儿出生后不能存活。致死性骨发育不良包括致死性软骨发育不全、致死性侏儒、成骨不全Ⅱ型,还有先天性磷酸酶过少症、短肋多指综合征、屈肢骨发育不良等较为罕见的畸形。临床上常见的能够在胎儿期发现的骨发育不良主要有严重的软骨发育不全和成骨不全等。

(一)软骨发育不全
【胚胎发育】
1. 定义与发病率　软骨发育不全(achondroplasia)的主要病变发生于长骨的骨骺,由于软骨的骨化过程发生障碍,导致骨纵轴生长迟缓,骨骺增

大,骨质宽度正常。软骨发育不全可伴发脑积水、面部裂畸形、心脏畸形及肾脏畸形等。活产儿中发病率为 1/50 000~1/10 000,男女均可发病。10%~20%的病例为家族性。80%~90%的病例是散发的,为新生突变,与父亲年龄较大有关。
2. 病因　软骨发育不全是一种常染色体显性遗传疾病。

【临床表现】
软骨发育不良的特征性的临床表现包括:患儿四肢短小、躯干短小、头大和腰椎前凸增大,以第三、四指骨间距增大为特征的三叉手是软骨发育不全的特异征象。软骨发育不全的临床表现还包括:手足骨骼短小、额骨隆起、面中部发育不良、鼻梁扁平及下颌宽大。

【超声声像图表现】
长骨的生长通常在晚孕期才出现明显异常,因此这对软骨发育不全产前诊断造成了一定的困难。典型的软骨发育不全(图 1-9-1)的超声声像图表现为:
1. 四肢长骨短而粗,特别是股骨、肱骨短小,因骨化差回声强度减弱、骨后方声影不明显。
2. 胸腔狭窄,胸围减小。
3. 腹部较膨隆,腹围增大,可有腹水。
4. 头颅增大,双顶径、头围明显大于孕周。
5. 可合并羊水过多、脑积水、唇腭裂,心脏及肾脏等畸形。

【鉴别诊断】
软骨发育不全应注意与胎儿生长受限相鉴别,胎儿生长受限头围正常或略小,腹围小于正常、脐动脉血流阻力增高。

【预后】
严重的软骨发育不全为致死性畸形,胎儿四肢明显短小,因胸廓发育不良可导致肺发育不良和胎

儿死亡。纯合子软骨发育不全可能在生后两年内死亡。杂合子软骨发育不全的寿命和智力可能不受影响,但颈髓连接处骨骼异常可能导致脊髓受压而致死。

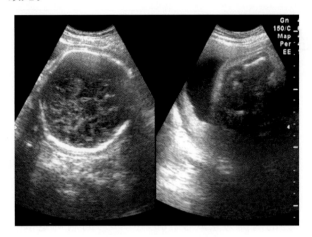

图 1-9-1　软骨发育不全

(二) 成骨不全

【胚胎发育】

1. 定义与发病率　成骨不全(osteogenesis imperfecta)又称脆骨病或脆骨-蓝巩膜-耳聋综合征,表现为全身长骨多发性骨折、蓝巩膜、牙本质形成不良、皮肤及韧带过软、听力受损等。其出生患病率约为 0.18/10 000。

2. 致畸因素与病因　部分为常染色体显性遗传,部分为常染色体隐性遗传。高龄父母可能是其危险因素。成骨不全的主要特征是骨质减少、多发性骨折。病理改变为正常的密质骨被纤维样不成熟的骨组织代替,肢体短,骨皮质薄,骨小梁变薄,变细,骨化差,有多发骨折和骨痂形成。

【分型】

广泛应用的分型由 Sillence 等提出,分为四大类型。

Ⅰ型:为常染色体显性遗传,为非致死性成骨不全。主要表现为轻度短肢或无明显短肢,出生后出现骨骼脆弱、蓝巩膜及听力丧失。颅骨正常,没有牙本质形成不良,可有骨质疏松。骨折可能没有,也可能为多发。

Ⅱ型:为常染色体显性遗传,为致死性成骨不全。主要表现为严重的短肢畸形,骨化差,串珠样肋骨,长骨骨折及宫内多发骨折。胸廓短但并不狭窄。

Ⅲ型:为常染色体隐性遗传,为非致死性成骨不全,非常罕见。主要表现为出生时的蓝巩膜和多发骨折。

Ⅳ型:为常染色体显性遗传,为非致死性成骨不全。主要表现为长骨和巩膜均正常,骨骼呈轻度至中度脆性,25%的新生儿有骨折。

【超声声像图表现】

成骨不全Ⅱ型在产前超声检查时是最易发现的类型。其他类型成骨不全相对较晚才有超声改变,主要表现为不同程度的短肢、长骨弯曲、增粗,骨折可出现也可不出现,部分轻型病例产前超声可正常,产前诊断有不同程度的困难。因而对有家族史的胎儿应多次追踪观察。

成骨不全Ⅱ型的超声声像图表现为(图 1-9-2):

1. 四肢严重短小,长骨短而粗、弯曲,有多处骨折,骨折后成角、弯曲变形。

2. 胸部变形,肋骨可有多处骨折。

3. 颅骨较薄,回声减低,探头加压可见颅骨局部变形、凹陷。

4. 可伴有羊水增多。

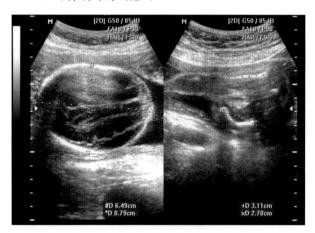

图 1-9-2　成骨发育不全

【鉴别诊断】

成骨不全Ⅱ型需与软骨发育不全相鉴别,软骨发育不全者膜性化骨正常,胎儿颅骨厚度及回声正常。但成骨不全Ⅱ型病情较轻者,通过超声鉴别比较困难。

【预后】

成骨不全Ⅱ型为致死性,出生后不能存活。其他三型畸形轻者预后较好,尚能生存。

二、肢体局部畸形

(一) 先天性肢体缺陷和截肢

在出生儿中占 1/20 000,约一半此类畸形继发于羊膜带综合征,其余病例常有多发性缺损和内脏或头面部畸形。

先天性肢体缺失和截肢多分两大类:横形肢体缺陷(先天性截肢)和纵形肢体缺陷。横形肢体缺陷包括某一肢体完全缺失、部分缺失。纵形肢体缺陷包括近侧纵形、远侧纵形和混合纵形缺陷。

胎儿单纯先天性截肢(横形缺陷)的原因主要有:羊膜带、血管损伤、致畸因子作用等。

通常用于描述肢体缺陷的名词有:

1. 缺肢畸形　一个或多个肢体缺失。

2. 半肢畸形　肢体的一个长节段缺失。

3. 海豹肢畸形　肢体发育不良,手和足分别和肩与髋相连。

4. 无手畸形　单侧或双侧手缺失。

5. 无足畸形　单侧或双侧足缺失。

6. 无手无足畸形　手和足缺失。

【超声声像图表现】

1. 先天性截肢(横形肢体缺陷)

(1)胎儿某一肢体完全或部分缺失,缺失以远的肢体软组织及其内的骨骼均不显示。

完全截肢:上肢或下肢整条肢体完全缺失。

部分截肢:在截肢平面以上的肢体可显示,截断平面以下的肢体不显示(图1-9-3)。

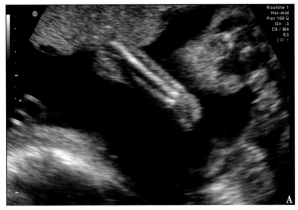
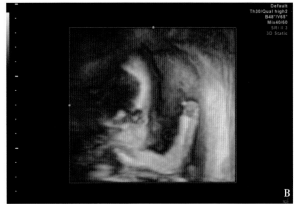

图 1-9-3　胎儿右手缺如

A. 二维图像;B. 三维图像

(2)羊膜带综合征引起的截肢,断端常不整齐、不规则,骨回声可突出于软组织,同时可显示羊膜带及其他畸形,如脑膨出、腹裂等。

(3)单纯手指缺如时,由于胎位、羊水等影响超声诊断难度很大,诊断手指脚趾缺失时应小心。

2. 纵形肢体缺陷

(1)上臂或大腿完全或部分纵形缺陷:上臂或大腿及其内的肱骨或股骨完全或部分缺如而不显示,缺如的远端肢体仍存在而得以显示。

(2)前臂纵形缺陷:如果尺桡骨完全缺如,则前臂完全缺如,手直接与上臂远端相连,若仅有桡骨或尺骨缺如,前臂软组织回声及手仍显示,前臂内仅显示一根骨回声,手形态失常,桡骨缺如较尺骨缺如多见。先天性桡骨发育不全或缺如常出现在许多综合征中。

(3)上臂与前臂或大腿与小腿完全缺如:典型病例有正常或异常的手与足,但缺乏手臂和腿,手足直接与躯干相连此时称海豹肢畸形,也可仅表现为上肢海豹肢畸形。

(4)小腿纵形缺陷:胫骨和腓骨完全缺如时,小腿完全缺如,足直接与大腿远端相连,仅有胫骨或腓骨缺如时,小腿仅显示一根骨回声,以腓骨缺如多见,常有足畸形。

(二)先天性手足畸形

1. 多指(趾)(图1-9-4、1-9-5)　可以单侧,也可以双侧。大多数多指(趾)为单发发生,呈常染色体显性遗传。

畸形特征:多指(趾)是指手或足多出一个指(趾),多出的指(趾)可能仅为一个肉球,也可能是一个完整的指(趾),具有弯曲和伸展功能。可伴有并指(趾),短指(趾)和其他畸形。多余指(趾)可在桡骨侧(胫骨侧)也可在尺骨侧(腓骨侧);可以从手掌(脚掌)长出,也可以长在手指(趾)上。

2. 并指(趾)畸形　手指间软组织相连或手指间骨性强回声相连。

3. 缺指(趾)　缺指(趾)可以是单个手指的缺失也可能是多个手指(趾)的缺失,甚至可能出现手掌或脚掌裂,呈"龙虾爪"改变。

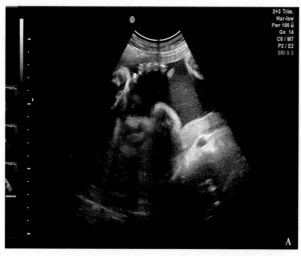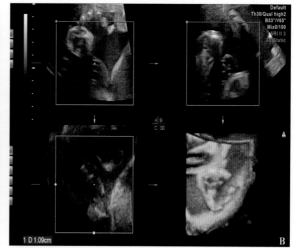

图 1-9-4 胎儿多指畸形

A. 二维图像;B. 三维图像

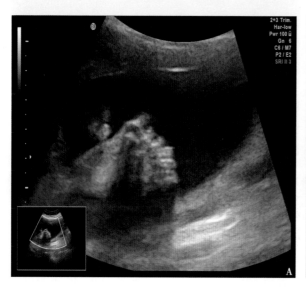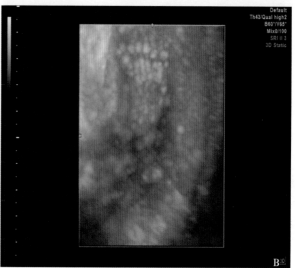

图 1-9-5 胎儿多趾畸形

A. 二维图像;B. 三维图像

4. 手姿势异常

(1)手内翻或外翻:超声检查在前臂长轴切面上同时显示与之成角的手冠状切面并保持不变,手运动受限。

(2)鹰爪手:手保持固定姿势,手指屈曲,呈垂腕状。与染色体异常有关。

(3)重叠指:中指在最低位,食指和无名指重叠在上。

5. 足内翻

【胚胎发育】

(1)定义与发病率

足内翻(congenital clubfoot deformity),又称马蹄内翻足,是一种较复杂的骨骼肌肉系统畸形,其临床表现多样,主要包括马蹄畸形、后足内翻、前足内收和高弓畸形等。马蹄内翻足我国的发病率约为0.39/1000,男、女性发病比例为(2～4):1,其中约50%为双侧马蹄内翻足。

(2)病因

导致马蹄内翻足的病因说法不一,包括遗传基因因素、骨骼异常、血管异常、足部软组织挛缩、神经肌肉异常以及宫内发育阻滞等多种学说。

【超声声像图表现】

正常的足底与小腿骨骼间应该是垂直的关系,即胫腓骨与足底不应再同一切面显示。当超声检查中跖趾骨与胫腓骨在同一切面内显示,且多次扫查发现此姿势不随胎动及足的运动而改变,可诊断为马蹄内翻足(图 1-9-6)。

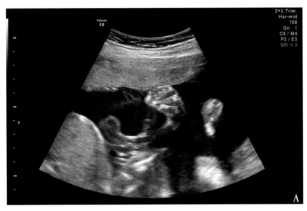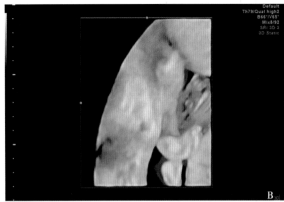

图 1-9-6　胎儿足内翻

A. 二维图像;B. 三维图像

【预后】

足内翻可仅为姿势异常,如严重羊水过少时,胎儿活动受限导致的足内翻姿势,生后不需治疗;也可能为一单发畸形,需要外科处理,预后良好;或为一复杂畸形,合并染色体、神经肌肉或其他结构异常则预后较差。

(三) 人体鱼序列征

【胚胎发育】

1. 定义与发病率　人体鱼序列征(sirenomelia sequence)即并腿畸胎序列征,主要特征是双下肢融合,足缺如或发育不良,形似鱼尾。人体鱼序列征是一种极其罕见的先天性缺陷,平均每 7 万例婴儿中发生一例。

2. 病因　导致这种畸形的原因目前主要有两种观点:

(1)畸形与血管窃血现象有关,即一条卵黄动脉衍化而来的起自高位腹主动脉的粗大血管,它行使脐动脉功能,将大量的血运至胎盘,从而使胎儿结构出现严重的供血不足,引起严重畸形。

(2)畸形与中后轴中胚层和(或)尾胚层原发缺陷有关,由于中间尾结构发育不全或缺如,造成早期胚下芽融合(腓侧)所致。此缺陷发生于胚胎原始阶段(妊娠第 3 周),在尿囊发育之前,故常无尿囊血管。

【超声声像图表现】

人体鱼序列征的典型特征是泌尿生殖器异常、肛门闭锁、并腿及不同程度的下肢发育不全。但因其畸形变异多样且受羊水量少等因素影响在产前诊断有一定的困难。

典型的超声声像图表现为(图 1-9-7):

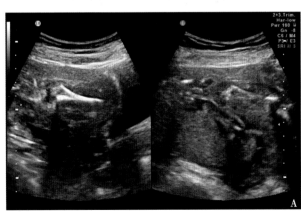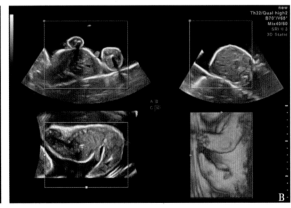

图 1-9-7　人体鱼序列征

A. 二维图像示胎儿双下肢骨骼融合仅见一近端呈分叉形长骨、双下肢软组织融合;

B. 胎儿引产后置于水容器中所做三维图像。下肢融为一体近似鱼尾状

1. 双肾缺如或多发性囊性肾发育不良,膀胱不显示。

2. 羊水过少或无羊水。

3. 双下肢软组织融合,骨骼可见,相距较近,呈并列姿势不变,两腿间软组织融合无分界;若双下肢骨骼融合,下肢仅见一根股骨、一根小腿骨或 2～3 根小腿骨。

4. 双足融合,或单一足结构,或足缺如。

5. 双肾动脉不显示,合并单脐动脉。

【预后】

患儿因先天性肾脏、膀胱等重要器官缺如,多在出生后几个小时或一两天内死亡。

（王晓光　沈　玥）

第十章

多 胎 妊 娠

第一节　多胎妊娠

多胎妊娠(multiple pregnancy)是指同时有两个或两个以上胎儿的妊娠。人类的多胎妊娠中以双胎多见,三胎少见,四胎或四胎以上罕见。近年来由于促性腺激素在不孕症治疗中的应用,多胎的发生率增高,其中双胎妊娠最常见。

双胎妊娠发生主要相关因素:

1. 种族因素　黑色人种发生率最高,白色人种次之,黄色人种最低。

2. 年龄与产次　20岁以下双胎妊娠发生率8‰,30～39岁达15‰;产次越多,双胎妊娠发生率越高。

3. 遗传因素　有双胎家族史者发生双胎妊娠的频率较一般人群高4～7倍,且决定双胎遗传倾向因素母亲较父亲重要。

4. 血清促性腺激素　该激素水平高,双卵双胎发生率高。

5. 辅助生殖技术的应用。

多胎妊娠属高危妊娠。双胎妊娠的围生婴儿病死率较单胎妊娠高4～6倍,围生婴儿发病率是单胎的2倍。母体发生并发症的可能性较单胎亦明显增高。单绒毛膜双胎还存在一些特殊的并发症,包括双胎输血综合征、联体双胎、无心畸形、双胎之一死亡、贫血-红细胞增多症等。单绒毛膜双胎早孕期至24周死亡风险达12%,比双绒毛膜双胎高6倍。

【双胎胚胎发育及分类】

来自一个受精卵的双胎称单卵双胎,来自两个受精卵的双胎称双卵双胎。几乎2/3的双胎为双卵双胎,发生率为7‰～11‰。单卵双胎的发生率为3‰～4‰。

由于胚细胞分化形成胚胎后不可能再长出第二个胚胎,因此只有早胚期的分裂才可以形成单卵双胎。

受精卵形成后,经过卵裂,于第4天形成桑葚胚。桑葚胚进入子宫腔后,细胞间出现一些小腔隙,后融合为一个大腔,整个胚呈泡状,称胚泡。中央空腔为胚泡腔,周围一层细胞为滋养层,后来形成绒毛膜,内部一团细胞,称内细胞群。受精后第5、6天胚泡开始植入子宫内膜,植入处滋养层后来形成丛密绒毛膜,与底蜕膜共同形成胎盘。开始植入后内细胞团分化成胚盘、羊膜囊和原始卵黄囊,受精后第8天分化形成羊膜囊。13天后开始形成原条,细胞开始分化。在此之前,胚细胞具有全能分化的能力,分裂后可以形成两个完整胚胎。

因此,单卵双胎根据两个全能细胞群分离时间的不同,形成的绒毛膜囊、胎盘及羊膜囊数目不同:

1. 受精后第4天前分离　即在胚泡形成前全能细胞群分离,最终形成双绒毛膜囊双羊膜囊双胎。此种类型约占单卵双胎的25%。

2. 受精后第4～8天分离　即在胚泡已形成而羊膜尚未形成阶段全能细胞群分离,最终形成单绒毛膜囊双羊膜囊双胎。此种类型约占单卵双胎的75%。

3. 受精后8～12天分离　即在羊膜囊已形成后全能细胞群分离,最终形成单绒毛膜囊单羊膜囊双胎。此种类型少见,约占单卵双胎的1%。

4. 受精后第13天胚盘分化不完全,则形成联体双胎,属于单绒毛膜囊单羊膜囊双胎。

双卵双胎来源于两个受精卵,分别植入内膜,最终形成双绒毛膜双羊膜囊双胎。单卵双胎则即可以形成单绒毛膜双羊膜囊(或单羊膜囊)双胎,又可以形成双绒毛膜双羊膜囊双胎。了解双胎的胚胎发育过程有助于对双胎某些特有的疾病进行诊断。

【双胎妊娠的超声声像图表现】

1. 孕7周以前,通过计数妊娠囊判断绒毛膜囊数目,绒毛膜囊数等于妊娠囊数(图1-10-1)。

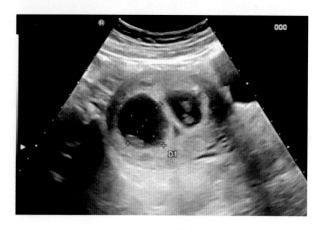

图 1-10-1　双绒毛膜囊双羊膜囊

2. 孕 8～10 周超声可以准确判断绒毛膜囊数目及羊膜囊数目　由于绒毛膜囊分化早于羊膜囊分化，因此双绒毛膜囊一定有双羊膜囊。两个妊娠囊各自有有单个胚芽提示双绒毛膜双羊膜囊双胎；一个妊娠囊内含有两个分开的羊膜腔，腔内分别可见胚芽，提示单绒毛膜囊双羊膜囊双胎。一个妊娠囊内仅有一个羊膜腔，腔内含有两个胚芽，提示单绒毛膜囊单羊膜囊双胎。

3. 孕 11～14 孕周，如果超声显示两个独立的胎盘则可确定为双绒毛膜囊双胎妊娠。主要通过"双胎峰"征来判断绒毛膜性。在两胎盘的连接处，见一个 A 字形结构向羊膜腔方向突起，并与分隔膜延续，称为"双胎峰"征，提示双绒毛膜囊双羊膜囊双胎(图 1-10-2)；无"双胎峰"征，分隔膜与胎盘连接处显示为 T 字形结构，提示单绒毛膜囊双羊膜囊双胎(图 1-10-3)；两胎儿间无分隔膜，仅有一个胎盘者提示单绒毛膜囊单羊膜囊双胎。

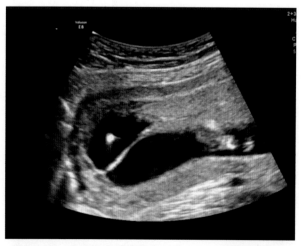

图 1-10-2　在两胎盘的连接处，见一个 A 字形结构向羊膜腔方向突起，并与分隔膜延续，称为"双胎峰"征，提示双绒毛膜囊双羊膜囊双胎

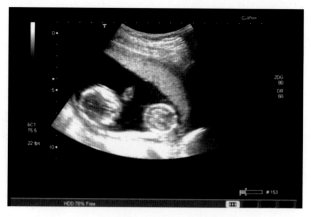

图 1-10-3　分隔膜与胎盘连接处显示为 T 字形结构，提示单绒毛膜囊双羊膜囊双胎

4. 中晚孕期判断绒毛膜性准确性下降，两胎儿间有分隔膜且有两个不连接的胎盘或胎儿性别不一致者提示双绒毛膜囊双羊膜囊双胎；两胎儿间无分隔膜，仅有一个胎盘提示单绒毛膜囊单羊膜囊双胎；只有一个胎盘且两胎儿间有分隔膜，重点观察胎盘分隔膜连接处，连接处呈双胎峰征改变，且分隔膜较厚，大于 1.5mm，提示双绒毛膜囊双羊膜囊双胎。由于随胎儿孕周数的增长，胎膜隔显示不清，中晚孕期检查时难以准确判断双胎类型，但此时双胎可能出现的某些异常需要确定单绒毛膜囊或双绒毛膜囊，来协助诊断异常。因此，在早孕期如果可以确定绒毛膜囊数及羊膜囊数，最好标注清楚，为后期的诊断提供帮助。

【单绒毛膜囊双胎特殊并发症】

与双绒毛膜囊双胎妊娠相比，单绒毛膜囊双胎妊娠有非常高的胎儿丢失率、围生期死亡率和发病率。这是因为双胎间无法预料的血管交通吻合及单个胎盘的不均衡分配。单绒毛膜囊双胎还存在一些特殊的并发症，包括双胎输血综合征、联体双胎、无心畸形、双胎之一死亡、贫血-红细胞增多症等。

第二节　双胎妊娠胎儿发育异常

一、双胎输血综合征

【胚胎发育】

1. 定义及发病率　胎儿-胎儿输血综合征(twin-twin transfusion syndrome, TTTS)是双胎妊娠的一种特殊病理状态，是指单合子单绒毛膜双胎通过胎盘动脉-静脉血管吻合支进行血液交换，供血胎儿向受血胎儿输血而又得不到补偿，导致双胎间出现明显的血流动力学不平衡状态引起的一系列病理生理改变及临床综合征。单绒毛膜双胎妊娠10%～15%发生TTTS,在所有双胎妊娠中TTTS发生率1.6%。如果不予治疗,胎儿围生期死亡率高达80%,幸存胎儿中将有35%残留神经系统后遗症。

2.病因 TTTS发生机制尚未明确,但通过胎盘染料灌注研究证实了几乎所有单绒毛膜双胎胎盘都存在交通血管,而在双绒毛膜双胎胎盘不存在交通血管,只有在两胎儿循环间存在交通血管,TTTS才会发生。单绒毛膜双胎胎盘内的血管可以以动-动脉、静-静脉和动-静脉吻合方式存在,吻合的血管可以位于胎盘浅层也可以位于胎盘深层,它们相互吻合、相互代偿,保持两胎儿间的循环平和,如果这样一个动力学平衡被打破,产生压力差,造成单向血流,即会发生TTTS。TTTS的发生至少有1个动-静脉吻合支的存在,如果吻合血管总数较少,或缺乏动-动脉吻合,两胎儿间循环不平衡更容易发生,发生TTTS的危险性更高,且程度更为严重。

此外,肾素-血管紧张素、心房肽、胰岛素样生长因子、胰岛素生长因子结合蛋白等内分泌因子均可能与TTTS的发生相关。TTTS的病理生理过程可能是多因素作用的结果的,是以双胎胎盘间血管吻合为基础,在不同的血流动力学异常和激素共同作用下,不同程度的发展,最终出现临床症状。

随着胎儿间输血加重,供血儿血容量逐渐减少,导致尿量减少和羊水减少,有时羊水过少致使胎儿被羊膜包裹,贴附固定于一侧宫壁,似贴附儿,而受血儿则表现为高血容量,尿量排出增加,膀胱充盈,出现羊水过多、胎儿水肿、心脏扩大甚至心衰、胸腔积液及腹腔积液、心包积液等。这些表现即为羊水过多-羊水过少序列。

【超声声像图表现】
产前超声诊断TTTS主要根据是单绒毛膜双胎伴有羊水过多-羊水过少序列,虽然常有胎儿生长不相称的表现,但这并不是主要的诊断标准。

1.单绒毛膜双胎是诊断TTTS的前提。

2.羊水容量的差异 受血儿羊水过多(羊水最大垂直暗区>8cm),供血儿羊水过少(羊水最大垂直暗区<2cm),即存在羊水过多-羊水过少序列。

3.典型、严重的TTTS通常还包括以下特点 受血儿膀胱增大,供血儿膀胱过小或不充盈;两胎儿生长不对称,体重估测差异超过20%;受血儿脐带直径大于供血儿脐带直径;Doppler超声检查,脐动脉舒张末期血流速度减低、消失甚至出现反向血流;静脉导管a波反向,脐静脉出现搏动血流;胎儿水肿,表现为皮肤水肿、心包积液、胸腹腔积液及腹腔积液;胎儿超声心动图,受血儿表现不同程度心衰、心室肥厚、心脏增大。

4.TTTS的超声分期:Quinero等于1999年提出,将TTTS分成Ⅰ～Ⅴ期(表1-10-1,图1-10-4～1-10-6)。

表1-10-1 TTTS的超声分期

分期	羊水过多/过少	供血儿膀胱无充盈	CADs	水肿胎	胎死宫内
Ⅰ	+	－	－	－	－
Ⅱ	+	+	－	－	－
Ⅲ	+	+	+	－	－
Ⅳ	+	+	+	+	－
Ⅴ	+	+	+	+	+

CADs(critically abnormal Doppler):极度多普勒血流频谱异常,至少符合以下其中1项:脐动脉舒张末期血流缺如或反向;静脉导管a波反向;脐静脉血流搏动。

【预后】
TTTS的严重程度取决于胎盘内发生分流的时间、范围和方式,单向动-静脉吻合发生早,TTTS程度重;单向动-静脉吻合发生晚,同时存在代偿性动-动脉,静-静脉吻合,TTTS程度较轻。TTTS发生于28孕周前,未经治疗胎儿围生期病死率高达90%～100%,而28孕周后发生的TTTS,围生期病死率为40%～80%。因此TTTS对胎儿危害较大,严重影响围产儿预后。如果条件允许,建议双胎妊娠孕早期需超声检查明确绒毛膜性质,对单绒毛膜双胎,孕16周后每两周进行包括彩色多普勒检查的超声评估,尽早发现和治疗TTTS。

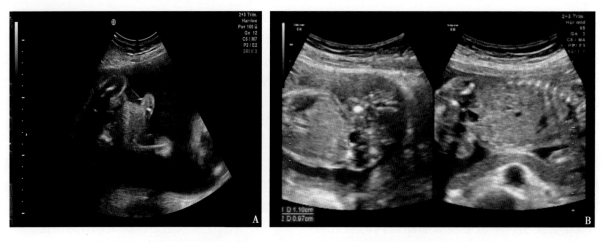

图 1-10-4 双胎输血综合征（Quintero 分期 Ⅰ期）

A. 单绒毛膜囊双羊膜囊双胎,一胎儿羊水过少,羊水深度约 1.2cm,一胎儿羊水过多,

羊水深度约 15cm;B. 两胎儿均可见膀胱

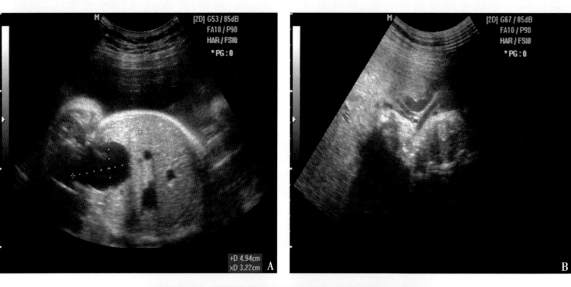

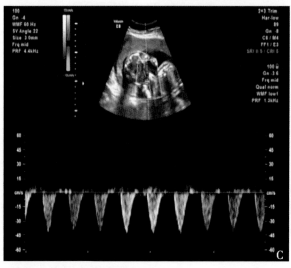

图 1-10-5 双胎输血综合征（Quintero 分期Ⅲ期）

A. 胎儿羊水过多,膀胱增大;B. 胎儿无羊水,为"贴附儿";C. 双胎之一表现为脐动脉舒张期血流消失

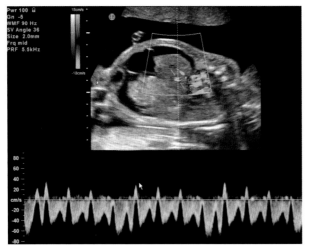

图 1-10-6　双胎输血综合征（Quintero Ⅳ 期）
受血儿表现为皮下水肿、腹腔积液、静脉导管 a 波反向

二、双胎之一选择性胎儿生长受限

【胚胎发育】

1. 定义及发病率　单绒毛膜双胎中选择性胎儿生长受限（selective fetal growth retardation，FGR）发生率为 10%～15%，其两个胎儿均具有明显增高的围生期发病率和死亡率，是单绒毛膜双胎的重要并发症。单绒毛膜双胎中选择性胎儿生长受限是指单绒毛膜双胎两胎儿生长发育不一致（估计体重相差 25% 以上），且生长受限儿估计体重低于第十百分位数以下。

2. 病因　选择性胎儿生长受限发病原因一方面与两胎儿胎盘比例不一致有关，据报道，选择性胎儿生长受限病例中小胎儿脐带插入异常（帆状插入）发生率高达 45%；另一方面与两胎儿间胎盘血管吻合有关，胎儿间血管连接包括：动-静脉、动-动脉和静-静脉连接，这些胎盘间的血管连接对选择性胎儿生长受限进展有重要影响。

【超声声像图表现】

1. 经早孕期或中孕期超声检查确认为单绒毛膜双胎。

2. 胎儿生长发育不一致　估计胎儿体重相差 25% 以上，双胎儿体重之差值百分比计算方法：(A－B)×100%/A，A 为体重较重的胎儿，B 为体重较轻的胎儿。

3. 小胎儿常伴有脐带插入异常（帆状插入）（图 1-10-7）。

4. 小胎儿常伴羊水过少。

5. 选择性胎儿胎儿生长受限分型：根据 FGR 胎儿脐动脉的舒张期血流的不同特征，选择性胎儿

生长受限可以分为几种不同的类型。Ⅰ型：舒张期血流频谱正常。Ⅱ型具有持续性的舒张末期血流消失或反向（图 1-10-8）。Ⅲ型为间歇性舒张末期血流消失或反向。

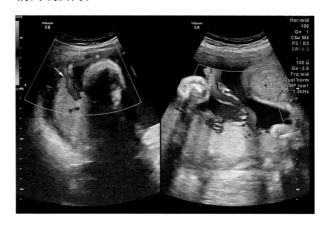

图 1-10-7　箭头示双胎中一胎儿脐带帆状附着

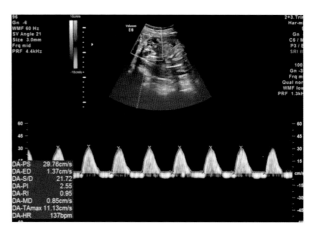

图 1-10-8　胎儿脐动脉舒张末期血流反向

【预后】

选择性胎儿生长受限具有明显增高的围生期发病率和死亡率，选择性胎儿生长受限可以分为几种不同的类型，其临床表现和预后也有所不同。Ⅰ型舒张期血流频谱正常，妊娠结局良好。Ⅱ型具有持续性的舒张末期血流消失或反向，FGR 胎儿宫内死亡或早产的风险较高。Ⅲ型为间歇性舒张末期血流消失或反向，小胎儿宫内死亡的风险为 10%～20%，大胎儿神经系统损伤的风险 10%～20%。

三、双胎之一死亡

【胚胎发育】

1. 定义及发病率　双胎之一死亡可以发生在任何孕周。单绒毛膜双胎之一死亡的发生率为 4%。

2. 致畸因素与病因　选择性胎儿生长受限、双胎输血综合征、贫血-红细胞增多症等是双胎特有的并发症，也是双胎之一死亡的常见原因。单绒毛膜双胎胎盘份额不一致、胎盘功能不全或血流动力学不平衡均可导致双胎之一死亡。

【超声声像图表现】

1. 早孕晚期或中孕早期双胎之一死亡者，死亡胎儿可有人形。

2. 中孕中晚期及晚孕期双胎儿之一死亡者，可以显示出一个无心脏搏动的死亡胎儿的图像。如能显示股骨或肱骨，可根据其测量数值来估计胎儿死亡时间。

3. 超声对存活胎儿的监测　单绒毛膜双胎之一宫内死亡后，会发生某种程度的急性双胎输血，由于胎儿间的血管吻合，血液快速充盈到胎盘部分和死亡胎儿体内，使幸存胎儿循环血容量减少，立即发生低血压，从而导致存活胎儿相继死亡或缺氧缺血性脑病，因此，单绒毛膜双胎之一宫内死亡后，监测存活胎儿状况对于选择适宜的处理方式非常重要。

【预后】

据报道，单绒毛膜双胎之一胎死宫内后，双胎儿死亡发生率达15%，神经系统损害发生率达25%，早产风险达68%。因此单绒毛膜双胎一旦出现一胎儿胎死宫内，需要对存活胎儿密切监护以决定恰当的分娩时机和方式。

四、双胎反向动脉灌注综合征

【胚胎发育】

1. 定义及发病率　双胎反向动脉灌注（twin reversed aterial perfusion，TRAP）综合征是单绒毛膜双胎妊娠的严重并发症，表现为相对正常的胎儿（即泵血儿）通过动脉-动脉吻合逆向灌注另一胎儿，后者因无心脏结构或仅有原始心管发育，伴有严重的畸形及水肿，称为双胎之一无心畸形。临床罕见，约占单卵双胎的1%，常见于单羊膜囊双胎，仅少数为双羊膜囊双胎。

无心畸形双胎有4种不同类型：

（1）无头无心型：最常见，其特征是胎儿无头无心无上肢，仅见部分躯干及发育不全的下肢。

（2）部分头无心型：可有部分发育的头部和大脑，躯干和四肢可能存在。

（3）无定形无心型：仅有一球形或不规则形态的团块。

（4）无心无躯干型：仅有畸形的头部存在。

2. 致畸因素与病因　本病的病因不明，目前被广泛接受的理论是"动脉反向灌注理论"。双胎之间的血管交通极为复杂，但两者之间至少必须具备动脉-动脉及静脉-静脉两大血管交通才能完成循环过程。泵血儿血液通过脐动脉到胎盘，经大的动脉-动脉吻合直接将血液反向灌注入无心畸胎的单一脐动脉内，再通过髂内动脉进入其循环，最终，由脐静脉流向胎盘，通过较大的静脉-静脉吻合经泵血儿脐静脉回流入泵血儿心脏，完成整个泵血儿与受血儿之间的血液循环，由于无心畸胎血液供应来源于泵血儿脐动脉血液（静脉血），这种含氧量相对丰富的静脉血（与无心畸胎的静脉血相比）首先通过髂内动脉供应无心畸胎的下部身体，使下部身体发育相对较好，而上部身体由于严重低氧而出现各种不同的严重畸形。导致这种情况的具体原因尚不清楚，也有学者认为本病是由于先天性心脏不发育或原始心管融合失败所致，可能是染色体的畸变或受到致畸因素的作用造成胚胎发育异常而出现无心畸形。无心畸胎本身无心脏或仅有原始心管而无正常心脏功能，其血液供应来自另一个发育正常的胎儿。

【超声声像图表现】

超声声像图表现如图1-10-9所示。

1. 双胎中畸形胎儿显示为无心畸胎特点　以上部身体严重畸形为主，可表现为无头、无双上肢、胸腔发育极差，可伴有下部身体畸形。部分无心畸胎上部身体结构难辨，仅表现为一不规则实质性团块组织回声。无心畸胎常有广泛的皮下水肿声像改变。无心畸形体内常无心脏及心脏搏动，如果无心畸形存在残腔或心脏遗迹，可有微弱的搏动。

2. 无心畸胎胎体内可检测到血液循环。

3. 频谱及彩色多普勒血流显像特点　入无心畸胎的血流表现为动脉频谱，而出无心畸胎的血流表现为静脉血流频谱盘。

4. 泵血儿出现软组织水肿、腹腔积液时，则提示心功能衰竭。

【预后】

双胎反向动脉灌注综合征对双胎均是一种致死性的严重畸形。无心畸胎的病死率为100%，泵血儿病死率达50%，泵血儿由于长期心脏负荷过重而发生充血性心力衰竭、羊水过多，引起早产、慢性缺氧是导致泵血儿死亡的主要原因。

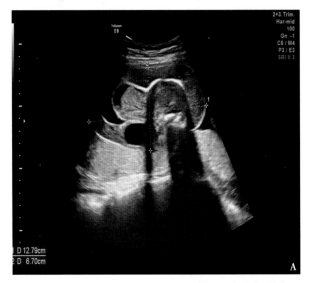
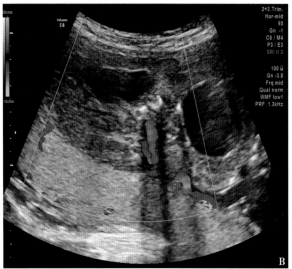
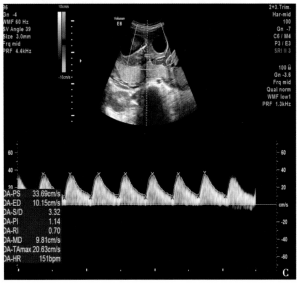

图 1-10-9 双胎反向动脉灌注综合征
A. 宫腔内除正常胎儿外,可见一不规则包块即无心畸胎影像,呈高度水肿样改变,内可见骨骼回声;B. 一脐带与无心畸胎相连,脐带内仅可见一条脐动脉及一条脐静脉;C. 多普勒频谱显示脐动脉血流方向为流向无心畸胎方向

五、联体双胎

【胚胎发育】

1. 定义及发病率 联体双胎(conjoined twin)是罕见的胎儿畸形,发生率为 1/100 000~1/50 000,或每 400 个单卵双胎妊娠中有一个联体双胎。发生于单卵双胎,由于受精卵在受精第 13 天后分离,此时原始胚盘已经形成,机体不能完全分裂为 2 个胎儿所致,分为对称性联体双胎和不对称性联体双胎两大类。对称性联体双胎包括胸腹部联体、侧面联体、头部联体、骶尾部联体,胸腹部联体最常见;不对称联体少见,包括寄生胎及胎内胎。

2. 致畸因素与病因 均为单绒毛膜单羊膜,可见于三胎以上的妊娠,多发生于女性胎儿,病因不清。

【超声声像图表现】(图 1-10-10)

1. 单羊膜囊(在发现为单羊膜囊双胎时要仔细检查双胎有无相联)双胎间无分隔膜,一个胎盘。

2. 双胎的相互关系固定不变。

3. 根据相联部位不同,有不同表现 大多数双胎在腹侧融合,双头,双躯干,两胎儿面对面,两条相对的脊柱、4 各上肢及 4 个下肢;胸腹围增大,胸腹

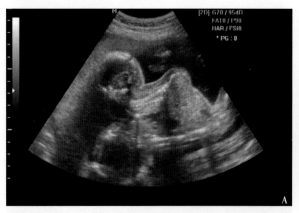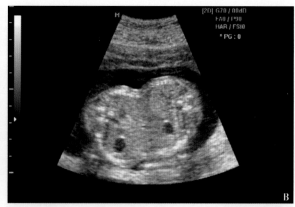

图 1-10-10 联体双胎

A. 两胎儿可见两个头颅影像;B. 胸腹联合在一起

前壁相连,共享器官为肝脏,心脏可共享,也可独立,其余脏器均为 2 套。双头联胎时,常为侧侧融合,其融合范围广泛,常在颈部以下融合。双臂联胎可显示两个臀部,4 个下肢、2 个上肢,头部以上的胸腹头部连在一起。

4. 50% 的联体双胎伴有羊水过多。

【预后】

大多数联体双胎会早产,约 40% 为死胎,35% 左右在出生后 24 小时内死亡。存活者根据联体的不同部位及是否合并其他畸形,其预后不同,联体双胎连接的范围越广、涉及的器官越多、涉及的器官越重要,则预后越差。各种类型的联体双胎中胸腹部联体婴儿的手术生存率最高。但大部分手术效果不佳,且费用昂贵,对于有生机儿之前诊断联体双胎,可考虑终止妊娠,对于有生机儿之后做出的诊断,如果预后差,也可考虑终止妊娠。

(解丽梅)

第十一章

胎盘、脐带与羊水异常

第一节　胎盘异常

一、前置胎盘

【胚胎发育】

1. 定义及发病率　孕 28 周后,胎盘附着于子宫下段,胎盘下缘达到或覆盖宫颈内口,低于先露部,称为前置胎盘(placenta praevia)。前置胎盘是妊娠晚期出血的主要原因之一,是妊娠期严重并发症。国内文献报道前置胎盘的发生率为 0.83%～1.8%,国外文献报道为 0.5%～1.0%。前置胎盘多见于经产妇,尤其是多产妇。

2. 致畸因素与病因　前置胎盘与下列因素有关:①多产、多次人流术、多次刮宫术及子宫内膜炎引起的子宫内膜病变与损伤;②受精卵抵达子宫腔时,受精卵滋养层发育迟缓,未发育到能着床的阶段下移并植入子宫下段,在该处生长发育形成前置胎盘;③有学者提出吸烟及毒品影响子宫胎盘供血,胎盘为获取更多的氧供应而扩大面积,有可能覆盖子宫颈内口,形成前置胎盘;④多胎妊娠由于胎盘面积大,延伸至子宫下段甚至达到宫颈内口;⑤副胎盘及假叶胎盘等胎盘异常。

【超声声像图表现】

1. 中央性或完全性前置胎盘(图 1-11-1)　经腹部超声即可显示胎盘实质完全覆盖宫颈内口。

2. 边缘性或部分性前置胎盘　显示胎盘实质下缘达到或覆盖部分宫颈内口。

3. 低置胎盘　胎盘下缘距离宫颈内口 2cm 以内(图 1-11-2)。

【鉴别诊断】

1. 胎盘早剥　轻型胎盘早剥以显性出血为主者,临床上难与前置胎盘鉴别。重型胎盘早剥超声可发现胎盘增厚、胎盘后血肿。

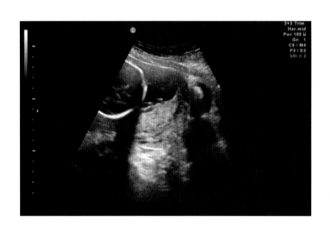

图 1-11-1　中央型前置胎盘

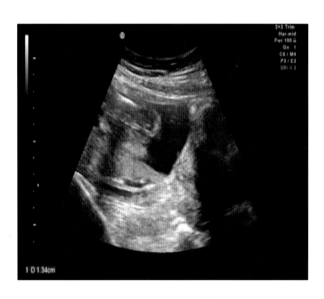

图 1-11-2　低置胎盘

2. 胎盘边缘血窦破裂　临床上可有明显的阴道出血,超声检查可见胎盘附着正常位置,无前置情况,胎盘边缘见液性暗区。

3. 子宫下段局限性收缩　若子宫收缩发生在子宫下段,该处的肌壁增厚或隆起,回声增高,类似胎盘回声,造成覆盖子宫颈内口的假象,因此应子宫收缩缓解后再复查。

【预后】

前置胎盘在妊娠晚期易发生产前出血,胎儿窘迫甚至早产。如果处理不当,可能引起围生儿死亡、产妇休克、羊水栓塞等并发症。由于子宫下段蜕膜发育较差,位于子宫下段的前置胎盘易发生胎盘植入,使产后胎盘剥离不全而发生产后大出血。另外前置胎盘的剥离面接近宫颈外口,细菌易侵入胎盘剥离面,加上孕妇贫血、体质虚弱,容易发生感染。

二、胎盘剥离

【胚胎发育】

1. 定义及发病率　胎盘剥离(placental abruption)是指妊娠 20 周后正常位置的胎盘在胎儿娩出前,部分或全部从子宫壁剥离,是妊娠晚期的一种严重并发症,往往起病急、进展快。通常有腹痛、阴道流血、子宫张力高等临床表现。如诊断处理不及时会发生严重并发症如弥散性血管内凝血(DIC)、肾功能衰竭及产后出血等严重威胁母儿生命。中国报道其发病率为 $0.46\%\sim2.1\%$,围生儿死亡率为 $20\%\sim35\%$。

2. 致畸因素与病因　与胎盘早剥有关的因素:①血管病变:胎盘底蜕膜小动脉痉挛或硬化,引起远端毛细血管缺血坏死,破裂出血形成血肿,引起胎盘与宫壁剥离;②机械性因素:腹部外伤及宫腔内压骤减等因素均易胎盘早期剥离;③子宫静脉压突然升高:晚期妊娠子宫较重,当孕妇长时间处于仰卧位时,妊娠子宫压迫下腔静脉,阻碍静脉血的回流,使子宫的静脉压突然升高,传到绒毛间隙导致蜕膜静脉床充血紧张,可引起部分或全部胎盘剥离。④近 10 年的研究证实了吸烟与胎盘早期剥离具有相关性,吸烟使血管发生退行性变从而增加了毛细血管的脆性,同时尼古丁对血管收缩的影响以及血清中一氧化碳结合蛋白浓度升高均可导致血管痉挛缺血,从而诱发胎盘早期剥离。有研究报道吸烟使胎盘早期剥离发生危险增加 90%,并随着每天吸烟数量的增加胎盘早期剥离发生的危险性也增加。

【超声声像图表现】

1. 显性剥离　超声难以诊断,由于血液排出宫腔,胎盘后方无血液积聚,因此胎盘形态无变化。

2. 隐性剥离　由于剥离部位血液积聚,剥离区

的胎盘增厚,局限性回声不均(图 1-11-3)。

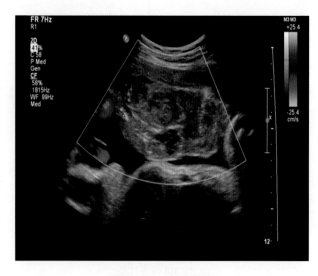

图 1-11-3　胎盘早剥

【鉴别诊断】

1. 胎盘血窦其声像图可在胎盘切面显示一长管形或不规则形液性无回声区,可位于胎盘实质内或胎盘边缘。

2. 前置胎盘　前置胎盘的出血无诱因,为无痛性阴道流血,可反复发生。

3. 局部子宫收缩　子宫收缩如发生在胎盘附着处,声像图上可见一向胎盘突出的半圆形弱回声区,类似胎盘后血肿的图像,收缩过后,图像恢复正常。

【预后】

研究指出胎儿宫内死亡当胎盘剥离面积达 1/3 时胎儿可发生宫内窘迫甚至死亡;当剥离面积达 1/2 时胎儿多数死亡。因此即使临床症状不严重有胎盘早期剥离可疑时,应严密监测胎儿宫内情况并予积极处理。

三、胎盘绒毛膜血管瘤

【胚胎发育】

胎盘绒毛膜血管瘤(placental chorioangioma),较少见,是一种原发性良性非滋养层肿瘤。在病理上有 1% 胎盘可发现小血管瘤,出生婴儿的发病率仅为 175/1000。肿瘤可单发,也可多发,其发生位置不定,大小也不相同。

【超声声像图表现】

1. 肿瘤为边界清楚的圆形或类圆形结节,位置常邻近脐带入口靠绒毛膜表面,内部回声以低回声或蜂窝状无回声较多见(图 1-11-4)。

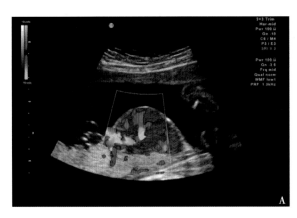
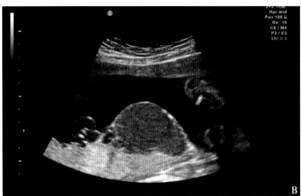

图 1-11-4　胎盘绒毛膜血管瘤

2. 肿块较大者常合并羊水过多及胎儿宫内生长迟缓。

【鉴别诊断】

胎盘血管瘤内部血流较丰富,彩色多普勒可显示肿瘤内有高速或低速血流。这点可与血肿、绒毛膜下纤维蛋白、部分性葡萄胎、肌瘤变性及胎盘畸胎瘤等相鉴别。

【预后】

胎盘血管瘤大小不一,利用超声密切观察瘤体的变化,对预防并发症,降低围生期死亡率有重要意义。血管瘤越大,越接近脐带胎盘入口,其产生并发症的危险性越大。常见并发症为羊水过多、妊娠高血压综合征、低体重儿、早产,其他少见的胎儿并发症有胎儿非免疫性水肿、胎儿宫内窘迫、死胎。

四、血管前置

【胚胎发育】

1. 定义及发病率　血管前置(vasa praevia)是指胎膜血管位于先露前方跨越宫颈内口或接近宫颈内口,是绒毛的异常发育所致。其表现是妊娠中、晚期无痛性的阴道出血,易误诊为前置胎盘或胎盘早期剥离延误处理而使胎儿死亡。血管前置较罕见,发生率为 1/5000 ~ 1/1000。

2. 致畸因素与病因　血管前置的确切病因目前尚不清楚。前置的胎膜血管对创伤极敏感,尤其在胎膜破裂时,其内部的血管亦发生破裂,导致严重的胎儿出血和失血性贫血。

【超声声像图表现】

1. 二维超声显示位于宫内口上方的血管回声,横切面为多个圆形无回声,纵切面呈条形或线形无回声。

2. 由于副胎盘与主胎盘之间有胎膜和血管连接,从主胎盘越过宫颈内口到对侧的副胎盘的胎膜血管有可能位于宫颈内口上方,成为血管前置。

3. 帆状胎盘脐带入口,其胎盘入口处的脐血管不立即进入胎盘组织,位于胎膜内。如果超声显示帆状胎盘脐带入口位于胎盘下段,应注意胎膜血管是否位于宫颈内口上方。

4. 彩色多普勒不仅可以直接显示胎膜血管,而且可以获得典型的胎儿脐动脉频谱,因此彩色多普勒超声可明确诊断血管前置(图 1-11-5)。

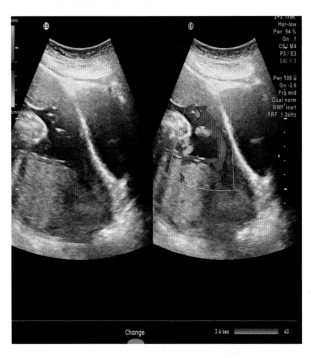

图 1-11-5　血管前置

【预后】

血管前置是胎儿潜在的危险因素,破膜以后,覆盖在宫颈内口的血管易破裂,一旦破裂致使胎儿迅速出血、死亡。在分娩过程中,即使不破裂,胎先露压迫前置的血管,导致循环受阻而发生胎儿窒迫,甚至胎儿死亡。因此,一旦明确诊断,血管前置是剖宫产的绝对指征。

五、副 胎 盘

【胚胎发育】

离主胎盘一段距离的胎膜内,有一个或数个胎盘小叶发育形成副胎盘(succenturiate placenta)。副胎盘与主胎盘之间有胎儿来源的血管相连。副胎盘的发生率约3%。

【超声声像图表现】

1. 二维超声显示在主胎盘之外有一个或几个与胎盘回声相同的实性团块,与主胎盘之间至少有2cm的距离。

2. 彩色多普勒血流显像显示此实性团块与主胎盘之间有血管相连接(图 1-11-6),且血管多普勒频谱提示为胎儿血管。

3. 如果副胎盘是从主胎盘跨过宫颈内口到对侧时,应注意有无血管前置。

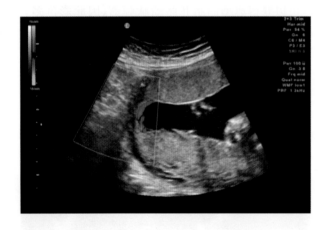

图 1-11-6　副胎盘

【预后】

副胎盘较易发生胎盘梗死和帆状脐带附着,胎盘下段的帆状脐带附着和跨过宫颈内口到的副胎盘均可能出现血管前置。在分娩过程中胎先露若压迫邻近的副胎盘内脐带血管可引起血管破裂,产生胎儿失血,围生儿发病率增高。如在分娩时,主胎盘排出后,应注意副胎盘是否残留于子宫腔内,否则易引起严重的产后大出血。

六、膜状胎盘

【胚胎发育】

膜状胎盘(membranacea placenta)是指功能性的绒毛覆盖全部的胎膜,胎盘发育如薄膜状结构,占据整个绒毛膜的周边。胎囊的周边几乎被绒毛组织覆盖且薄,仅 1～2cm。膜状胎盘的发生率约1/3000。

【超声声像图表现】

1. 胎盘覆盖范围极广,占宫腔壁约 2/3 以上,超声显示几乎所有子宫壁表面均有胎盘组织覆盖。

2. 胎盘极薄,1～2cm。

【预后】

在分娩后,膜状胎盘不易分离,可发生中央性前置胎盘样出血,出血如果不能得到有效控制时,可能须行子宫切除。

七、轮状胎盘

【胚胎发育】

轮状胎盘是指胎盘的胎儿面中心内凹,周围环绕增厚的由双折的羊膜和绒毛膜构成的灰白色环,其间有退化的蜕膜及纤维。轮状胎盘的发生率不到1/6000。

【超声声像图表现】

胎盘边缘呈环状或片状突向羊膜腔(图 1-11-7),内部回声与胎盘实质回声相似,有出血或梗死者,内部可出现无回声或低回声区。

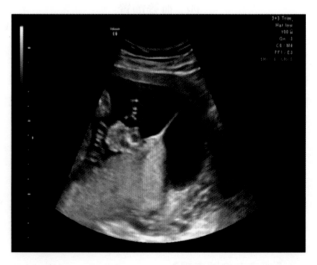

图 1-11-7　轮状胎盘

【预后】

轮状胎盘可分为完全型与不完全型,完全型即形成一完整的胎盘组织环；部分型即形成不完整的胎盘组织环，完全型轮状胎盘少见，而完全型轮状胎盘与胎盘早剥、早产、IUGR、胎儿畸形、围生儿病死率增高有关；部分型轮状胎盘不引起任何胎儿异常。

第二节 脐带异常

一、单脐动脉

【胚胎发育】

1. 定义及发病率　一般情况下，胎儿的脐带血管有 2 条脐动脉，1 条脐静脉。而胎儿的脐带只有 1 条脐动脉，1 条脐静脉，叫做单脐动脉(single umbilical artery)。是最常见的脐带异常，妊娠发生率约 1%。

2. 致畸因素与病因　单脐动脉的病理机制可能是血栓形成导致最初的一根正常脐动脉萎缩所致，并非原始发育不全。

【超声声像图表现】

1. 脐带的横切面显示由 2 条脐动脉和 1 条脐静脉组成的正常"品"字结构消失，而由仅含 1 条脐动脉和 1 条脐静脉组成的"吕"字结构所取代。彩色多普勒血流显像显示一红一蓝两个圆形结构(图 1-11-8)。

2. 纵切脐带时，无论怎样移动探头扫查，只能显示一根脐动脉，其内径较正常脐动脉粗。

3. 多数情况下，单脐动脉的脐带螺旋较正常脐带少，显得平直。

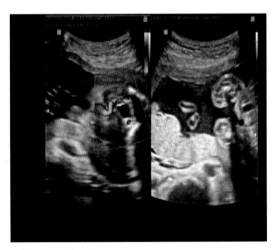

图 1-11-8　单脐动脉

【预后】

单脐动脉相对常见，在单胎活产婴儿发生率

为 0.46%，多胎妊娠中为 0.8%，文献报道单脐动脉合并其他畸形的发生率增加 30%～60%。但到目前为止，尚未发现单脐动脉与某种特定畸形存在明确的相关性。单脐动脉可能与所有较大器官畸形有关，也可能与染色体异常有关，13 三体和 18 三体最常见，而 21 三体和性染色体异常很少出现单脐动脉。在伴有单脐动脉的多数非整倍体胎儿，超声可发现其他结构异常，此时应进行染色体核型分析。只有单脐动脉而不伴有其他结构异常的胎儿不应做为产前胎儿染色体检查的指征，但应视为"高危"妊娠进行严密的产科评价和随访观察，因为这些胎儿有早产、体重低的危险性增加。

二、脐带缠绕

【胚胎发育】

脐带缠绕(umbilical cord entanglement)是指脐带环绕胎儿身体，通常以绕颈最为常见，脐带绕颈发生于 25% 的妊娠。缠绕 1～2 圈者居多，3 圈以上较为少见。

【超声声像图表现】

1. 二维超声在颈部纵切面显示颈部皮肤有"U"或"W"或锯齿状压迹。

2. 彩色多普勒血流显像横切面胎儿颈部可现实环绕颈部的脐带内红蓝相间的血管样图像(图 1-11-9)。

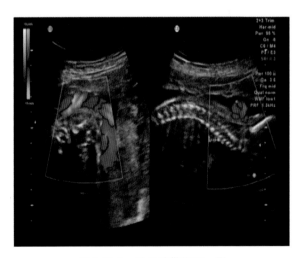

图 1-11-9　胎儿脐带绕颈一周

【预后】

脐带绕颈对胎儿的影响视其缠绕程度而不同，较松的缠绕不影响胎儿及正常的分娩，脐带绕颈 2 圈以上且绕得很紧可影响脐带供血，造成胎儿缺氧，甚至死亡。脐带绕颈也可致临产后胎心率异常、胎头先露不下降等。

三、脐带入口异常

【胚胎发育】

1. 边缘性脐带入口　脐带入口为偏中央型,脐带入口距胎盘边缘 2cm 以内,称边缘性脐带入口或球拍状胎盘,发生率约为 7%。

2. 帆状脐带入口　脐带入口在胎盘边缘以外的游离胎膜内,称帆状脐带入口。由于膜内脐血管无华通胶保护,易并发脐带血管破裂和栓塞,发生率约为 1%。

【超声声像图表现】

1. 边缘性脐带入口　脐带入口位于距离胎盘边缘 2cm 以内的部位(图 1-11-10)。

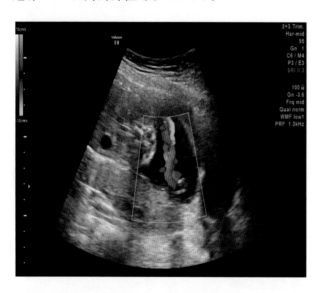

图 1-11-10　边缘性脐带入口

2. 帆状脐带入口　脐带入口在胎盘边缘以外的游离胎膜内,脐带出胎盘后游离部分位置较固定,走行于羊膜与宫壁之间。

【预后】

边缘性脐带入口通常对母儿无影响。帆状脐带入口由于脐血管无华通胶(Wharton jelly)保护,易并发脐带血管破裂和栓塞。此外,帆状脐带入口分娩时应注意是否出现血管前置,若出现血管前置其预后与血管前置相同。

四、脐带囊肿

【胚胎发育】

脐带囊肿(cyst of cord)是发生于脐带的囊肿,

起源于脐尿管和卵黄管的残余部分。脐带囊肿可分为真性囊肿和假性囊肿。真性囊肿囊壁有一层上皮细胞,包括脐肠系膜管或尿囊管,累及羊膜的囊肿有一层羊膜上皮。假性囊肿无上皮覆盖,由于包绕脐带的华通胶局部水肿或局部蜕变形成的囊腔内黏液,较真性囊肿更为常见。

【超声声像图表现】

1. 脐带内部可见圆形无回声囊肿,包膜完整(图 1-11-11)。

2. CDFI 示囊肿内部无血流信号。

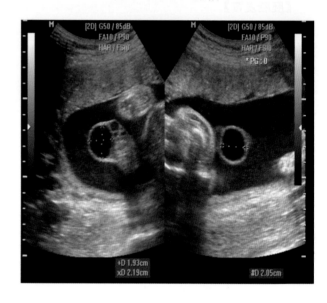

图 1-11-11　脐带囊肿

【预后】

早期妊娠存在的脐带囊肿大部分可自行消失,少数持续存在整个妊娠期。中晚孕脐带囊肿与胎儿畸形及非整倍体有关。有研究显示有高达 50% 的病例存在脐带囊肿,因此,如果于中晚孕发现脐带囊肿宜行胎儿染色体检查。另外,囊肿位置相对脐带长轴呈偏心分布时,胎儿畸形的风险也明显增大。

五、脐带打结

【胚胎发育】

脐带打结(umbilical cord knotting)可分为真结和假结。脐带真结较为少见,为妊娠早期因脐带过长,脐带在宫腔内形成环套,胎儿活动穿越环套所致,发生率为 0.5%~3%。真结形成后如结未拉紧尚无症状,如拉紧后胎儿血循环受阻而致胎儿发育不全或胎死宫内。假结仅代表血管的局部过长、血管卷曲而并非成结。

【超声声像图表现】

1. 脐带真结采用彩色多普勒超声可显示脐带扭转形成的一个脐带襻和脐带打结。脐带真结时，脐血管走行难以清楚显示。

2. 脐带假结主要显示在脐带局部某一切面血管突出成团，但不持续存在于所有扫查切面，血管走行易于追踪显示。

【预后】

脐带真结未拉紧时无临床症状，拉紧后胎儿血循环受阻可致胎死宫内。假结一般无临床危害。

第三节　羊水量异常

一、羊水过多

【胚胎发育】

1. 定义及发病率　羊水量随孕周增加而增多，当前通常认为正常妊娠足月时羊水量约为1000ml(800～1200ml)。而国内对羊水过多的医学定义是，妊娠任何时期内羊水量超过2000ml，称为羊水过多(polyhydramnios)。因为羊水量很难精准测量，所以羊水过多的发生率难以统计，为0.5%～1%。

2. 病因　羊水过多的原因十分复杂，仅部分原因清楚，大部分原因尚不明了。导致羊水过多的常见原因包括胎儿畸形和染色体异常、双胎、妊娠期糖尿病、母儿Rh血型不合、胎盘因素等。

【超声声像图表现】

1. 羊水指数法　1987年Phelan提出羊水指数法，即将母体腹部以脐为中心分为四个象限，将每个象限的羊水暗区的最大垂直直径相加来估测羊水量。当四个象限的垂直深度相加>24cm时，即诊断羊水过多。目前国内大多数学者采用羊水指数大于20cm作为羊水过多的标准(图1-11-12)。

2. 最大羊水池暗区垂直深度测量法，通常以最大羊水池垂直深度>8cm为羊水过多的标准。

3. 羊水过多时，应仔细观察胎儿有无合并畸形存在，如神经管畸形、消化道畸形等。

【预后】

尽管超声可以发现明显的胎儿结构异常，但是一些微小畸形或染色体异常超声仍难以发现，因此，当超声未发现严重结构畸形时，有羊水过多的胎儿，

其预后仍应谨慎对待。

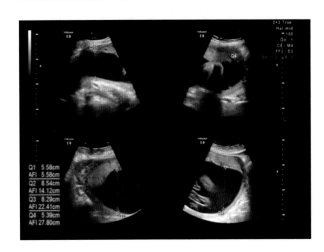

图1-11-12　胎儿羊水过多

二、羊水过少

【胚胎发育】

1. 定义及发病率　足月妊娠时羊水量少于300ml为羊水过少(oligohydramnios)。妊娠早、中期的羊水过少，多以流产告终。由于近年超声的广泛应用，羊水过少的检出率有所增加，检出率为0.5%～4%。

2. 病因　有研究报道羊水过少与宫内缺氧、母体血容量减少及尿液生成减少有关。因此，凡能引起这三种情况出现的因素均可以导致羊水过少，许多先天畸形特别是泌尿系统畸形与羊水过少有关，如先天性肾缺如、肾发育不良、多囊肾和尿道狭窄或闭锁等。上述畸形导致尿液生成减少或不能生成，所生成的尿液不能排出或排出减少，无尿或少尿，导致羊水生成下降，羊水吸收正常，最后出现羊水过少。

【超声声像图表现】

1. 超声诊断羊水过少的方法与诊断羊水过多的方法一样，最准确的方法为测量羊水指数和最大羊水池垂直深度。羊水深度小于3cm为羊水过少(图1-11-13)。羊水指数<5cm为羊水过少，5～8cm为羊水偏少。

2. 发现羊水过少时，应进行详细系统的胎儿畸形检查，尤其是胎儿泌尿系统畸形。

【预后】

羊水过少者围生儿病死率和发病率可明显高于羊水正常者，如羊水过少发生在妊娠早期，胎膜可与胎儿粘连在一起，造成胎儿严重畸形；如发生在妊娠

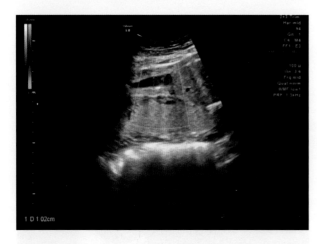

图 1-11-13　胎儿羊水过少

中晚期,羊水的缓冲作用消失,子宫的压力可直接作用于胎儿,引起斜颈、曲背、巨颌、手足畸形等。羊水过少亦可使胎儿胸壁受到压迫,影响肺部膨胀,导致肺发育不全,出生后呼吸窘迫综合征的发病率明显增加;分娩期羊水过少,可导致宫缩时胎儿脐带受压,胎儿宫内窘迫或新生儿窒息发生率也明显增加。若同时合并羊水混浊,则可造成新生儿吸入性肺炎或呼吸道阻塞,增加新生儿死亡率。

（广　旸）

第十二章
胎儿水肿及染色体异常的软指标

第一节　胎儿水肿

【水肿病因】

1. 定义与发病率　胎儿水肿（fetal hydrops）指体液在血管外组织间隙中过多的积聚，导致胎儿皮肤及皮下组织水肿，伴或不伴浆膜腔积液，水肿不是一种独立的疾病，而是一种病理过程。1892 年Ballantyne首次描述了胎儿水肿的现象。1943 年，Potter 将其分类为因 RH 溶血所致的胎儿免疫性水肿及其他原因导致的非免疫性水肿。胎儿水肿在妊娠期间发病率为 1：4000～1：1500。不同国家、地区、种族间有一定差别。

2. 病因　目前已知的与胎儿水肿相关的病因达80 多种，据报道有 20%～44%的病例发病原因未探明。按其是否发生溶血可分为免疫性和非免疫性两种，其具体发生机制不甚明确。最基本的病理生理机制由于胎儿间质内液体产生和淋巴回流失衡所致。

免疫性水肿病因主要为母儿血型不合，90%为ABO 血型不合，其余为 Rh 血型不合及其他少见血型因子不合。

非免疫性水肿的病因复杂多样，可以是胎儿本身异常、胎盘脐带的病变、母体相关病理因素或病原体导致宫内感染等造成。临床上，如果液体积聚于皮肤和（或）皮下组织，则表现为四肢、躯干、颜面、会阴等部位的皮肤和皮下水肿，若液体积聚在体腔内，可以表现为胸水、腹水、心包积液等。

【超声声像图表现】

1. 全身或部分肢体皮肤及皮下组织水肿增厚（≥5mm）或仅表现为头皮水肿（图 1-12-1）。

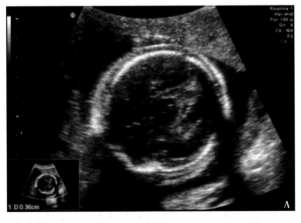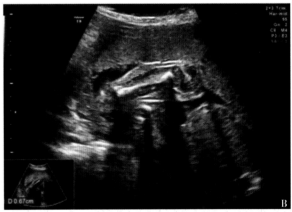

图 1-12-1　胎儿水肿
A. 胎儿头皮水肿；B. 胎儿身体皮肤水肿

2. 浆膜腔积液（图 1-12-2）　胎儿腹水、胸水、心包积液。

3. 胎儿肝脾可能增大，腹围大于相应孕周。

4. 可伴有胎儿心功能不全表现　三尖瓣反流，二、三尖瓣 A 峰＜E 峰，心脏扩大，胎儿心动过速或心动过缓。

5. 胎儿附属物肿胀　胎盘水肿增大，厚度超过5cm，脐带粗大变形。

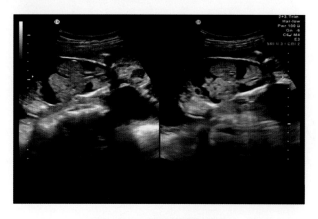

图 1-12-2　胎儿胸腹腔积液

6. 羊水量异常　可出现羊水过多,尤其是在免疫性水肿中更为多见。合并羊水过少者较少见。

7. 有时超声可检出胎儿畸形、肿瘤、胎盘异常等原发病变。

【预后】

胎儿水肿是一种围产儿病死率较高的疾病,对其发生病因及疾病是否积极干预直接影响胎儿的生存预后。胎儿孕早期即出现水肿未能及时干预,发展到严重阶段围生期死亡率在 50% 以上。若合并胎儿畸形或双胎输血综合征时死亡率几乎达到 100%。另有报道认为,如果胎儿水肿合并胎儿异常(除外快速型心律失常),100% 致死,预后极差。所以发现胎儿水肿,要尽可能排查胎儿畸形,以更好地评估胎儿的预后。水肿胎儿大约 16% 可伴有染色体异常和染色体异常综合征,即使超声没有发现确切的胎儿畸形,也不能够排除染色体异常存在的可能性。

(解丽梅)

第二节　胎儿染色体异常的软指标

超声不能诊断胎儿染色体异常,但研究发现,利用超声检查一些胎儿时可能发现某些与正常解剖结构不同之处,这些胎儿发生染色体异常的风险率增加,但也可能染色体正常。我们将这些不同之处统称为胎儿染色体异常的软指标。胎儿染色体异常的软指标不能直接作出染色体异常的诊断。

【胚胎发育】

1. 定义及发病率　胎儿染色体异常(chromosomal anomaly)指胎儿细胞内遗传物质的载体——染色体的数目与结构的异常。活产新生儿中染色体异常的发生率约为 1/165。

2. 致畸因素与病因　许多研究证实,高龄孕妇与胎儿非整倍体染色体异常的危险性增加有关。

【超声声像图表现】

染色体异常时可能出现的超声表现有:

1. 胎儿头部异常　前脑无裂畸形(图 1-12-3)、Dandy-Walker 畸形、脑室扩张及脑积水、脉络丛囊肿、颅后窝池扩大、小耳(图 1-12-4)、耳低位、鼻骨缺如、小下颌等。

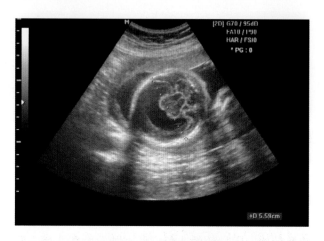

图 1-12-3　前脑无裂畸形

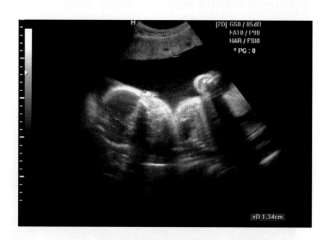

图 1-12-4　小耳

2. 胎儿颈部异常　颈部水囊瘤(图 1-12-5)、颈部水肿(图 1-12-6)、颈部透明层(NT)增厚、颈项皮肤皱褶(NF)增厚。

3. 胎儿胸部异常　某些类型的心脏畸形如房室共道畸形等、胸腔积液、心内强回声灶等(图 1-12-7)。

4. 胎儿腹部异常　十二指肠闭锁、某些泌尿系统畸形、脐膨出(图 1-12-8)、肠道回声增强、胃不显示或持续偏小、胆囊偏大、轻度肾盂扩张等。

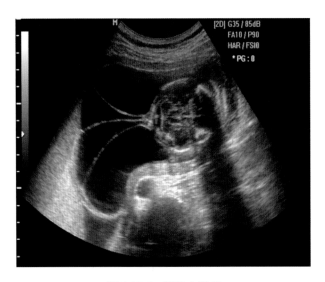

图 1-12-5　颈部水囊瘤

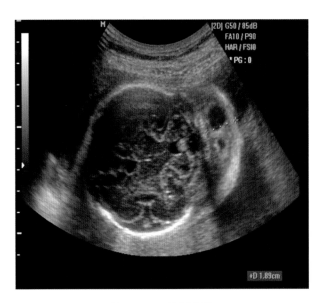

图 1-12-6　颈部水肿

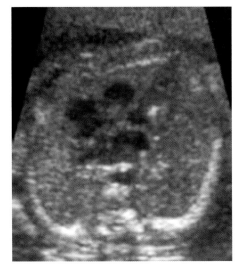

图 1-12-7　心内强回声灶

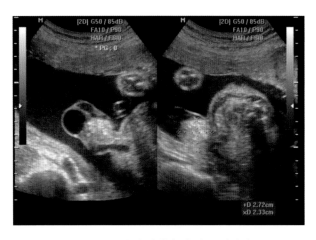

图 1-12-8　左为脐带囊肿,右为脐膨出

5. 胎儿肢体异常:股骨短、肱骨短、第 5 手指中节指骨发育不良与屈曲指、髂骨翼角度增大、蹈与第二趾间距增大(图 1-12-9)、重叠指等。

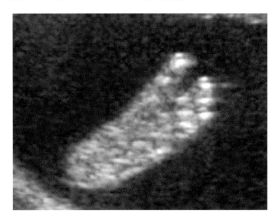

图 1-12-9　草鞋脚

6. 其他　胎儿水肿(图 1-12-10)、脐带异常(图 1-12-11)等。

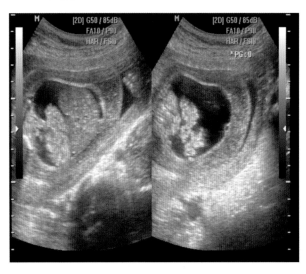

图 1-12-10　胎儿水肿

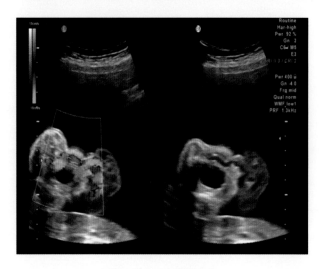

图 1-12-11　单脐动脉

【鉴别诊断】

一些常见染色体异常的软指标的区别如下:

1. 13-三体主要软指标　全前脑、颜面部畸形(独眼畸形、眼距过近、中央唇裂与腭裂、两侧唇裂与腭裂等)、心脏畸形、轴后多指(趾)等。

2. 18-三体主要软指标　草莓形头、脉络丛囊肿、胼胝体缺失、唇、腭裂及其他面裂、小下颌畸形、小耳、耳低位、心脏畸形、膈疝、桡骨发育不全、重叠指、摇椅足、单脐动脉、生长发育迟缓等。

3. 21-三体主要软指标　轻度脑室扩张、鼻骨发育不全、小脑延髓池增大、颈项皮肤皱褶增厚、房室管畸形、心室强回声点、十二指肠闭锁、肠道回声增强、轻度肾盂扩张、股骨短小、肱骨短小、第5手指中节指骨发育不全、草鞋脚等。

【预后】

13-三体、18-三体、21-三体、三倍体等均预后不良。

(王　冰)

第二篇

产前磁共振诊断

第一章

磁共振成像技术

由于产科的宫内手术及产时手术（extrauterine intrapartum therapy，EXIT）的发展，胎儿医学日益受到重视，产前发现胎儿疾病与先天性缺陷，如能及时得到处置，对胎儿的成长、分娩后婴儿的发育、家长精神负担缓解、家庭幸福以及人口素质提高都有极其重要的作用。因此产前对孕妇与胎儿的影像学检查也日益受到重视。一般产前影像学检查超声是首选的主要检查方法，但因超声有一定限度，如视野小、组织对比较差、脂肪组织干扰以及当羊水过少、产妇肥胖等情况时图像质量较差，或在胎儿畸形等情况超声检查难以确定时，MRI以其对组织极其优越的分辨率成为超声诊断最主要的辅助检查方法。

孕妇的MRI检查首先于1983年报道，当时仅针对孕妇及胎盘的异常进行检查，由于成像时间长，胎动造成图像质量不高，因此对胎儿的检查受到一定限制而没能广泛开展。自1990年以后由于快速MRI序列的开发，不受胎动限制，所以对胎儿的检查有了革命性的进展，就是采用单次激发快速采集序列和再聚焦回波序列，这是一种高质量的T_2WI，扫描一层的时间不足1秒钟有效冻结胎动，也不需给产妇与胎儿使用镇静剂，MRI胎儿检查得以逐渐推广应用，由于其图像清晰而受到广泛重视。

一、主要的磁共振成像序列

（一）快速自旋回波序列（fast spin echo，FSE）

这是T_2WI序列在一个90°脉冲激励后应用一系列180°脉冲来产生多个回波信号，在每个TR周期内有多个回波，每个TR周期的回波称为回波链长（echo train length，ETL）。扫描时间＝（TR×相位编码数×激励次数）/ETL。FSE序列的ETL越长扫描速度越快，故ETL被称为快速因子。快速SE序列各生产厂的命名不同有：FSE、TSE（turbo spin echo）、Rise（rapid imaging spin echo）等。

1. 单次激发快速自旋回波序列（single shot fast spin echo，SSFSE） SSFSE与常规FSE不同，有以下几个特点：①一次90°脉冲激励后利用连续的180°脉冲充填K空间所需要的所有回波信号，ETL更长，扫描速度加快，可达到亚秒级成像速度。即使患者不能屏气也没有明显运动伪影。②由于ETL很长，因此回波链中大部回波的TE较长，得到的是加重的T_2加权图像。③由于回波链太长，图像的模糊效应较明显，对比度下降。

2. 半傅立叶采集单次激发快速自旋回波序列（half fourier acquisition single shot turbo spin echo，HASTE） 此序列是自90°脉冲激发后跟随一系列再聚焦脉冲链，进行半傅立叶算法重建图像。由于连续重建图像，因此获得图像的时间很短，不受胎动及母体呼吸运动影响，所获得的图像系T_2加权像。能很好地显示胎儿软组织及器官。

（二）快速小角度激发梯度回波序列（fast low angle shot）

又称扰相梯度回波序列根据不同脉冲激发角度可形成T_1加权像（T_1WI）和T_2加权（T_2*）图像。采用一扰相梯度分散剩余的横向弛豫，如同快速FSE图像。

二、扫描方法

（一）扫描前准备

嘱孕妇去除身体所有金属及有磁性的物品和电器，简要介绍扫描过程中的注意事项，例如：均匀呼吸、不要移动身体、需要屏气时请与配合等，必要时可以家属陪同。检查前2小时孕妇最好能少量进食，以免因孕妇饥饿导致胎动加剧。

（二）体位及线圈

1. 磁共振成像线圈推荐选用4通道以上的

SENSE(并行采集)体部线圈,以便进一步缩短扫描时间,获得良好的图像。

2. 孕妇取仰卧位,脚先进,两臂上举至头顶;为避免噪声过大,建议给孕妇戴上耳麦或耳塞;扫描部位置于 SENSE 体部线圈中心,线圈上下两部分对齐,将呼吸门控气囊置于腹部,定位后将孕妇送至磁体中心。

(三)扫描序列及参数

由于胎动不可避免且无规律,所以快速扫描序列是胎儿磁共振成像的首选。首先作三平面定位序列。

1. T_2 加权序列作为基准扫描序列,辅以快速梯度回波序列和单次激发快速自旋回波序列,获得 T_1 和 T_2 加权图像,利用 T_2 加权序列可以为各个胎龄的胎儿提供较好的解剖学图像。

2. 根据需要选用 FSE 序列和单激发 SSFSE 序列,获得 T_2 加权像。

FSE 序列获得的图像信噪比高,扫描部位的解剖更清晰,缺点是时间略长,易受胎动影响;SSFSE 序列扫描速度更快,可以减少胎动的影响,获得的图像也较佳。

3. 胎儿的发育还不完善,组织含水量极高,表现为 T_1WI 图像对比度很差。快速梯度回波序列和单次激发快速自旋回波序列可以获得 T_1 加权图像,前者屏气扫描,图像信噪比较高,解剖结构较为清晰;后者应用呼吸门控扫描,图像信噪比较低,解剖结构欠佳。两者都可以观察到颅内出血所带来的信号改变。

4. 根据胎龄和扫描部位的不同适当调整回波时间 TE 参数,例如:28 周龄的胎儿脑部成像,采用较长的 TE(140 毫秒),获得的图像最佳,图像对比度较好,而更大孕龄的胎儿,则宜选用略短的 TE。在体部成像过程中,采用较短的 TE 有助于更清晰显示器官的解剖结构。

5. 视野和层厚,因为胎儿的器官比较小,所以在成像过程中,除扫描速度外,还要求图像有足够高的空间分辨率和对比度。可以依据胎儿的孕龄和扫描部位调整视野和层厚。较小的胎龄需要较小的视野,较大的胎龄需要较大的视野。使用 FSE 序列,可以应用过采样(防卷褶)技术和呼吸门控技术,从而可以选用较小的视野。使用 SSFSE 序列,则选用较大的视野,应用呼吸门控或屏气扫描均可。为保证图像有足够高的信噪比和对比度,选择的层厚不宜太薄,以 3～5mm 为宜。

(四)扫描步骤

1. 首先用快速梯度回波序列行三个平面定位像,得到胎儿的大致方位。

2. 进行预扫描(reference)。

3. 精确定位　由于三平面定位图像分辨率很差,所以,还需要二次定位。以胎儿头部扫描为例:①应用 SSFSE 序列,根据三平面中的矢状面和冠状面图像定位横断面,行 3～5 层快速扫描;②根据获得的横断面图像定位冠状位扫描。

4. 正式扫描

①根据步骤 3 获得的图像定位矢状面,应用 SSFSE 序列扫描。

②根据步骤 3 和 4① 定位冠状面,应用 SSFSE 序列扫描。

③根据步骤 4①、② 定位横断面,应用 SSFSE 序列,快速小角度梯度回波序列扫描(TWI)。

5. 注意事项　由于胎动的影响,我们无法预先定位扫描层面,这就需要不断调整修正,一个可行的办法是,每一个序列采集图像均被用作下一序列的定位像。过强的胎动和胎儿复杂的病理改变都会导致扫描时间延长,但是,让孕妇长时间保持一个姿势会有困难,因此,整个检查时间应控制在 15～40 分钟。

(五)各部位扫描常规

胎儿扫描可以参考成人扫描常规,所不同的是,胎儿扫描以 T_2 图像为更为清晰。

1. 头部扫描　a 横断 T_2WI(SSFSE 序列)应用呼吸门控或屏气。b 横断 T_1WI(快速小角度梯度回波序列)屏气,c 横断 T_1WI(快速小角度梯度回波序列)呼吸门控或屏气,d 矢状面 T_2WI(SSFSE 序列)应用呼吸门控或屏气。e 冠状面 T_2WI(SSFSE 序列)应用呼吸门控或屏气。

2. 胎儿脊柱　a 矢状面 T_2(SSFSE 序列)应用呼吸门控或屏气。b 矢状面 T_1(单次激发快速自旋回波序列)呼吸门控或屏气,c 矢状面 T_1(快速梯度回波序列)屏气,d 横断 T_2(SSFSE 序列)应用呼吸门控或屏气,e 冠状位扫描。

3. 胎儿躯干　a 横断 T_2(SSFSE 序列)应用呼吸门控或屏气。b 横断 T_1(快速梯度回波序列)屏气。c 横断 T_1(单次激发快速自旋回波序列)呼吸门控。d 横断 T_1(快速自旋回波序列,in phase)呼吸门控,e 矢状面 T_2(SSFSE 序列)应用呼吸门控或屏气,f 冠状面 T_2(SSFSE 序列)应用呼吸门控或屏气。

三、MRI 的安全性

利用不同频率的电磁波同生物组织相互作用可以获得医学诊断所需的图像,波长极短的高能 X 射线可以透过人体,形成射线对比,以获取 X 线、CT 图像,但同时不可避免地带来电离辐射损伤。

磁共振系统的激励源为短波段电磁波,一般频率小于 300MHz(1.5T 磁共振为 64MHz,3.0T 磁共振为 128MHz),因而没有电离辐射损伤,并且,激励质子的射频波所含能量仅为 10^{-7}eV,远低于人体 C-H 键的结合能,因而不会对人体造成损伤。

磁共振系统的射频放大器功率通常为 5～25kW,而使用功率要低得多,并且,射频激励属脉冲激励,平均功率仅为数瓦,还有系统设置安全保护单元。完全符合非电离辐射安全标准。静磁场(0.35～3T)和线性梯度磁场也不会对人体造成损害,这正是 MRI 被人们广为接受并被应用于胎儿检查的重要原因。

由于胎儿的特殊性,做任何检查都应极为慎重,磁共振也不例外。磁共振的射频激励会导致人体局部发热,并且随着射频脉冲频率的增加升温有所加剧;剧烈变化的梯度磁场也会有周围神经刺激;再有,鉴于人体尤其胎儿长期处于强磁场中有何远期影响尚不很清楚。所以,小于 3 个月的胎儿早期应尽量避免做磁共振检查,建议胎儿磁共振检查磁场强度不超过 1.5T(特斯拉),这样既保证了图像质量,又尽最大可能保护了胎儿的安全。

四、产前及胎儿 MR 检查适应证

大部分检查是中枢神经系统的 MR 检查,近年来由于母胎医学、产科对胎儿的产前治疗如产前手术、产时手术(EXIT)的开展,对胎儿胸腹部的 MR 检查适应证也扩大了。一般在检查前先了解超声检查结果,以便有的放矢地做 MR 检查。

产前 MRI 适应证:

1. 中枢神经系统检查　脑室扩大、后颅凹畸形,透明隔缺如、胼胝体畸形,　脑畸形,脊髓脊膜膨出,颅颈交界部畸形,以及超声怀疑畸形者。

2. 胸部疾病　胸部肿块、膈疝,先天性囊性腺瘤样畸形、肺隔离症、胸腔积水。

3. 面部/颈部肿块　畸胎瘤、囊性水瘤。

4. 腹部及腹壁疾病　腹部肿瘤(肝肿瘤、卵巢囊肿、腹部囊性肿瘤,胆总管囊肿等)腹裂、脐膨出、肠梗阻、十二指肠狭窄、闭锁,直肠-肛门畸形,骶尾部畸胎瘤等。

5. 泌尿生殖系统疾病　肾囊性疾病及并发症、尿道阻塞(尿道瓣膜)、肾盂积水。胎儿水肿。

6. 双胎　双胎种类(单羊膜-单绒膜,双羊膜-单绒膜,双羊膜-双绒膜)胎儿畸形、死胎、宫内生长受限、胎儿-胎儿输血综合征。

7. 胎盘情况　前置胎盘、胎盘早剥、胎盘植入、胎盘血管畸形等。

五、胎儿正常解剖结构在不同图像上的信号表现

胎儿肺部:在单激发快速自旋回波图(SSFSE)像上为中度-高信号,T_1WI 上为低信号,因为肺内含有肺液。鼻咽部、口咽部、气管均充满液体在单激发快速自旋回波图也为高信号,T_1WI 上为低信号。主动脉肺血管,心脏由于流空效应呈低信号。但在 MRI 上不能分辨四心腔。胸腺在单激发快速自旋回波图像上为中等信号。甲状腺在 T_1 加权快速自旋回波图像上与周围结构相比为典型的高信号。

胎儿腹部:胎儿胃呈囊状充满液体信号常规位于左腹部。近段小肠信号与远段小肠和结肠信号不同。前者在单激发快速自旋回波图像上为高信号,T_1WI 上为低信号,近段小肠内充满羊水,而远段小肠和结肠含有胎粪导致两者信号不同。肝脏在单激发快速自旋回波图像上为中度低信号,脾脏信号与肝相似。胆囊呈囊状结构位于肝的下部。双肾与肾盂在单激发快速自旋回波图像上清晰可见,膀胱位于盆内为充满液体的结构。阴囊、阴茎在男胎中常能见到,但女性生殖器官几乎见不到。

在妊娠的Ⅱ期早期头,肺,肝及四肢均能显示。胎脑的脑脊液在 T_2WI 上显示为高信号,面部、眼球、口咽部都能清晰显示。早在妊娠 15 周时心脏,肺已能显示,肺血管在 T_1WI 及 T_2WI 上能看到。腹部,均能看到双肾、肝、胆囊、膀胱。胎儿的骨骼系统在 TWI 上显示良好。肌肉则在 T_2WI 上显示较好。

综上所述在 T_1WI 上呈高信号者有以下结构:甲状腺、脑皮层、肝脏、结肠(其内有胎粪含脂肪,因此在 T_1WI 上呈高信号)及出血。呈低信号者有以下结构:咽喉、气管、脑室、蛛网膜下腔、颅骨、膀胱、肺等。

在 T_2WI 上呈高信号者有以下结构:羊水、脑外间隙、脑室、下咽部、气管、肺、胃、小肠、胆囊、肾盂肾盏、膀胱。低信号者:肝脏。中等信号者:肾实质、胸腺。无信号者:心脏、脐带(其中两根动脉,一根静脉,静脉粗,动脉较细)。

(孙宝海　张　阎　刘　鹏　富西湖　张光昕)

参考资料 ■

1. 郭启勇.实用放射学.第 3 版.北京：人民卫生出版社,2007
2. 赵喜平.磁共振成像.北京：科学出版社,2004
3. Levine D,Hatabu H,Gaa J,et al. Edelman RR Fetal anatomy revealed with fast MR sequences. AJR, 1996, 167：905-908
4. Mansfield P,Stehling MD,Ordidge RJ,et al. Echo planar imaging of the human fetus in utero at 0. 5 T. Br J Radiol ,1990,63：833-841
5. Weinreb JC,Lowe TW,Santos-Ramos R,et al. Magnetic resonance imaging in Obstetric diagnosis. Radiology,1985,154：157-167
6. Kubik-Huch RA,Huisman TAGM,Wisser J,et al. Ultrafast MR Imaging of the Fetus. AJR,2000,174：1599-1606
7. Amin RS,Nikolaidis P,Kawashima A,et al. Normal anatomy of the Fetus at MR imaging. Radiographics,1999,19：S201-S214
8. Levine D,Hatabu H,Gaa J,et al. Fetal Anatomy Revealed with MR Sequences. AJR,1996,167：905-908

第二章

胎儿神经系统 MRI

第一节　神经系统胚胎发育

胎儿中枢神经系统发育的主要阶段包括：背侧及腹侧诱导形成胚胎神经管；神经细胞增殖；神经元移行；神经细胞组建及髓鞘形成。

一、脑的原始诱导

胚胎第 3 周，在脊索背侧的外胚层即神经外胚层细胞形成一增厚的细胞板，称神经板。胚胎第 18 天，神经板中央凹陷形成神经沟，其两侧隆起称神经褶。第 3 周末，神经沟加深，两侧的神经褶逐渐愈合形成神经管，这种愈合始于未来的颈部区域，并逐渐向头、尾两端进行，在头、尾两端分别留有前神经孔和后神经孔，并分别约在胚胎第 25 天和 27 天闭合。

神经管闭合后头端迅速膨大成脑泡，为脑的原基，其余部分较细，为脊髓的原基。如果前神经孔闭合失败，可形成无脑畸形，后神经孔闭合失败则形成脊柱裂。在胚胎第 4 周末，神经管闭合后头端膨大形成前后排列的三个脑泡：前脑泡、中脑泡和菱脑泡。前脑泡于第 5 周时头端向两侧膨大形成左右两个端脑，为原始大脑半球、纹状体和嗅球等，尾端形成间脑。中脑泡以后演变为中脑，菱脑泡的头段演变为后脑，以后演变为脑桥和小脑，菱脑泡的尾段演变为末脑，以后演变为延髓。

在脑泡演变的同时，神经管的管腔也演变为各部位的脑室：前脑泡的腔演变为左右两个侧脑室和间脑中的第三脑室；中脑泡的腔形成中脑导水管；菱脑泡的腔演变为第四脑室。神经管尾段的管腔形成脊髓中央管（图 2-2-1）。

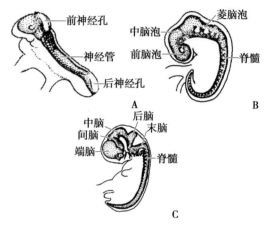

图 2-2-1　脑的原始诱导示意图

3～6 周脑的原始诱导。A. 为 3 周时神经管形成，头、尾两端分别留有前神经孔和后神经孔；B. 为 4 周，神经管头端闭合、膨大形成前后排列的前脑泡、中脑泡和菱脑泡；C. 为 6 周，前脑泡头端膨大形成端脑，尾端形成间脑，中脑泡演变为中脑，菱脑泡头段演变为后脑（以后演变为脑桥和小脑），尾段演变为末脑（以后演变为延髓）。

二、神经细胞增殖

神经管周围由内向外排列分别为：①生殖基质层（germinal matrix），也称生发层（germinal layer）或室管膜区；②套层，也称中间区；③边缘层。生发层细胞不断分裂增生，产生成神经细胞、成神经胶质细胞和室管膜细胞。前两者向外迁移构成套层，成神经细胞以后分化为各种神经元，成神经胶质细胞分化为星形胶质细胞和少突胶质细胞。边缘层主要由套层内成神经细胞向外周伸展的突起构成，细胞稀少。

三、神经元移行

生发层产生的成神经细胞沿胶质细胞放射状向外移行,最终形成灰质,并在此分化为神经元。胚胎第7～8周神经元移行开始,主要的细胞移行持续约2个月,而整个细胞移行可以一直持续到胚胎24～26周(图2-2-2)。

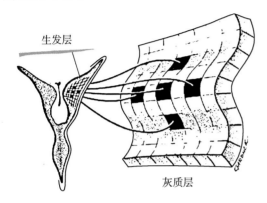

图 2-2-2　神经元移行到达灰质层

端脑侧脑室及三脑室旁生发层产生的成神经细胞大部分都迁至外表面形成大脑皮质;少部分聚集成团,形成神经核,中脑、后脑和末脑中的套层细胞多聚集成细胞团或柱,形成各种神经核。

大脑皮质的发生分三个阶段,即古皮质、旧皮质和新皮质。古皮质包括海马和齿状回,最早出现。旧皮质是胚胎第7周时在纹状体外侧形成的梨状皮质。新皮质出现最晚、面积最大。

新皮质移行过程形成两个高潮,第一高潮见于胚胎第7～11周,此期初步形成新皮层板雏形。第二高潮见于11～16周,神经元在该期基本到达皮层中所应居的部位。神经元在皮层的位置依移行的先后而异,移行早的神经元形成深部皮层,移行晚的神经元则形成表面皮层。最后新皮层形成6层细胞结构。

神经元移行(neuronal migration)是分期分批进行的,所以在此过程中双侧大脑半球脑实质呈层状分布。组织学研究将脑实质层状结构由内向外归纳为7层,分别为:侧脑室层、室周层、室下层、中间层、皮质下层、皮质层和边缘层。胚胎第20周时脑基本结构形成,大脑从外向内依次为皮层、白质和生发层。28周后,生发层变薄,细胞稀少,最终大部分消失。

四、脑室、脑沟、裂及脑回的发育

在胚胎第7周时脉络丛出现并开始分泌脑脊液。在胚胎15周后,脑室(ventricle)形态、直径体积改变不大。孕20周前,脑室相对于脑实质较大,为生理性扩大,随着胎龄增大,脑实质迅速发育,脑室相对于脑实质减小。

脑沟(sulci)、裂(fissure)及脑回(gyri)的形成与胎龄相关,其出现较髓鞘发生更早,是评价皮层成熟度和胎脑发育的最可靠的标志。脑沟最初为大脑表面平滑的、较浅或呈宽齿痕状的压迹,随着胎龄增加,皮层迂曲内凹,脑沟加深变窄,形成脑沟、脑回,其发育直到妊娠终末期甚至生后。

孕20周以前大脑半球表面的沟回尚不明显。约于胚胎第20周外侧裂最早出现,顶枕沟和中央沟稍晚出现,这三项指标均在妊娠中期即已出现。顶叶间、颞上沟形成较晚。随着脑沟的形成,枕叶、顶叶、颞叶及额叶从后向前的方向依次可以分辨。海马旁回属于中间皮层,其种系发生早于新皮层,因此出现较早。磁共振成像在胚胎30周后左右脑回、脑沟已比较明显,如果这个过程发育异常,可以引起脑沟回畸形,如脑裂畸形、无脑回畸形、多小脑回畸形等。双侧脑沟形成可不对称,可有数周的差异。

五、髓鞘形成

中枢神经的髓鞘形成(myelination)大致从孕5周开始,白质髓鞘化自20周后逐渐开始。髓鞘的发育具有特定的方向性和顺序,由尾端向头端,由背侧向腹侧发展。在胎儿时延髓、脑桥背侧、小脑下脚和上脚、中脑、丘脑腹外侧核及内囊后肢等处依次出现。髓鞘的发育还具有选择性,感觉纤维早于运动纤维,脑干腹侧主要为运动纤维,背侧主要为感觉纤维,因此脑干背侧早于腹侧。大脑各叶的髓鞘自出生后1年半内由后向前逐渐形成。

六、胼胝体的发育

约在胚胎第8周,在海马联合背侧的连合板内出现新皮质的连合纤维,形成一小圆柱状束,即胼胝体(corpus callosum)原基。随着新皮质的扩展和分化,胼胝体迅速从前向后发展变长,依次形成膝、体、压部,嘴部。嘴部是在压部形成后不久最后形成。约胚胎17周时,胼胝体的嘴、膝、体、压四部分基本已形成,一般到胚胎第18～20周,胼胝体发育过程可全部完成,胎儿胼胝体较薄而平。

第二节　胎儿正常脑发育 MRI

MRI能显示胎儿正常脑发育、髓鞘形成过程,不仅可直接显示发育过程及一过性结构的出现和消失过程,还可以通过信号强度的不同来描述各组织器官的成分,以评价其成熟过程。MRI所显示的胎儿发育的解剖特征较组织学晚2~5周出现。可能是胎动伪影、胎儿与线圈的距离、层厚、信噪比以及MR机型等因素限制了MR的分辨率有关。由于获得高质量的胎儿颅脑 T_1WI 图像有一定困难,而且组织对比差,所以胎儿颅脑MRI以 T_2WI 为主。颅内部分囊性病变、颅内出血、脂肪瘤在 T_1WI 可表现为特征性高信号,具有一定鉴别诊断作用。

由于孕初3个月原则上不进行MRI检查,因此胎儿脑的MRI研究主要集中于孕3个月以后。MRI对于胎儿各器官结构的显示与孕龄有直接关系,最佳成像时期为孕4~9个月,且随着孕龄的增长,各器官结构显示情况越来越好。在孕4~6个月期间,来自端脑、中脑及菱脑的结构已可清晰分辨。部分皮层的脑沟、脑回及灰白质交界区也可分辨。胎儿未髓鞘化的脑白质的 T_1 和 T_2 弛豫时间明显长于灰质的 T_1 和 T_2 弛豫时间, T_2WI 上白质的信号高于灰质。

神经元移行(neuronal migration):MRI在中期妊娠阶段约于孕23周时能够显示典型的神经元移行过程,这时 T_2WI 上脑实质表现灰白相间的5层结构,由内向外分别为:①生发层,低信号;②深层白质,较薄,与生发层相比为稍高信号;③脑室下层和中间迁移细胞带,稍低信号;④皮层下白质,高信号;⑤皮层板,低信号(图2-2-3)。

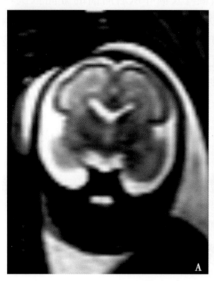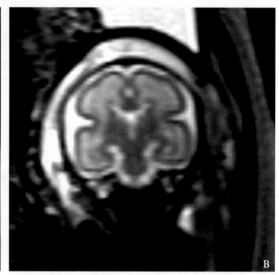

图 2-2-3 正常胎脑不同胎龄 MRI 表现
A. 正常胎脑。孕26周,胎脑冠面 T_2WI,脑实质分为5层:①生发层低信号;②深层白质薄的高信号带;③中间迁移细胞带为稍低信号;④皮层下白质呈高信号;⑤皮质低信号;B. 正常胎脑。孕28周,胎脑冠面 T_2WI,生发层逐渐退化变薄,白质分层不明显

其中的第1、3、5层是细胞密集层。但部分研究认为以上的2~4层在MR上难以区别,仅能显示3层结构,这可能是受胎儿颅脑MRI分辨力的限制。随着神经元移行的结束,生发层逐渐退化,孕25~26周时,即为单层室管膜细胞沿侧脑室壁排列。孕28周后层状结构基本消失,仅留下白质与灰质。至孕33周时生发层只在部分区域残留。基底节核团在26~27周后可以分辨, T_2WI 上为低信号。

脑回(gyri)、脑沟(sulci)、脑裂(fissure)形成:脑沟、裂的形成与胎龄相关,也是评价皮层成熟度最可靠的标志,MRI可以很好地显示胎儿脑沟裂,但较组织学显示的胎龄相对滞后3~5周,可能为胎儿MRI分辨率受限所致。皮层、脑沟形成被认为是胎脑发育的一种好的标志。各家不统一。脑回、脑沟形成于胎儿2个月时即能见到表浅脑沟,其发育直到妊娠终末期甚至生后。颞上沟是判断胎龄的可靠标准。Laroche认为28周出现,Chi认为24~26周出现。Chi等认为中央沟20周出现,Doronini等24周出现。MR观察脑沟、回的最佳时间为28~34周,对判断胎龄有一定帮助(Garel C等)(表2-2-1)。

MRI显示的脑沟最初为大脑表面平滑的、较浅或呈宽齿痕状的压迹,随着胎龄增加,皮层迂曲内凹、脑沟加深变窄,形成脑沟、脑回。孕20周以前,大脑表面光滑,不应误认为无脑回。孕20周时出现

原始侧裂,宽而水平与大脑纵轴垂直。孕 23 周时75％ 的胎儿出现顶枕沟及胼胝体沟,26 周时 75％的胎儿出现中央沟及扣带回,至此,可分辨额、颞、顶、枕叶。孕 30 周左右脑回、脑沟已比较明显,双侧脑沟形成可不对称,可有数周的差异,不可认为是畸形(图 2-2-4～2-2-9)。

表 2-2-1　常见脑沟 开始出现时期(GA)

	MRI	神经解剖
顶枕裂	22～23 周	16 周
禽距裂	24～25 周	16 周
额上沟	29 周	25 周
额下沟	29 周	28 周
颞上沟	27 周	23 周
颞下沟	33 周	30 周
脑岛沟	34 周	
中央沟	27 周	20 周
中央前沟	27 周	24 周
中央后沟	28 周	25 周

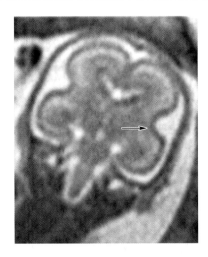

图 2-2-4　孕 21 周脑表面光滑,仅有表浅侧裂(箭)

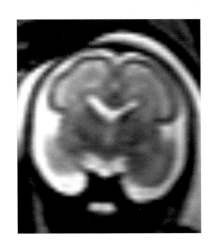

图 2-2-5　孕 26 周侧裂逐渐加深,脑表面轻微波状

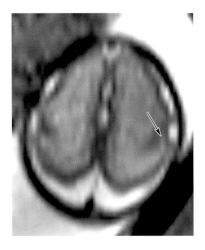

图 2-2-6　孕 30 周中央沟出现(箭)

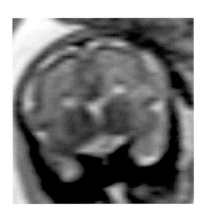

图 2-2-7　孕 30 周同上例,侧裂明显加深,脑表面波状纹加深

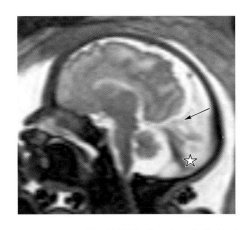

图 2-2-8　孕 34 周,顶枕裂(箭),禽距沟出现(☆)

髓鞘形成(myelination):MRI 是唯一在活体就能显示胎儿脑组织髓鞘形成的生理过程的成像技术。髓鞘是一种特殊的膜结构,由多种脂质包括胆固醇、糖脂、磷脂和蛋白质合成并相互作用相互协调,因此髓鞘在 T_1WI 上呈稍高信号,在 T_2WI 上呈稍低信号。MRI 在 16～20 周后开始显示髓鞘的出现。髓鞘化自脑干开始,由尾端向头端,由背侧向腹

侧发展,在延髓、脑桥背侧、小脑下脚和上脚、中脑及丘脑腹外侧核等处依次出现 T_2WI 低信号,内囊后肢出现较晚(约在孕 31 周出现)。在出生前,放射冠的中央部分髓鞘化出现呈 T_2WI 低信号。大脑各叶的髓鞘在出生前尚未形成,而是自出生后 1 年半内逐渐形成。

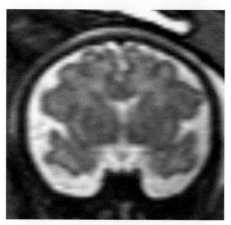

图 2-2-9 孕 35 周,脑沟、回明显,可见额上沟,颞上回,扣带回

脑室发育:在孕 15 周后,脑室形态、直径体积改变不大,孕 20 周前胎儿脑室相对较大,脑室/脑直径之比大于 0.5,这种生理性扩大可持续到孕 25 周,枕角的扩大可持续到约孕 30 周。随着胎龄增大,脑实质迅速发育,两者之比逐渐下降。脑室扩大常常提示胎儿中枢神经系统发育异常,MR 判断标准是在通过丘脑的横断面影像上于脉络丛球后缘所测脑室宽度大于 10mm,其侧界通常为凹面。孕 28 周前,第三、四脑室因很小有时不易见到。三脑室在孕 28 周时最大径可达 1.0mm,此后可达 1.9mm。四脑室形态无明显变化。

透明隔腔(cavum septum pellucidum,CSP)(又名第五脑室)、Vergae 腔(cavum Vergae)(又名第六脑室)在胎儿 4 个月后形成,MR 可显示,并维持到出生后。透明隔腔的存在与否提示脑中线结构是否发育正常。

脑外间隙(extra cerebral space):胎儿脑外间隙较宽,颞极处最大。在孕 21~26 周时,脑外间隙最大,孕后期大脑体积迅速增大,蛛网膜下腔变小。但目前尚无明确的脑外间隙测量标准。

后颅窝发育(posterior cranial fossa):孕 24 周后,由于颅盖骨的骨化使超声评价后颅窝的结构变得异常困难,MRI 在后颅窝解剖及异常的评价中具有其他影像学方法无法比拟的优势。经过 MR 测量,可发现随孕周增加,小脑各径线不同程度增长。孕 16~19 周时小脑半球及脑干大部分呈均一的中

等信号。在孕 21 周后,小脑出现多层结构,周围为 T_2WI 稍低信号的未成熟的皮质,中央带为 T_2WI 低信号,代表神经核团。在孕 26~27 周后,小脑可见 3 层结构:最外层为较薄低信号皮质层,中间为较厚的高信号白质层,最内为四脑室旁低信号的齿状核,其他的深部神经核团在 MR 上难以分辨。孕 23~26 周时小脑半球周围区可见轻微起伏,孕 32 周时可见明显小叶,并随胎龄增大而增长。MRI 上,小脑蚓部在 24 周以后才能分辨,并覆盖第四脑室,所以 24 周以前不能轻易诊断蚓部发育不全。

中脑背面可于孕 16 周时出现分叶状低信号区,孕 20 周时全部出现,为中脑顶盖。孕 23 周时脑桥和延髓后部可见低信号垂直带,随后达中脑,为内侧纵束。锥体束在 T_2WI 信号上较周围高。孕 32 周后脑干无明显变化。

胼胝体(corpus callosum,CC):约在胚胎 17 周时,胼胝体的嘴、膝、体、压 4 部分基本已形成,一般到胚胎第 18~20 周,胼胝体发育过程基本完成,所以临床上孕 20 周以前一般不诊断胼胝体缺如。在胎儿,胼胝体较薄而平,19 周时胼胝体膝部、体部厚度分别接近 2mm、1mm,足月时分别达到 4~5mm 和 3mm,在 T_2WI 上呈低信号。生后胼胝体由于髓鞘化尚不明显,因此在 T_2WI 上仍为等-低信号,但在弥散张量成像(DTI)FA(分数各向异性)图上为高信号。生后 4 个月后逐渐从后向前髓鞘化,7 个月后形态接近成人(图 2-2-10)。

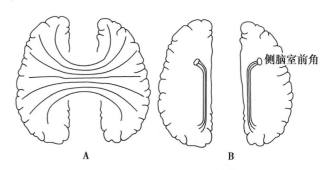

图 2-2-10 胼胝体发育异常示意图

A. 正常时大脑轴索跨越中线;B. 大脑轴索跨越中线失败,轴索平行于大脑内侧及半球间裂走行并压迫侧脑室内侧面及侧脑室前角,两侧前角分离。未能跨越中线的神经纤维为 Probst 索

第三节 胎儿脑先天畸形 MRI

脑先天畸形种类很多,其中约 60% 查不出病

因,20％为遗传因素,10％为自发性染色体突变,另外10％由环境因素如感染、缺血或中毒等原因所致。器官形成多个阶段发育障碍均可造成脑先天畸形,往往是多种畸形同时并存。因而系统地对脑先天畸形的分类是十分困难的。本节按照每一种畸形并结合其影像学分别进行叙述而不是按照分类法进行叙述。

一、神经元移行障碍

神经元移行是大脑发育过程中的复杂而有序的过程,任何原因所导致的神经元移行终止均可引起神经元移行畸形。以往认为主要是大脑发育过程中由于缺血、感染等引起的继发于环境因素的一组畸形,但目前的证据表明基因异常传递以及胎儿基因易感性的增加也是病因之一。神经元移行障碍(neuronal migration disorder)可引起脑组织位置异常,也可引起脑沟的形成障碍。根据发生的时间、受损的严重程度及畸形的形态不同,可分为无脑回-巨脑回畸形、脑裂畸形、灰质异位、多小脑回畸形等。

(一)无脑回-巨脑回畸形

1. 概述 无脑回畸形(agyria)为完全缺失脑回、脑沟的光滑脑;而巨脑回畸形(pachygyria)为过少、过宽而扁平的脑回,脑沟变浅为其特点。两者是畸形程度的不同,一般不能截然分开,常可并存。引起巨脑回和无脑回畸形的病理干扰大多见于妊娠11～16周,亦即第二个移行高潮期。

无脑回畸形常累及全脑皮层,而巨脑回畸形可为对称性双侧大脑半球广泛受累,也可为非对称性的局限性病理改变,多位于额颞部。广泛受累者,脑的轮廓常呈哑铃形或8字形。大脑皮层异常增厚,皮层下白质变薄。组织学上增厚的皮层内无正常的6层结构:巨脑回畸形大多仅为4层结构,无脑回畸形分层不完全或不分层。

由于胼胝体的发育时期与神经元的移行时间有重叠,因此巨脑回和无脑回畸形也常伴胼胝体发育不良。无脑回-巨脑回畸形常合并其他神经元移行异常,其中合并灰质异位可达50％。

2. MR表现 无脑回多位于顶枕部,巨脑回多位于额颞部。两者常并存,不能截然分开。根据其影像学表现可将其分为以无脑回为主以及以巨脑回为主的畸形。

以无脑回为主者MR主要表现为大脑表面光滑,无脑沟、脑回的显示。脑皮层增厚,脑白质明显变薄,由于缺少白质指状突起,故灰-白质界面异常光滑。由于两侧侧裂的变宽、变浅,与脑长轴垂直,使两侧大脑半球呈特殊的8字形或哑铃型改变。在顶枕叶增厚的皮层周围还可出现一圈特征性的长T_2高信号带,与胶质增生有关。由于白质发育不良,可伴有侧脑室轻中度扩大。还可伴有其他类型的脑神经移行异常畸形。

以巨脑回为主者MR主要表现为脑回增宽、变平,脑沟变浅,相应胎龄的皮层脑沟减少。有轻中度脑皮质增厚、脑白质变薄。巨脑回可累及两侧半球,也可仅累及一个半球或脑叶,使受累的半球或脑叶较健侧缩小,患侧脑室被牵拉以及白质发育不良而扩大。合并其他畸形者较少(图2-2-11)。

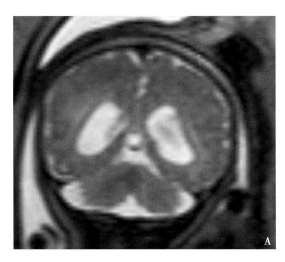
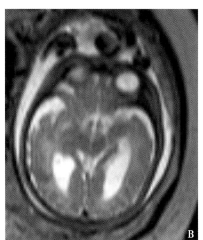

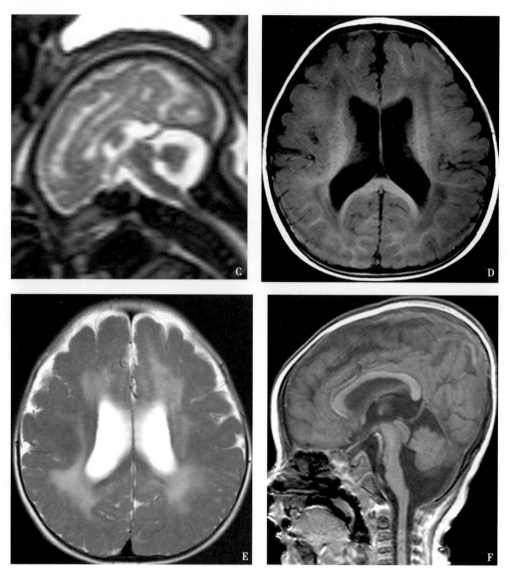

图 2-2-11 巨脑回畸形伴 Dandy-Walker 变异型

A~C. 孕 38 周,胎脑 T₂WI,相对于孕龄脑回少,脑沟浅。脑室轻扩大,脑干发育不良;D-F 同例,出生后巨
脑回畸形白质内胶质增生,表现为白质内弥漫性长 T₂ 信号。伴有脑干发育不良及 Dandy-Walker 变异型

正常胎儿于中孕早期大脑是平滑的,因此 20 周之前不能诊断脑皮层发育延迟。侧脑室轻度扩张常常是脑发育异常或延迟的首要征象。因此,单纯的轻度侧脑室扩张常规需第 23 周后随访评估脑回、脑沟发育(图 2-2-12)。

(二)脑裂畸形

1. 概述 脑裂畸形(schizencephaly)的病因尚未完全澄清,推测大约在妊娠的第 7 周由于局部生发层的损害,致使神经元移行不能发生或过早停止,聚集在异常区域,从而导致脑裂畸形。其基本病理改变是贯穿大脑的病理性裂隙,皮层灰质沿裂隙内折,裂隙两侧壁均为异位增厚的灰质,伴裂隙外表面软脑膜与内表面室管膜的融合,裂隙内充以脑脊液。

2. MR 表现 脑裂畸形发生部位多在中央前后回附近,可为单侧,也可为双侧对称或大致对称(双侧大小和位置都对称;或双侧大小不称对,但位置近乎对称)。脑裂畸形分为 2 种:①闭合型(闭唇型):指裂隙的两端或一端融合。裂隙仅达脑白质内,不与侧脑室相通,裂隙的两边紧密相贴,中间不含或仅含少量脑脊液。MRI 可见裂隙周围有不规则的带状增厚的异位灰质团包绕,与皮层灰质信号相同。②开放型(开唇型):是指裂隙的两端分离。可从脑表面横贯大脑半球直达侧脑室,侧脑室局部呈尖峰状突起,并与裂隙相通。裂隙两侧壁同样为异位灰质,并与皮层灰质信号相同,裂隙内充满脑脊液样信号,并可呈囊状扩大。

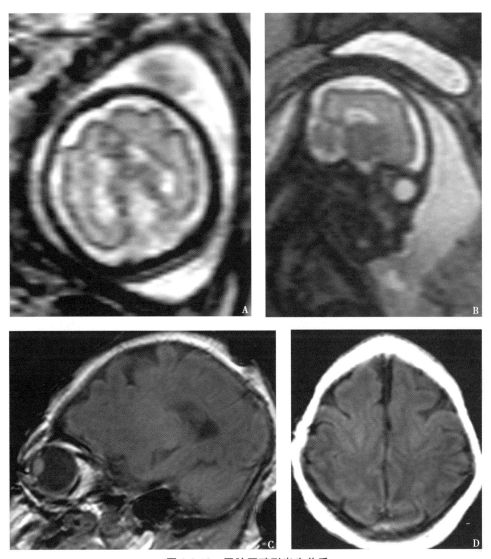

图 2-2-12　巨脑回畸形出生前后

A～D. 巨脑回畸形出生前后；A、B. 孕 31wk,胎儿脑沟、回发育与胎龄不符,脑沟、回发育少,
不规则,大脑表面相对平滑；C、D. 出生后 矢状面 T₁WI 巨脑回

脑皮质沿裂隙内折包绕裂隙是脑裂畸形的特征
表现,也是本病与正常的脑沟或外侧裂以及其他畸
形如脑穿通畸形、囊肿相鉴别的依据。

在裂隙的边缘或附近常合并巨脑回及多小脑回
畸形,本病还可合并视隔发育不全、灰质异位、侧脑
室扩大及髓鞘发育不良等(图 2-2-13、2-2-14)。

(三) 灰质异位

(1)概述:灰质异位(gray matter heterotopia)是
神经元移行受阻而异常聚集的灰质团块,是从脑室
周围的生发层向脑表面皮层灰质的放射状神经元移
行受阻而引起的,可位于自室管膜至大脑皮质之间
的任何部位,主要发生在胚胎 7～16 周左右。

(2)MR 表现:异位的灰质团块与皮层灰质信号
相同,周围无水肿。可为局灶性或多发性,其大小、

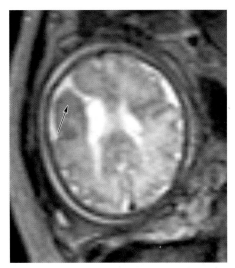

图 2-2-13　胎儿脑裂畸形 (闭合型 箭)
合并巨脑回,胼胝体发育不良

形态和部位变化很大。一般分为以下三型：①室管膜下灰质异位，也称脑室周围结节状灰质异位，为较常见的类型。MRI 表现为沿侧脑室壁周围分布的圆形或椭圆形结节，常深入到脑室腔内，导致脑室壁形态不规则、室腔变形。需与结节性硬化相鉴别，与灰质呈等信号是其特征表现和重要诊断依据。病变可分为单侧局限、双侧局限或双侧弥漫性。②皮层下带状灰质异位，较少见。MRI 可见皮层下呈带状的异位灰质与皮层伴行，两者间被一层薄的白质相隔，受累的皮层轻度增厚或正常，既往也称为"双皮层"。此型绝大多数是弥漫分布，也可局限于额叶或顶叶。③皮层下灰质异位。MRI 表现为皮质下边缘不规则、形态各异的异位灰质团块，受累皮质变薄、脑沟减少或消失，病变侧大脑半球可因白质减少而体积变小。巨大的孤立性灰质异位可出现占位效应。灰质异位单独出现少见，常常合并其他脑部畸形（图 2-2-15）。

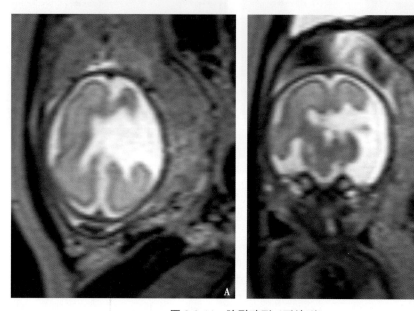

图 2-2-14　脑裂畸形（开放型）

孕 29wk^{+3} T$_2$WI，A. 横断面；B. 冠状面；脑裂与蛛网膜下腔及侧脑室相通。注意其周围有一圈低信号灰质围绕，可与脑穿通畸形相鉴别。彩超诊断脑积水

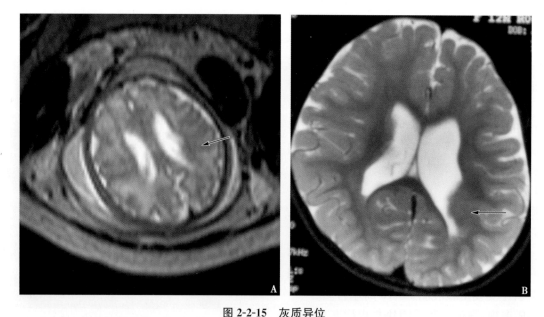

图 2-2-15　灰质异位

A. 孕 8 个月，左侧脑室边缘不规则，可见切迹旁低信号（箭）；B. 同例，生后 4 个月，左侧侧脑室旁灰质信号团块（箭）脑室压迹，患儿右手活动不灵

（四）多小脑回畸形

1. 概述　多小脑回畸形指神经元到达灰质但分布异常，形成多发细小脑回，被蜿蜒曲折的脑沟所分隔，又称为皮层发育不良。组织学上正常皮层的6层细胞结构仅出现4层结构或未分层，推测前者因胚胎20～24周损害所致，后者是胚胎12～16周损害所致。

2. MR 表现　最好发部位为侧裂附近，其他部位如额叶、枕叶、颞叶也可受累。主要表现为脑回小且数目过多，脑皮层的内缘或表面出现多发锯齿状小而浅的脑回皱褶。本病常与其他脑畸形如脑裂畸形、Chiari 畸形、巨脑回等并存（图 2-2-16）。

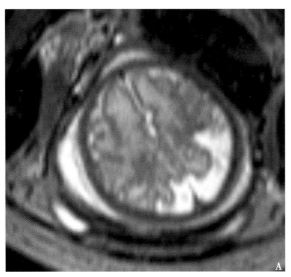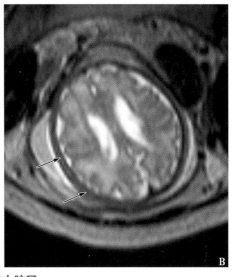

图 2-2-16　A，B 多小脑回
孕 32wk，A. 右侧颞顶部多小脑回；B. 右侧顶部多小脑回，脑回数多，脑沟浅（箭）

（五）半侧巨脑畸形

1. 概述　半侧巨脑畸形（hemimegalencephaly）是一种少见的畸形，指半侧大脑半球全部或部分扩大，偶尔为脑干、小脑。病理上受累半球含有巨脑回、多小脑回、灰质异位与白质内胶质增生等。可单独脑部受累，也可伴同侧肢体肥大。

2. MR 表现　受累侧大脑半球呈中、重度扩大。皮质发育不良表现为脑回宽、脑沟浅、皮层增厚；脑回形态也可呈大致正常或为无脑回。受累较重者皮质及皮质下白质之间界限模糊或消失，白质内信号不均，可能为神经胶质增生和灰质异位。病侧侧脑室与大脑半球成比例扩大、额角特征性向前上拉长变直。

二、单纯性脑室扩张

1. 概述　脑室扩张可因多种原因所致，可以是单纯的脑室扩张，也可为病理性扩张，如脑积水、脑发育障碍、脑萎缩、脑软化灶、胼胝体缺如等，有70%～85%脑室扩大病例合并其他中枢神经系统和躯体异常。所以当发现胎儿脑室扩张时，应进一步判断脑室扩张程度及其对周围脑组织的影响，寻找原因及伴发畸形。

2. MR 表现　判断脑室扩张的标准是测量侧脑室三角区横径(三角区脉络膜球平面)，妊娠任何时期三角区横径≤10mm 为正常。当三角区横径>10mm 而无其他畸形时为单纯性侧脑室扩大，并按照扩大程度分为轻、中、重三度：>10～12mm 为轻度扩大；13～15mm 为中度；≥16mm 为重度（图 2-2-17、2-2-18）。

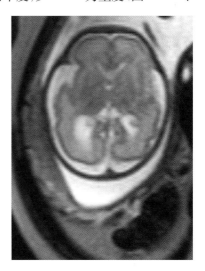

图 2-2-17　单纯性脑室扩大 孕 29 周

Gaglioti 对单纯性脑室扩张（solitary ventriculomegaly）的 176 例胎儿随访观察到 2 岁，按上述脑室扩张程度分级标准，轻、中、重组无神经系统发育异常者分别为 93%、75% 和 62.5%，也有研究表明侧脑室扩张的预后主要取决于其合并畸形，而不是

131

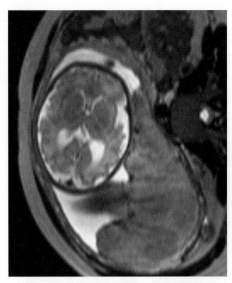

图 2-2-18　单纯性脑室扩大　孕 35 周＋5
侧脑室三角区横径 13mm

其扩张程度。MRI 能很好地显示脑室扩大有无伴发的各种不同类型中枢神经系统畸形或损伤。Gupa 报道 276 例单纯 VM 生后 70％存活，其中 59％发育正常。Falip 报道单纯脑室扩大轻度者三角区 10～11.9mm 后果良好 94％，中度者 12～15mm 有 85％后果良好。重要的是有无脑部伴有其他畸形，因为往往是这些畸形导致胎儿或新生儿疾病或死亡而不是脑室扩大本身。因此必须用最好的检查方法确定有无其他伴随畸形。

宫内 MRI 的应用提供一辅助方法判断胎脑。用宫内 MRI 测量脑室三角区与超声所测得的结果符合率很高，很少有不符合的，根据 Griffths120 例经超声测量单纯性脑室扩大的程度与宫内 MRI 证实的脑室扩大程度完全符合的有 90％。

三、胼胝体发育畸形

1. 概述　胼胝体是有髓鞘纤维的集合体，连接着两侧大脑半球，并形成侧脑室的顶部。从前到后分嘴、膝、体及压部四部分。形成于胚胎第 8～17 周，从前向后发展，嘴部是在压部形成后不久最后形成，一般到胚胎第 18～20 周发育完成。所以临床上孕 20 周以前一般不诊断胼胝体缺如。根据受损时间，胚胎早期发生的胼胝体发育畸形通常为完全缺如（不发育），而孕晚期病变发生的胼胝体发育畸形（anomalies of coropus callosum）通常为部分性，即胼胝体发育不全，压部和嘴部最常受累，体部较少受累，膝部常发育正常。胼胝体缺如的病因尚未明确，可能和遗传、染色体异常、宫内感染、缺血及异常环境接触史等有关。胼胝体发育不全常伴有中枢神经

系统其他异常，如 Chiari 畸形（Ⅱ型）、Dandy-Walker 畸形、脑内囊肿、神经元移行障碍等。

2. MR 表现　MRI 正中矢状面可直接显示胼胝体全貌，能准确地显示胼胝体畸形的部位，可提供胼胝体发育畸形的直接征象，并可结合横断位及冠状位进行全面分析。

胼胝体缺如的间接征象：①胼胝体不发育（胼胝体完全缺如，agenesis of corpus callosum,）：矢状位见扣带回外翻，大脑半球内侧面的脑沟直接伸向第三脑室；冠状位见双侧脑室分离，侧脑室如同新月状，侧脑室前角向外侧突，而不是像正常是凹陷的，双侧脑室前角呈羊角形，这是由于胼胝体缺如时两侧大脑半球的轴突不能跨越中线，而沿侧脑室的内侧缘纵向走行，这些被称为 Probst 束的神经束压迫侧脑室内壁所致。轴位见两侧脑室呈平行状分离，变平直。第三脑室扩大并上移至两侧脑室间，伸入半球间裂，甚至形成半球间裂囊肿，可以和脑室相通或不相通。②胼胝体发育不良（callosal hypogenesis 或 hypolasia）为胼胝体部分缺如：当压部缺如时，仅有疏松的白质围绕侧室周围，这样侧室向周围松软的白质伸展、扩张，造成其枕角及三角区不成比例的巨大扩张，形态很特殊。当体部缺如或发育不全时，侧脑室体受累，使两侧室走行垂直且互相平行。正中矢状面亦可见在胼胝体缺如处半球间脑回放射状指向第三脑室（图 2-2-19～2-2-21）。

嘴部缺如时，轴位表现为大脑半球纵裂前部向后靠近第三脑室前壁。

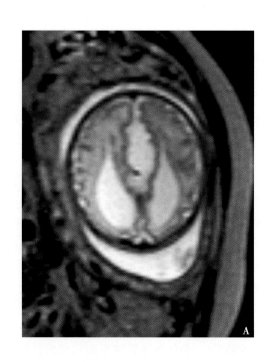

A

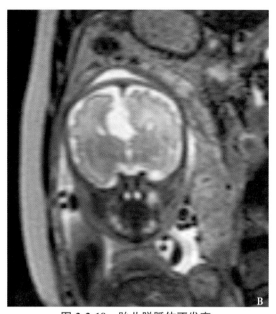

图 2-2-19 胎儿胼胝体不发育
A. 胎脑横断面 T2WI 两侧脑室平行,半球间裂囊肿;B. 胎脑冠状面 T2WI 两侧室前角分离犹如羊角状

四、前脑无裂畸形

1. 概述 前脑无裂畸形(holoprosencephaly)是妊娠 5 周末时,纵向上端脑不能分裂为两侧大脑半球,横向上不能分化出间脑和端脑。严重者面部也有发育不良,常有眼距过窄、中线裂等畸形,并和几种综合征同时存在,最常见的是三体性 13 综合征。本病形成原因还不清楚,有人认为是颅骨间充质发育障碍,不能诱导神经元的分化,造成面部颌骨前节段和大脑镰的发育不全、端脑和间脑分化的缺乏、端脑不能分裂为两个大脑半球及皮质区域不能形成正常的组织结构。

2. MR 表现 DeMeyer 将前脑无裂畸形分成 3 个亚型,即无脑叶型、半脑叶型和脑叶型,严重程度依次减轻。

(1)无脑叶型(alobar holoprosencephaly):最严重的类型,大脑半球完全融合未分开,形如大饼,大

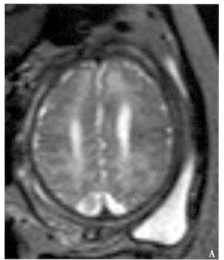
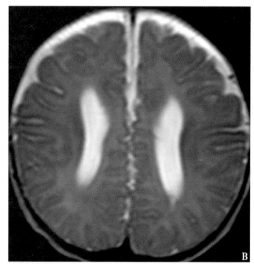
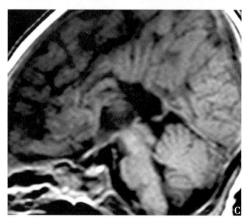

图 2-2-20 胎儿胼胝体发育不全
A. 胎儿脑 T2WI 两侧脑室平行;B. 同一例出生后 T2WI,两侧脑室平行;C. 同 B 例. 矢状面 T1WI 由于胼胝体体部及压部发育不良,脑回放射状指向第三脑室

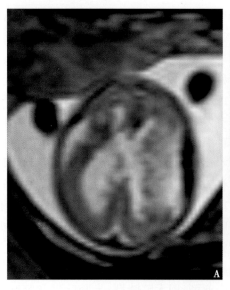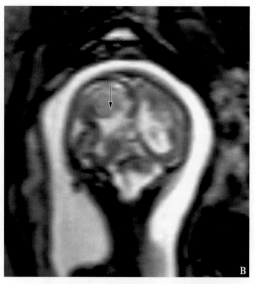

图 2-2-21　胎儿胼胝体发育不全伴脑裂畸形，孕 24wk，T₂WI

A. 横断面；B. 冠状面 侧脑室后角扩大，脑室边缘尖突有灰质围绕（箭）

脑镰和半球间裂缺失，仅单个原始脑室如同马蹄状，丘脑融合，无第三脑室。面部常有畸形如眼距过窄。极型者两侧眼眶眼球融合在一起造成独眼。只有一

支大脑前动脉给两个大脑半球供血。患儿往往生后不久就夭折（图 2-2-22）。

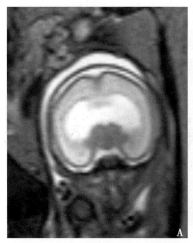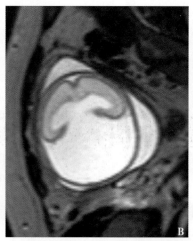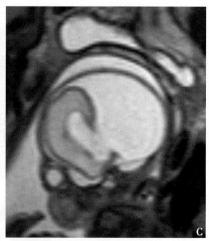

图 2-2-22　胎儿前脑无裂畸形（无脑叶型）孕 27 周＋6 胎儿脑 T₂WI，彩超诊断脑积水

A. 冠状面；B. 横断面；C. 矢状面 大脑半球不分开，丘脑不分开，马蹄形单脑室与后颅窝囊肿相通

（2）半脑叶型（semilobar holoprosencephaly）：在大脑半球的后方有不完全的半球间裂形成，大脑镰往往已形成，仍为单一侧脑室，丘脑已有部分分裂，第三脑室很小。颞角及海马结构发育不全，透明隔、胼胝体缺如，面部右轻微畸形或正常。

（3）脑叶型（lobar holoprosencephaly）：此型仅有轻度异常。双侧大脑半球及侧脑室均完全分开，大脑镰形成，额叶往往发育不良，侧脑室前角发育不良，丘脑亦分为左右各一，第三脑室及颞角比半脑叶型发育较好。海马结构正常或接近正常，透明隔仍缺如。

五、视-隔发育不良

1. 概述　新生儿透明隔腔（cavum septum pellucidum，CSP）位于两侧侧脑室之间，是一充满液体间隙。超声在正常胎儿孕龄 16 周后以及早产儿 100％ 见到透明隔腔。Barkovich 与 Norman 提出在很多脑畸形时没有 CSP 包括胼胝体缺如、前脑无裂畸形、视-隔发育不全、脑裂畸形。他们总结透明隔缺如不是一单独的所见，总是伴有其他脑畸形。Serhatlioglu 等对 130 名孕 Ⅱ 期（n＝64）及孕 Ⅲ 期（n＝66）正常胎儿进行透明隔腔的横径，前后径的测

量,孕Ⅱ期者 CSP 宽径与前后径分别为 3.1mm±1.5mm 与 7.7mm±2.6mm。孕Ⅲ期者宽径与前后径分别为 5.0mm±1.4mm 与 11.7mm±1.4mm。出生后多数婴儿在新生儿期以后 CSP 逐渐消失。透明隔腔增大也可伴有不同的中枢神经系统畸形,包括脑积水、染色体畸变、生长发育缓慢。CSP 的宽大于 1cm 并于婴儿期以后持续存在是隐匿性脑发育不良的标识。因此,CSP 宽度很重要。CSP 的存在确保了脑中线结构发育正常,除外了脑的复杂畸形。

视-隔发育不良(septo-optic dysplasia)于 1956 年由 de Morsier 首先命名,包括不同程度视觉通路发育不良、视交叉变形、透明隔缺如或发育不良,出生后大约有 2/3 的患者同时有下丘脑、垂体无功能。

普遍认为该病发生于妊娠第 4～6 周,是脊索前中胚层诱导异常所致。据认为本病有 2 种亚型,一种为因缺血所引起的透明隔部分缺如、脑裂畸形及下丘脑无功能;另一种是一种轻型的脑叶型前脑无裂畸形,此型中透明隔完全缺如,但无脑裂畸形。

2. MR 表现　①单侧或双侧视神经、视交叉、视束萎缩变细;视交叉位置及形态异常,呈垂直状而非正常的水平状;②第三脑室前隐窝球样扩大,这往往是因为视神经、视交叉和视漏斗发育不良所致;③侧脑室前角变方呈盒子状,这是由于透明隔缺如所致;④透明隔完全或部分缺如。同时,50% 的患儿可伴有脑裂畸形,也可合并其他畸形如前脑无裂畸形、胼胝体发育不良、孔洞脑、积水型无脑畸形等(图2-2-23)。

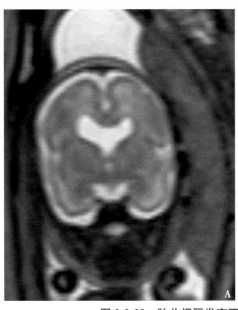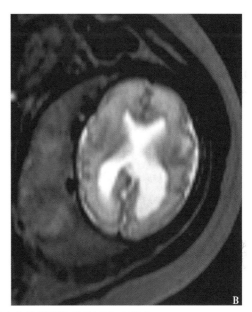

图 2-2-23　胎儿视隔发育不全合并胼胝体发育不全 T₂WI
A. 冠状面,透明隔完全缺如,第三脑室前角呈方形;B. 横断面 胼胝体压部发育不全致使侧脑室后角及三角区扩大

六、脑穿通畸形

1. 概述　胎儿脑穿通畸形(porencephaly)是一种少见的先天性脑发育畸形,是一种特殊类型的脑积水,又称"脑积水性空洞症"、"先天性脑空洞症"等。其病因不明,多认为系胚胎发育异常,Yakeovlev 和 Wadswith 认为脑血管发育异常是主要病因,也与母体感染或营养障碍、遗传因素等有关。为脑内非肿瘤性含脑脊液的囊腔,与脑室和(或)蛛网膜下腔相通,囊壁无回质内衬。

2. MR 表现　脑实质单发或多发,单侧或双侧分布的脑脊液样信号囊腔,与邻近脑室和(或)蛛网膜下腔相通,囊壁无灰质内衬(图 2-2-24)。相应脑室或

蛛网膜下腔局限性扩大、颅板可受压变薄、向外突出。

七、脑膨出

1. 概述　脑膨出(cephalocele)是指颅内结构通过颅骨缺损处向外膨出。脑膨出可根据其膨出的内容物不同分为:①脑膜膨出:膨出物包括脑膜和脑脊液;②脑膜脑膨出:膨出物包括脑膜、脑脊液和脑组织;③闭锁型脑膨出:缺损口非常小,膨出物可包括纤维组织以及退变的脑组织。脑膨出的发生率为 0.3‰～0.8‰。由于大多数脑膨出包含有发育成熟的神经组织,如脑皮质或小脑,两者都是在神经管闭合后形成的,因此推测脑膨出发生与其表面间充质组织发育异常有关,后者造成颅骨缺损,一般发生在

胚胎 8～12 周。不伴脑膨出的头皮或颅骨先天性缺

损，则可能发生在更晚的时期。

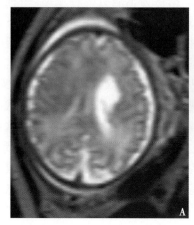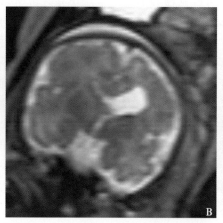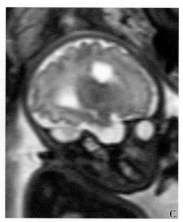

图 2-2-24　胎儿脑穿通畸形 孕 33 周 T₂WI

A. 横断面；B. 冠状面；C. 矢状面。脑室旁囊性病变与侧脑室相通

脑膨出大部分位于中线，也可根据其具体发生部位分类：颅盖骨中的枕部、顶部、额部脑膨出；颅底骨中的前部脑膨出（缺损口位于前颅底及前部额筛骨之间，包括鼻-额部、鼻眶部、鼻筛部）、基底部脑膨出（缺损口位于前颅底后部、蝶骨，包括鼻内、蝶咽、蝶眶、蝶颌及蝶筛）等。

2. MR 表现　MRI 可多方位观察脑组织、脑膜、脑脊液膨出、颅内外沟通的情况以及较大的颅骨缺损。膨出无大小不一，根据信号表现，MRI 能准确判断膨出类型：若膨出物为囊状脑脊液信号，则为脑膜膨出；若膨出物内除脑脊液信号外有脑组织信号，则为脑膜脑膨出。

枕部脑膨出最常见，占 75% 左右，幕上及幕下受累的比例相似，严重者幕上、幕下及天幕完全进入膨出的囊内，侧脑室的枕角及第四脑室也可进入囊内。高位枕部脑膨出，脑组织、脑膜等可通过枕大孔上方的枕骨缺损而膨出；颈-枕部脑膨出，内容物通过颈-枕部骨缺损（包括颈 1、2 椎体后弓）膨出。

顶部脑膨出较少见，约占 10%，位于人字缝上方靠近矢状缝的中央。很多顶部脑膨出属于闭锁型。上矢状窦与顶部脑膨出的囊关系密切，如果上矢状窦一同膨出则修复困难，所以应明确两者关系。

额部脑膨出缺损口位于额缝下部。

前部脑膨出少见，缺损口位于前颅底及前部额筛骨之间，突出物位于鼻根部或眶内部。

基底部脑膨出缺损口位于前颅底后部、蝶骨，突出物位于鼻咽部或鼻腔，其中有 2/3 伴有中线鼻部或唇裂，约 40% 伴有视神经发育不全。囊内常含有第三脑室及下丘脑，垂体在囊内位置各异，视交叉及视神经通畅向下伸。

脑膨出常合并中枢神经系统异常，最常见有脑积水，其他还包括：胼胝体畸形、神经元移行异常、Chiari 畸形、Dandy-Walker 畸形等。

八、Chiari 畸形

1. 概述　Chiari 畸形（Chiari malformation）主要累及脑干与小脑。1891 年 Chiari 首先描述了一组后脑畸形并将其分为 3 种类型，即 Chiari I 型、II 型和 III 型。病因尚不清楚，目前较为公认的理论是发生于胚胎第 3 个月，中胚叶轴旁的枕骨原节发育不良，导致枕骨发育不良、后颅窝浅小，而容纳在后颅窝内的脑组织发育正常，就造成了后颅窝过度拥挤，继发后脑组织下疝和小脑幕上抬，也可能与神经组织过度生长、脑干发育不良以及脑室系统、蛛网膜下腔之间脑脊液动力学失平衡等因素有关。

2. MR 表现　Chiari 畸形诊断的诊断的主要依据为小脑扁桃体疝入脊椎管内，以正中矢状位为最佳观测层面。

（1）Chiari I 型畸形：小脑扁桃体向下移位，位于枕大孔以下。幕上脑结构及延髓、第四脑室位置正常。胎儿 Chiari I 型畸形极其罕见，甚至新生儿也非常罕见，所以有人质疑该畸形是否在产前发生和显现。

（2）Chiari II 型畸形：此型为一种复合畸形，包括后脑、椎体、颅底及脊椎中胚层的畸形。几乎均伴有脊髓脊膜膨出，常伴有幕上脑畸形。此组后脑畸形主要是由于后颅窝发育异常小，天幕附着低，或枕大孔异常扩大，脑被挤出后颅窝。小脑扁桃体、小脑蚓同时下移疝入颈椎管内，第四脑室变长下移，部分或全部进入颈椎管内，远端扩张可呈泪滴状。常伴有脑桥和延髓下移，使颈髓也向下伸展。正常时齿状

韧带附着在颈髓的周围以便固定其位置,当颈髓下移到一定程度超出齿状韧带允许的范围,此时就产生典型的颈延髓扭曲。小脑半球部分向前外伸展至桥小脑角及桥-延髓角,包围脑干下部。小脑常退化,严重时则基本没有小脑。中脑顶盖包括四叠体板及上下丘呈鸟喙状变形(矢状位)。常合并中脑导水管狭窄、脑积水。

幕上脑畸形:以胼胝体发育不全多见(80%~90%),往往是胼胝体压部缺如或发育不良,侧脑室形态失常,三角区、后角不成比例增大,两侧常不对称;尾状核头部及中间块均可增大;大脑镰发育不良,形成孔洞,表现为两侧半球间脑回超越中线、相互交错,纵裂呈锯齿状。

几乎均伴有脊髓脊膜膨出(图 2-2-25)。可伴有脑膜膨出及颅颈部骨骼畸形、脊髓空洞。

(3)Chiari Ⅲ型畸形:最严重的一型,十分罕见,即后颅窝内容(小脑、脑干)及脊柱裂处疝出即颈部或枕部脑或脊髓膨出,常合并脑积水。

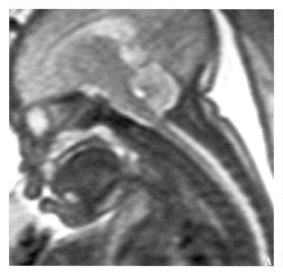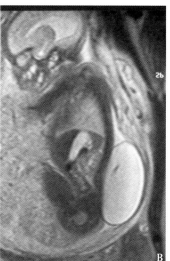

图 2-2-25　胎儿 Chiari Ⅱ型畸形 孕 31 周,T₂WI

A. 矢状面:颅颈交界部畸形,小脑扁桃体下移,延髓下移至枕大孔以下;后颅窝小;四叠体鸟喙状突起;B. 与 A 同例腰骶部矢状面,合并腰脊膜膨出,脑室扩大

九、后颅窝囊性畸形

后颅窝囊性畸形为一组先天性后脑畸形,主要包括 Dandy-Walker 畸形、巨大枕大池及后颅窝蛛网膜囊肿。枕大池扩大(>10mm)提示有 Dandy-Walker 变异、小脑发育不全、蛛网膜囊肿的可能,但也可能是正常变异的大枕大池。

1. Dandy-Walker 畸形

(1)概述:因 Dandy 和 Walker 于 1914 年首次报道了该病的临床和病理联系而得名,又称先天性第四脑室正中孔及侧孔闭锁。发生于妊娠后第 7~10 周时,是由第四脑室顶部及周围脑膜发育障碍而形成。由于第四脑室的出口狭窄或闭锁,脑脊液循环受阻,使第四脑室呈球状扩张形成第四脑室囊状扩大。小脑蚓部缺如或发育不良,使囊状扩大的第四脑室向后延伸与扩大的枕大池相连,并压迫周围结构。小脑半球受压发育不良,向上方及两侧移位,小脑幕、横窦及窦汇受压上移高位,后颅窝增大。Dandy-Walker 畸形

(Dandy-Walker malformation,DWM)小脑及第四脑室严重发育障碍,囊性扩张的第四脑室与枕大池相连续,Magendie 孔(第四脑室正中孔)闭塞缺如。Dandy-Walker 变异型更为常见,主要是第四脑室轻度扩张,与后颅窝囊肿相通,小脑蚓部发育不良,后颅窝没有明显扩大,天幕不高抬。

(2)MR 表现:Dandy-Walker 畸形:①第四脑室呈巨大囊性扩张,与后颅窝脑脊液相通;②小脑蚓部及小脑半球发育不良并被扩大的第四脑室推挤向上移位翘起及向两侧分离,因此在轴位像上,第四脑室与后颅窝脑脊液间见不到小脑蚓部,但在矢状面像上则可见发育不良的小脑蚓部明显向上移位;③后颅窝显著扩大,枕部向后膨出;④小脑幕高位;⑤伴有脑积水时侧脑室与第三脑室也扩大;⑥常合并中枢系统的其他畸形,如胼胝体发育不良、前脑无裂畸形、神经元移行障碍等,同时还可合并骨骼畸形,如多指(趾)、并指(趾)、颅板裂、枕骨缺损等(图 2-2-26,2-2-27)。

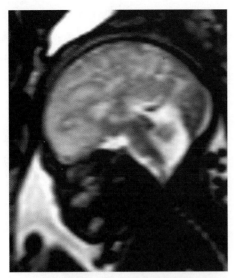

图 2-2-26 Dandy-Walker 畸形

孕 19 周 胎儿矢状面，T₂WI 小脑发育不全，第四脑室扩大，并与后颅窝相通。天幕上移

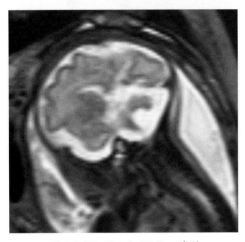

图 2-2-27 Dandy-Walker 畸形

孕 28 周，矢状面 T₂WI，小脑蚓部发育不全，第四脑室扩大与后颅窝囊肿相通，天幕上移。脑回发育异常

Dandy-Walker 变异型：(Dandy-Walker variant)第四脑室扩张较 Dandy-Walker 畸形轻，也与后颅窝囊肿相通，小脑蚓部发育不良，后颅窝无显著扩大，天幕不高抬。在轴位像上可见到小脑蚓部。

2. 大枕大池

(1)概述：大枕大池(mega cisterna magna)是指后颅窝的枕大池脑脊液腔扩大，并与第四脑室相通。Barkovich 认为可能是由于胚胎期小脑与第四脑室发育不良、小脑退行性变或由于蛛网膜囊肿形成所致。并提出 Dandy-Walker 畸形、Dandy-Walker 变异型及大枕大池是后颅窝发育异常的各个不同阶段，可统称为 Dandy-Walker 复合型。但目前仍采用分开诊断的方法。大枕大池与 DWM 综合征不同，一般出生后无症状。

(2)MR 表现：后颅窝枕大池扩大，一般认为其前后径＞10mm 为异常，不与第四脑室相通，无小脑及小脑蚓部发育不良，无后颅窝扩大，无颅骨内板受压或缺损，天幕不上移，这是其重要的特点。尤其在胎龄小的胎儿往往可见后颅窝脑池较大，根据我院检查于孕中期(孕Ⅱ期)后颅窝正中矢状面测量小脑后缘达后颅窝后缘平均横径为 7.02mm(范围 3.71～11.97mm)，孕晚期(孕Ⅲ期)为 8.83mm(范围 3.62～20.05mm)。超声观察到后颅窝扩大而来做 MRI 检查者非常多，因此判断是正常发育还是异常就变得十分重要(图 2-2-28、图 2-2-29)。

3. 后颅窝蛛网膜囊肿

(1)概述：后颅窝蛛网膜囊肿(posterior fossa arachnoid cyst)与颅内其他部位的蛛网膜囊肿一样均是脑脊液在脑外异常的局限性积聚，形成囊状扩张，多数为蛛网膜先天发育异常所致，可发生在颅后窝不

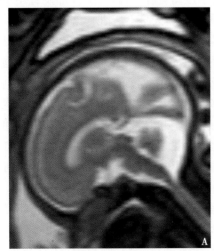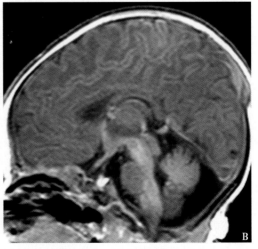

图 2-2-28 大枕大池

A. 大枕大池：孕 25wk 后颅窝脑池大，小脑发育正常；B. 出生后 4 个月，大枕大池，小脑发育正常，无症状

同部位,以小脑后较常见,且不与第四脑室和枕大池　相通,也无小脑萎缩。

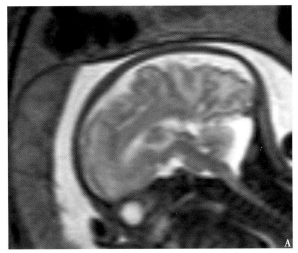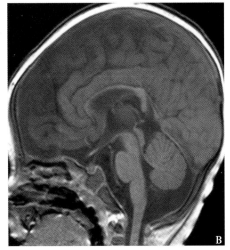

图 2-2-29　大枕大池

A. 出生前 T_2WI 矢状面;B. 出生后 6 个月 T_1WI 枕大池大小脑发育正常,无症状

(2)MR 表现:后颅窝颅板内侧孤立的脑脊液样信号囊性区域,边缘光滑锐利,不与第四脑室相通,也无小脑发育不良。囊肿处颅骨内板受压变薄,较大囊肿可具有占位效应,枕部轻度向后膨出,小脑轻度受压向前贴近脑干(图 2-2-30)。特别大时可压迫中脑导水管或第四脑室出口,导致脑积水。

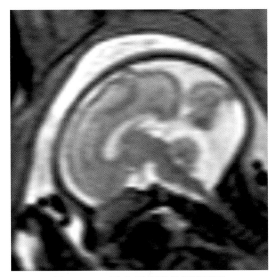

图 2-2-30　胎儿后颅窝蛛网膜囊肿

孕 19 周$^{+1}$后颅窝囊状膨胀性扩张,枕部轻度后突

十、小脑发育不全

1. 概述　小脑发育不全(cerebellar hypoplasia)是小脑蚓部和(或)小脑半球发育不完全,病因不明,可为单发畸形,也可为 Dandy-Walker(DWM)畸形中的一部分。本病可为单侧性或双侧性,根据严重程度可分为轻、中、重度。轻度者两侧对称性小脑发育不全,常见于 21 三体综合征(Down 综合征),严重者小脑前叶仅有很小的残存部分。Serhatlioglu 等在孕 Ⅱ 期、Ⅲ 期测量正常小脑横径与前后径,在孕 Ⅱ 期横径与前后径分别为 23.7mm±7.2mm 与 13.3mm±3.7mm,在孕 Ⅲ 期横径与前后径分别为 42.7mm±6.1mm 与 23.1mm±4.7mm。

小脑蚓部在妊娠 18 周左右发育完成。Bromley 等(1994 年)897 例胎儿的研究发现于妊娠 13~21 周的胎儿有 13% 显示蚓部尚未覆盖第四脑室,即维持开放未闭,在妊娠 17 周的胎儿仅 6% 显示蚓部开放未闭,77 例妊娠 18 周后所有胎儿都见蚓部闭合。因此该作者认为在 18 周以前不应诊断 DWM。Philips 等报道超声检查 44 例 Dandy-Walker 畸形中有 26 例未能正确诊断。Limperopoulos 等认为 MRI 作为超声检查的辅助方法对于小脑下蚓部发育不全的正确诊断也有困难,假阳性率有 32%。小脑下蚓部发育不全曾伴有多种神经系统发育迟缓综合征,如孤独症;因此在宫内诊断后颅窝疾病时需特别小心。

2. MR 表现　单侧性或双侧性小脑小,仅见很小的残存小脑蚓部及小脑前叶,小脑脚严重发育不全或缺如,脑干尤其桥脑发育很小。第四脑室轻度扩大。后颅窝脑脊液腔扩大,但压力不高。重度对称性小脑发育不全可仅残留较小的前叶。常合并 Dandy-Walker 畸形等后颅窝囊性畸形。MR 上,小脑蚓部在 24 周以后才能分辨并覆盖第四脑室,所以 24 周以前不能轻易诊断蚓部发育不全(图 2-2-31)。

139

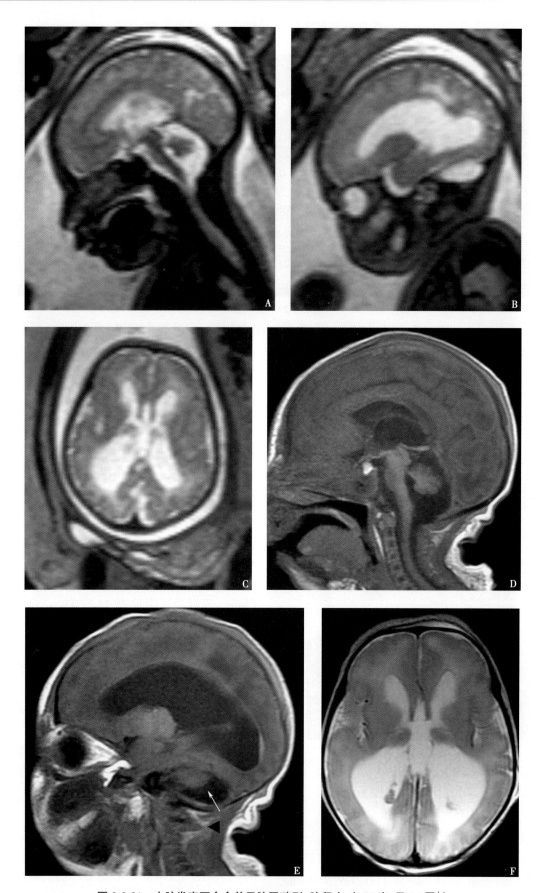

图 2-2-31 小脑发育不全合并无脑回畸形,脑积水 女 33 岁,孕 36 周$^{+6}$

A-C. T$_2$WI 小脑发育不全,两侧侧对称性脑室扩大,两侧额叶皮层平滑脑沟浅;D、E. 同例出生后 T$_1$WI 小脑发育不全(箭),脑积水;F. T$_2$WI 脑室扩大两侧额颞叶皮层平滑为无脑回畸形,胼胝体不发育。为多种畸形

第四节　胎儿缺氧缺血性脑损伤 MRI

(一) 概述

胎脑的能量来源几乎全由葡萄糖氧化而来,而葡萄糖和氧全靠血液供给,故缺氧、缺血使胎儿脑细胞代谢异常,进而造成神经细胞水肿、坏死、血管调节功能障碍、脑梗死、静脉淤血、静脉性脑梗死、新生毛细血管增生、血脑屏障破坏以致红细胞和血浆蛋白渗出等改变。病变发生的部位、程度与缺血持续的时间及胎儿脑成熟程度有关。胎龄较小者(孕 37 周前)大脑动脉分水岭区位于脑室旁生发层区,因此病变主要发生在脑室旁室管膜区。随着胎龄增加,大脑动脉分水岭区向皮层方向移动,在大脑前、中动脉与大脑中、后动脉交界处,即矢旁区,在缺氧缺血时容易累及上述部位,另外在大脑皮层中央前后回、基底节、丘脑腹外侧、颞叶内侧等髓鞘形成活跃区域代谢旺盛需氧量高,对缺氧缺血最敏感,容易引起细胞坏死。

常见的可导致宫内缺氧缺血的诱因有脐带绕颈或绕身、前置胎盘、胎盘早剥、严重妊娠高血压症等,均造成严重的宫内窘迫。

(二) MR 表现

1. 生发层及脑室内出血　根据出血的时期不同,血红蛋白的状态不同,MRI 信号也不同,临床多见亚急性期出血,血红蛋白为正铁血红蛋白,其中亚急性早期红细胞尚未溶解破坏,出血区在 T_1WI 上为高信号,在 T_2WI 上为低信号(图 2-2-32);而亚急性晚期,红细胞溶解破坏后,出血区在 T_1WI 和 T_2WI 上均为高信号。脑内较大量出血往往不能完全吸收,最终形成囊变或软化灶,边缘环以短 T_2 低信号,为含铁血黄素沉积。

2. 脑室旁白质软化　在侧脑室背侧、三角区背侧脑白质斑片状、囊状 T_1WI 低信号、T_2WI 高信号(图 2-2-33),侧脑室扩大变形,病变处白质髓鞘化减少、胶质增生,T_2WI 呈稍高信号。有的病例在软化区内合并斑点状出血。

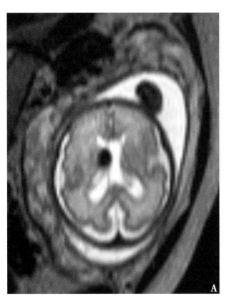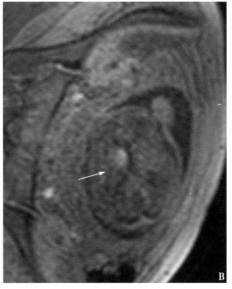

图 2-2-32　胎儿生发层出血,孕 29 周+4. 彩超诊断脑积水
A. T_2WI 横断面显示生发层很低信号;B. T_1WI 出血处呈短 T_1 高信号(箭)

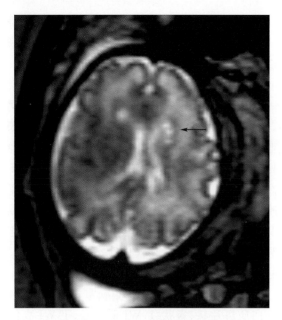

图 2-2-33 胎儿宫内缺氧缺血脑损伤
孕 33 周 T$_2$WI 横断面 脑室前角旁数个点状长 T$_2$ 高信号(箭)。周围脑白质广泛水肿呈稍长 T$_2$ 高信号

第五节　脊柱与脊髓的胚胎发育与畸形 MRI

一、脊髓的胚胎发育

脊髓和脑一同起源于脊索背侧的神经外胚层细胞。胚胎第 3 周,神经外胚层细胞形成一增厚的细胞板,称神经板。胚胎第 18 天,神经板中央凹陷形成神经沟,其两侧隆起称神经褶。第 3 周末,神经沟加深,两侧的神经褶在背中线处逐渐愈合形成神经管,并与外胚层分离而陷入胚体背侧的中胚层内。神经管与外胚层一旦分离过早、分离不全、马尾细胞团异常及脊索发育异常等均会导致脊髓的发育畸形。神经管的愈合始于未来的颈部区域,并逐渐向头、尾两端进行,在头、尾两端分别留有前神经孔和后神经孔,并分别约在胚胎第 25 天和 27 天闭合。神经管闭合后头端膨大发育为脑,尾段较细,为脊髓的原基,其管腔形成脊髓中央管。后神经孔闭合失败则形成脊髓裂。

二、脊柱的胚胎发育

脊柱的胚胎发育分胚胎期(最初 8 周)和胎儿期(卵受精第 8 周起至出生)。脊柱先天畸形一般发生在胚胎期。胚胎 3 周时,位于脊索两侧和神经板下方的轴旁中胚层增厚,形成双侧对称的实质性的间充质纵行柱,并于 20 天时分节为成对的块,称为体节,脊柱的发育与体节和脊索密切相关。体节腹内侧的生骨节分化成椎骨,背外侧的皮肌节分化成骨骼肌和真皮,脊索降解退化为髓核。

脊柱为软骨内化骨,其胚胎发育又可分三个不同时期:膜状期(软骨前期)、软骨期、骨化期。

1. 膜状期　在胚胎第 4 周时,生骨节细胞向中轴 3 个方向迁移:向内侧迁移包绕脊索(最后形成椎体);向背侧迁移包绕神经管(最后形成椎骨的左右椎弓,以后还发生出棘突和横突);向腹外侧迁移(最后形成肋骨)。这些细胞联合围绕脊索和神经管,形成纵行的间充质柱,转化形成脊柱和肋骨的膜状原基,也形成硬膜和脊柱旁的肌肉。大约在 24 天,膜性脊柱再分节,分化成致密的尾侧部和疏松的头侧部,生骨节沿着两者间裂隙分开,上一个生骨节的尾侧部与下一个椎体的头侧部再联合,形成一个新的软骨前期原始椎体,此过程也使滋养动脉埋入新椎体中心。生骨节再联合的过程两侧对称进行,首先在下颈和上胸椎开始,而后向头尾侧发展,从生骨节致密部发展来的一些细胞参与椎间盘的形成和脊椎中心软骨内生长板的形成,疏松区形成椎体。疏松区发育缺陷日后可出现椎体分节不良。

在膜性椎体分节和融合时,脊索也发生了明显的变化,位于未来椎体区域的脊索细胞紧缩和退变,位于未来椎间盘区域的细胞增殖和黏液变性转变为髓核。另外存在的脊索组织成为齿突尖韧带,也见于颅底和骶骨椎体。

2. 软骨期　胚胎 39 天时,膜性脊柱的间充质内软骨化中心出现,最先开始于颈-胸段,后向头尾侧发展,每个椎骨在中线两旁有 3 对软骨化中心,分别位于椎体、神经弓以及神经弓与椎体结合处,椎体软骨形成早于神经弓。胚胎第 6 周脊柱完成软骨化。一侧椎体软骨化中心缺如将遗留对侧半椎体。

3. 骨化期　胚胎第 8 或 9 周时脊柱出现骨化中心。椎体的骨化开始于下部分胸椎和上部分腰椎,然后以此为中心向头尾侧逐渐骨化,骶尾部脊柱在 17~18 周后才骨化。每个椎体有 2 个初级骨化中心,分别位于已经黏液样变的脊索干的前方和后方,它们迅速融合成一个,当椎体骨化中心增大时,在椎体的上下端未骨化的软骨在间盘邻近形成软骨板。神经弓的骨化在颈-胸段开始,然后向头尾侧发展,每个椎弓在两侧各有 1 个骨化中心,通常在 1 岁以后双侧骨性愈合,先从腰段开始,然后向头侧发展,颈椎最后在 3 岁时融合。神经弓和椎体骨化中心之间起初以软骨连接,逐渐骨化,最后在椎弓根部的前方两者融合,在 3～6 岁完全骨性融合。

寰、枢椎的发育不同于其他椎骨,寰椎从第 4 枕和第 1 颈生骨节发生,右 3 个骨化中心,2 个在侧块,一个在前弓,后弓的骨化由侧块伸展而成。

胚胎期发育中的脊柱生长并不均匀,前 6 个月发育较快,6 个月后逐渐减慢,正常的胎动能够促进脊柱的发育。

三、正常脊柱 MRI

观察胎儿脊柱与脊髓的发育情况一般在孕 18 周以后,此时每个椎骨可见方形的椎体和后外侧的椎弓。在 T_2WI 上,脊椎骨质呈低信号,并随着孕龄的增长骨化范围增大而且信号减低,椎骨与周围骨骼肌信号相近,两者不易区别,髓核呈高信号,在矢状位和冠状位上,低信号的长方形椎体与高信号髓核间隔排列,间距相等,没有缺失,冠状位上双侧对称、排列整齐,椎弓呈两条平行串珠状低信号,周围组织呈中等稍高信号。蛛网膜下腔在 T_2WI 呈高信号,远端呈盲囊状位于骶尾部,其背侧有完整的低信号带,边缘光滑连续。胎儿在 3 个月时脊髓与椎管等长,以后由于脊柱和硬脊膜的增长比脊髓快,脊髓的位置逐渐相对上移,至出生前,脊髓下端与第 3 腰椎下缘平齐,仅以终丝与尾骨相连。

四、脊柱先天畸形 MRI

(一) 神经管闭合不全

1. 神经管闭合不全的发生和分类　神经管闭合不全(spinal dysraphism)包括所有类型的间充质、骨和神经组织的中线不完全闭合,因而脊柱神经管闭合不全包括神经基板、脊膜、脊椎、皮肤的不完全融合,另外常同时有三种胚细胞层未能正常分离(即深的皮肤凹陷)、异位细胞残余的异常生长(如皮样和表皮样囊肿)、正常组织的异常发育(如椎管内或髓内脂肪瘤、错构瘤)。神经管闭合不全经常有脊柱后部骨结构的不完全闭合,称为脊柱裂。

临床上,神经管闭合不全包括囊性脊柱裂和隐性脊柱神经管闭合不全。囊性脊柱裂包括所有外表表现明显的椎管不闭合异常,有脊髓脊膜膨出、脂肪脊髓脊膜膨出、脊髓膨出、脊髓囊样膨出、后突型单纯脊膜膨出等。脊髓脊膜膨出是神经组织和脊膜两者均通过闭合缺损处疝出;脊膜膨出只有脊膜疝出;脊髓膨出只有脊髓组织的膨出而无脊膜覆盖;脊髓囊样膨出是指脊髓末端呈囊样扩大、疝出,近端脊髓积水。

隐性神经管闭合不全为在完整的皮肤和表皮下的发育异常,没有神经组织外露。如脊髓栓系综合征、椎管内脂肪瘤、皮样囊肿、表皮样囊肿、皮窦、脊髓纵裂、脊索裂隙综合征、前突型脊膜膨出等。最简单的隐性神经管闭合不全为隐性脊柱裂,表现为一至数个脊椎后部成分的缺损。

2. 几种常见神经管闭合不全及其 MR 表现

(1)脊膜膨出:是蛛网膜和硬脊膜在脊柱骨缺损处形成的疝,疝表面有皮肤覆盖。可见于脊椎的任何节段,以腰骶部最为常见,颈椎次之,胸椎较少见,一般发生于脊柱后方,少见于脊柱两侧和脊柱前方。MR 表现多方位显示一个或多个椎板缺损,皮下见脑脊液信号囊性包块,通过椎板缺损处与椎管内蛛网膜下腔相通,囊内无神经组织,偶有神经根行进过程中进入疝囊(图 2-2-34,2-2-35)。脊柱两侧的脊膜膨出(meningocele)是经由扩大的神经孔形成。骶骨前脊膜膨出是经由骶骨孔或骶骨发育不良造成的骶前局限性骨缺损向前疝出所致,骶骨发育不良多为一侧。

鉴别诊断:脊膜膨出须与腰骶部囊性畸胎瘤、水囊样淋巴管瘤相鉴别。最主要在脊膜膨出中可见骨缺损,囊与椎管相通,矢状位鉴别有困难时横断面则很重要,可见囊与椎管相通。畸胎瘤没有骨缺损,脊柱完好,囊与椎管无相通。淋巴管瘤内常有间隔,发病部位与脊膜膨出也不一致。

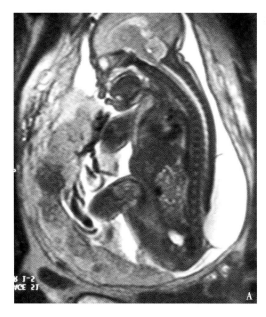

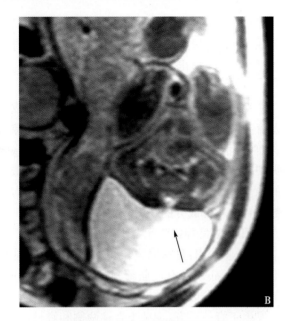

图 2-2-34　胎儿脊膜膨出 T₂WI

A. 矢状面；B. 横断面。孕 31 周,超声诊断脑积水。矢状面膨出的部位看不清,横断面则非常清晰(箭)

(2)脊髓脊膜膨出和脊髓膨出:脊髓脊膜膨出和脊髓膨出(myelomeningocele and myelocele)是最常见的囊性脊柱裂,经常合并存在。发生原因为神经管与外胚层粘连不能分离,影响了神经管的闭合,此时间充质细胞不能移行至神经管与外胚层之间,粘连区域的神经弓不能融合,导致脊柱裂、脊髓膨出或脊髓脊膜膨出,不能形成神经管的神经基板直接暴露于体表,没有皮肤覆盖。脊髓脊膜膨出和脊髓膨出都有明显的骨性脊柱结构异常,在病变处脊柱裂、椎板外旋、椎弓距离增大,在病变上下方脊柱常有其他异常,头侧经常发生椎弓融合、椎体融合、半椎体、椎体发育不良,肋骨多有发育不良、缺损、融合,特别是在胸 5～8 水平。脊髓脊膜膨出和脊髓膨出都有 Chiari Ⅱ 畸形,85％有不同程度的脑积水。

MR 表现多方位显示大范围的椎板缺损,其背侧中线见包块,多呈脑脊液信号,其内见疝入脊髓,基板位于囊肿后面,形状不规则,信号与脊髓相近,基板后方皮肤不完整或缺损。常合并脊髓栓系。同

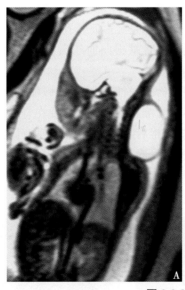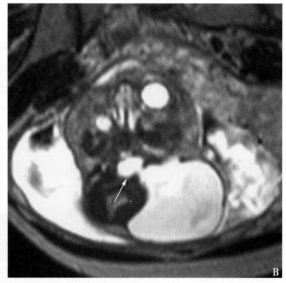

图 2-2-35　胎儿颈部脊膜膨出 T₂WI

A. 矢状面颈部囊性包块,须与淋巴管瘤鉴别；B. 横断面清晰显示脊膜膨出部位(箭)

时可见病变水平椎板外旋、椎弓外移、椎管扩大。本病常合并 Chiari Ⅱ 畸形,可见延髓下降、小脑蚓部下疝,在延髓后方形成薄舌样影等。可合并脊髓积水,受累脊髓呈梭形扩张,其内容呈脑脊液信号,合并脂肪瘤、皮样囊肿时 T₁WI 呈高信号,合并表皮样囊肿时信号与脑脊液相似。30％～40％脊髓脊膜膨出合并脊髓纵裂,发生于脊髓脊膜膨出水平的上方、下方或同一水平,纵裂脊髓在冠状位并列或小的位于腹侧、大的位于背侧。

(二)半椎体畸形

1. 概述　中线两侧的椎体软骨化中心不能连接,而且一侧的骨化中心不能形成；或者成对的软骨化中心中的一个不发育,将形成半椎体畸形(hemivertebrae)。偶尔在骨化阶段前面的骨化中心不发育则形成后部椎体的半椎畸形。

2. MR 表现　以冠状位显示佳。半椎体的体积较小,可呈圆形或椭圆形,位于中线一侧,对侧节段完全缺如或发育不全,一般伴相应的肋骨缺失,半

椎体的椎弓根可以正常,可伴有分节缺陷所致的神经弓融合。常伴有脊柱侧突。后部半椎体畸形以矢状位显示佳,可见前半椎体的缺失(图2-2-36)。

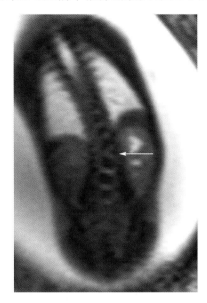

图 2-2-36 半椎体畸形
孕 8 个半月,T_2WI 脊柱侧弯,胎儿椎体呈低信号,相当于左侧胎肾平面的椎体为半椎体形成三角形畸形(箭)相应的上下椎体位置也见变异

(三)脊髓纵裂

1. 概述 脊髓纵裂(diastematomyelia)是一种少见的先天异常,脊髓纵裂可发生于任何平面,但以下胸至骶椎多见,上胸和颈椎少见,以上段腰椎为多见。女性多于男性。常伴有的畸形如终丝增粗、脊髓栓系、硬膜内脂肪瘤、表皮样囊肿、皮样囊肿、脊髓空洞症等,也常伴椎体畸形如脊柱弯曲、半椎体、蝴蝶椎、脊椎裂、分节不良、块状椎等。椎管内有骨性,软骨或纤维组织间隔将椎管与脊髓纵形地分为两半。Pang 将此病分两种类型,Pang Ⅰ型:每半脊髓有单独的硬膜囊和蛛网膜下腔,椎管内有骨性间隔;Pang Ⅱ型:每半脊髓各自有完整的软脑膜、蛛网膜,走行于单独的蛛网膜下腔内各自有单独的硬膜囊。每半脊髓有各自的脊椎前动脉。这种脊髓纵裂没有骨性间隔或纤维带很少有症状,除非伴有脊髓栓系或脊髓积水。根据报道Ⅰ型占40%,Ⅱ型占60%。出生后可没有症状,到儿童期或青年期出现症状,临床常见的症状有双侧腿无力、肌肉萎缩、尿便失禁等较普遍的神经系统症状。

2. MRI 表现 胎儿冠状面表现较清楚(图2-2-37),横断面因胎儿椎管太小不易看清。见到脊柱畸形的胎儿必须注意有无脊髓纵裂,有先天性脊

柱侧弯者,15%有脊髓纵裂。有脊髓纵裂者75%有脊柱侧弯。椎管内有骨性间隔者,在 T_1WI 及 T_2WI 上均为低信号,但其内的骨髓因含脂肪在 T_1WI 上显示高信号。分裂的两半脊髓在 T_2WI 上为分开的两个条状的低信号。多数病例在间隔以下两半分离的脊髓再度融合,如果不融合则可称作双脊髓,或脊髓重复畸形。

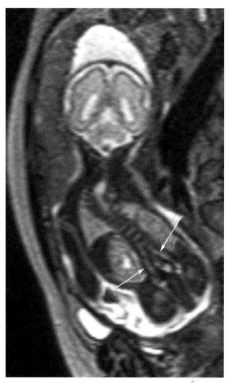

图 2-2-37 双胎之一,胎儿脊柱 S 状侧弯伴脊柱裂、脊髓纵裂(箭)

第六节 胎儿脑动静脉畸形

胎儿 Galen 大静脉瘤样畸形

1. 概述 大脑大静脉属于脑深部静脉系统,又称 Galen 大脑大静脉(great cerebral vein of Galen)。它位于胼胝体压部后下方,由左右大脑内静脉汇合而成,是一条壁薄、短粗的静脉主干。走向自前向后,于小脑幕处与下矢状窦汇合继续为直窦。Galen 大静脉瘤样畸形(Vein of Galen aneurismal malformation,VGAM)及 Galen 大静脉动脉瘤样扩张(Vein of Galen aneurismal dilation,VGAD)是婴儿及胎儿最常见的动-静脉畸形。VGAM 含有一团扩张血管由扩张动脉供血。随年龄增长畸形血管即明显扩张。

本病的类型有以下几种:

第 1 型:很多血管包括大脑前动脉丘脑穿支动

脉及小脑上动脉进入 Galen 大脑大静脉。

第 2 型：单一的脉络膜动脉引流入 Galen 静脉。

第 3 型：一侧或两侧脉络膜后动脉及一侧或两侧大脑前动脉直接进入 Galen 静脉系统。

第 4 型：脉络膜后动脉及丘脑穿支动脉血管瘤样网通过下矢状窦及胼胝体静脉引流入 Galen 静脉。

第 5 型：右下额叶一组高血流量的动静脉畸形通过下矢状窦及胼胝体周静脉引流入 Galen 静脉。

上述畸形通过原始的软脑膜与蛛网膜动脉系统及软脑膜静脉系统之间有持续的瘘道存在，由于原始 Galen 静脉系统与原始脉络膜系统靠得很近，那么原始脉络膜系统的动-静脉畸形不可避免地累及

Galen 静脉。大脑大静脉的扩张继发于接受了动静脉瘘中的一支动脉血流的直接或间接压力或一支静脉分支血流的压力。通常畸形的引流静脉的高血流量流进大脑大静脉而引起扩张，因此在宫内即可发育呈瘤样扩张的静脉。

2. 影像学表现　在胎儿虽能见到 Galen 静脉扩张，但供血的畸形动脉则不易见到（图 2-2-38）。分娩后随婴儿月龄增长畸形动脉的扩张也随之更明显，在 MRI 上显示迂曲扩张的血管呈流空效应因此显示，CT 则须增强扫描或作 CT 动脉成像（CTA）。本病合并症有心脏增大、心衰、脑积水、蛛网膜下腔出血等将会逐渐显示（图 2-2-39）。

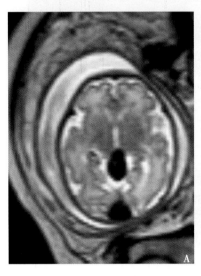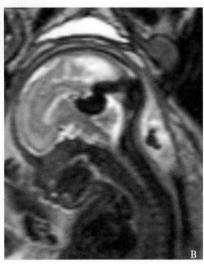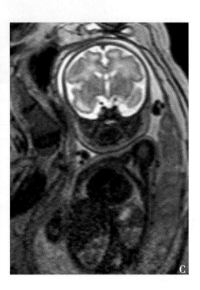

图 2-2-38　Galen 大静脉瘤样畸形

孕 33 周$^{+4}$彩超怀疑动脉瘤，可见动脉血流。A. T$_2$WI 横断面中线第三脑室后方见扩张血管，窦汇扩张；B. 矢状面 T$_2$WI Galen 大脑大静脉瘤样扩张、直窦、窦汇均扩张，畸形动脉则不见，可能由于动脉较细小于胎儿像上不易见到。脑室不扩张；C. T$_2$WI 冠状面 胎儿心脏增大，右心扩大

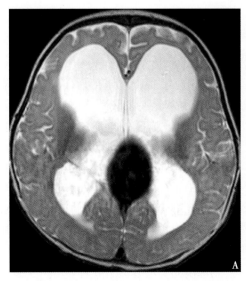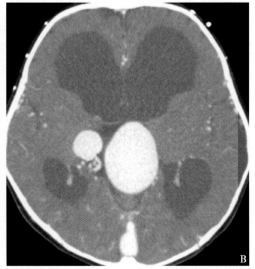

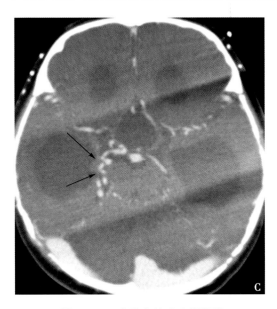

图 2-2-39 大脑大静脉瘤样扩张

男,生后 8 个月,生后头大临床诊为脑积水。A. T_2WI 见中线瘤样扩张的静脉及脑积水,脑室明显扩张。B、C. CTA 瘤样扩张的静脉及其旁的扩张静脉均匀强化,静脉窦强化,扩张迂曲畸形的脉络膜供血动脉强化(箭)

(丁长伟 陈丽英)

参考资料

1. 朱铭. 胎儿磁共振——磁共振检查的新领域. 磁共振成像,2011,2:7-12

2. 陈丽英,范国光. 脑及脑血管先天畸形//潘恩源、陈丽英. 儿科影像诊断学. 北京:人民卫生出版社,2007:23-78

3. Kubik-Huch RA,Huisman TAGM,Wisser J,et al. Ultrafast MR Imaging of the Fetus. AJR 2000,174:1599-1606

4. Amin RS,Nikolaidis P,Kawashima A,et al. Normal anatomy of the Fetus at MR imaging. Radiographics,1999,19:S201-S214

5. Levine D,Hatabu H,Gaa J,et al. Fetal Anatomy Revealed with MR Sequences. AJR,1996,167:905-908

6. Hansen P,Ballesteros MC,Soila,K,et al. MR Imaging of the Developing Human Brain. Radiographics,1993,13:21-36

7. Judas,M,Radis M,Milosevic JM,et al. Structural,Immunocytochemical,and MR Imaging Properies of Periventricular Crossroads of Growing Cortical Pathways in Preterm Infants. AJNR,2005,26:2671-2748

8. Garel C,Channtrel E,Brisse H,et al. Normal Gestational landmarks Identified Using Prenatal MR Imaging. AJNR,2001,22:184-189

9. Glenn OA,Barkovich AJ. Magnetic Resonance Imaging of the the Fetal Brain and Spine:An Increasingly Important Tool in Prenatal Diagnosis:Part 1. AJNR,2006,27:1604~1611

10. Glenn OA,Barkovich AJ. Magnetic Resonance Imaging of the Fetal and Spine:An Increasingly Important Tool In Prenatal Diagnosis:Part 2. AJNR,2006,27:1807-1814

11. Coakley FV,Glenn OA,Qayyum,A,et al. Fetal MRI:A Developing Technique for the Developing Patient. AJR,2004,182:243-252

12. Gerard N,Raybaud,C,Poncet M. In Vivo MR Study of Brain Maturation in Normal Fetuses. AJNR,1995,16:407-413

13. Levine D,Barnes PD. Cortical Maturation in Normal and Abnormal Fetuses as Assessed with Prenatal MR Imaging. Radiology,1999,210:751-758

14. Brisse H,Fallet C,Sebag G,et al. Supratentorial parenchyma in the Developing Fetal Brain:I Vitro Study with Histologic Comparison. AJNR,1997,18:1491-1497

15. Angtuaco T L. Ultrasound Imaging of Fetal Brain Abnormalities Three Essential Anatomical Levels. Ultrasound Quarterly,2005,21:287-294

16. Levine D,Feldman HA,Tannus JFK,et al. Frequency and Cause of Disagreements in Diagnoses for Fetuses Referred for Ventriculomegaly. Radiology,2008,247:516-527

17. Griffiths PD,Reeves MJ,Morris JE,et al. A prospective Study of Fetuses with Isolated Ventriculomegaly Investigated by Antenatal Sonography and In Utero MR Imaging. AJNR,2010,31:106-111

18. Kazan-Tannus JF,Dialani V,Kataoka ML,et al. MR Volumetry of Brain and CSF in Fetuses Referred for

Ventriculomegaly. AJR,2007,189:145-151

19. Almog B,Gamzu R,Achiron R,et al. Fetal Lateral Ventricular Width: What Should Be Its Upper Limit? J Ultrasound Med,2003,22:39-43

20. Chen SC,Simon EM,Haselgrove JC,et al. Fetal Posterior Fossa Volume: Assessment with MR Imaging Radiology,2006,238:997-1003

21. Levine D,Trop I,Mehta TS,et al. MR Imaging appearance of Fetal Cerebral Ventricular Morphology. Radiology,2002,223:652-660

22. Limperopoulos C,Robertson RL,Khwaja OS,et al. How Accurately Does Current Fetal Imaging Identify Posterior Fossa Anomalies? AJR,2008,190:1637-1643

23. Kidokoro H,Anderson PJ,Doyle LW,et al. High Signal Intensity on T2-Weighted MR at Term-Equivalent Age in Preterm Infants Not Predict 2-Year Neurodevelopmental Outcomes. AJNR,2011,32: 2005-2010

24. Cheong JLY,Thompson DK,Wang HX,et al. Abnormal White Matter Signal on MR Imaging Is Related to Abnormal Tissue Microstructure. AJNR,2009,30:623-628

25. Stazzone MM,Hubbard AM,Bilaniuk LT,et al. Ultrafast MR Imaging of the Normal Posterior Fossa in Fetuses. AJR,2000,175:835-839

26. Brichta J,Skotakova J,Gerychova R,er al. Diastematomyelia In Prenatal and Postnatal Magnetic Resonance Imaging. Ces Radiol,2010,54: 230-233

27. von Koch CS,Glenn OA,Goldstein RB,et al. Fetal Magnetic Resonance Imaging Enhances Detection of Spinal Cord Anomalies in Patients With Sonographically Detected Bony Anomalies of the Spine. J Ultrasound Med,2005,24:781-789

28. Serhatlioglu S,Kocakoc E,Kiris A, et al. Sonographic measurement of the fetal cerebellum,cisterna magna and cavumseptumpellucidumin normal fetuses in the second and third trimesters of pregnancy. Journal of Clinical Ultrasound,2003,31:194-200

第三章

胎儿胸部正常及异常 MRI

第一节　正常胚胎肺发育

一、正常胎儿肺的发育

形态发育学上,胎儿肺的发育(lung development)包括5个时期:①胚胎期(孕26天~6周):孕26天起肺芽从胚胎前肠的喉-气管沟突出,形成肺原基,它是喉、气管和肺的始基,继之喉气管沟逐渐发育成管,并与食管分离。管的头端发育成喉,中段发育成气管,末端分成左、右两支并膨大,称为肺芽,将来发育成支气管和肺。肺芽反复分支而形成支气管树,支气管树的终芽最终分化为呼吸性细支气管、肺泡管、肺泡囊和肺泡。孕6周时气管、主支气管、段支气管等气道骨架基本形成。②假腺体期(孕6~16周):原始气道连同早期的腺体一起发育。早期,气道内衬假复层柱状上皮,这是一种原始的上皮细胞,不同于支气管和呼吸上皮细胞。后期气道上皮为高柱状上皮细胞,细胞核位于胞体顶部,基底部为细胞质,内富含糖原。假腺体期呼吸部开始发育,后期气道远端为立方细胞,为不成熟的II型肺细胞。③小管期(孕17~28周):这一时期远端气道进一步形成分支,内衬细胞变扁,间质减少。肺实质内毛细血管开始增生,毛细血管网的形成是这一阶段的主要特征。④囊泡期(孕29~36周):该期气道末端形成内壁光滑、柱状的囊性结构。这些囊由初级间隔隔开,初级间隔是该期形态学上的主要特征,由弹力纤维、胶原和蛋白聚糖构成,初级间隔将囊分成更小的单位,这些更小的单位是否能称为"肺泡"还存在争议。这一时期间质进一步减少,使得毛细血管床更靠近新形成的肺泡,肺换气部面积继续增多。⑤肺泡期(36周~婴儿):这一时期呼吸性细支气管和肺泡进一步形成,出生后肺泡数目继续增加,功能逐步完善。

二、肺液的产生和作用

在胎儿发育过程中,肺本身产生液体,充满囊泡及肺泡腔,并随孕周而增加。肺液(lung liquid)是由肺组织分泌所产生的,并不是羊水吸入所致。肺液量为20~25ml/kg,相当于功能残气量,占肺总量的40%,并以3~4ml/(kg·h)的速率进行交换更新。

肺液的存在有利于肺的发育和膨胀以及呼吸的建立,充盈后使肺泡直径增大,降低肺膨胀所需的压力,使肺能扩张,防止生后气道阻塞和肺不张。肺液还有利于生后残气量的形成和呼吸的维持。胎儿的呼吸运动维持肺内液体的流出与聚集,当非呼吸时声门闭合,阻止肺液流出,而聚集于肺泡内。当胎儿呼吸时声门周期性开放,降低了肺液流出的压力,促使肺液流出(图2-3-1)。

由于肺在出生后瞬间即能有效地进行气体交换,肺液必须迅速加以清除,其中1/3是在胎儿经产道时,由胸廓受压从咽喉和口鼻中挤出,其余2/3部分由毛细血管吸收,另经肺淋巴管引出。当肺内液体清除时,肺表面已能充分地维持气体的交换功能。

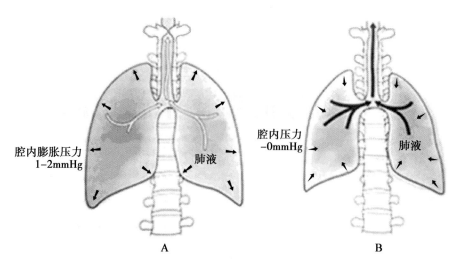

图 2-3-1　胎儿肺液在肺内的控制
A. 非呼吸时,声门关闭,阻止肺液流出。肺液聚集于未来的气道内。因此维持气腔内膨胀压力于 1~2mmHg(高于羊膜囊压力);B. 胎儿呼吸时声门周期性张开,大大降低了肺液流出的压力,故肺液流出速度加快,肺液量减少,呼气末期肺膨胀压力低于周围压力

第二节　胎儿正常肺 MRI

一、胎儿肺部 MR 扫描技术

常用于胎儿胸部检查的 MR 扫描技术包括:二维快速平衡稳态采集(two-dimensional fast-imaging employing steady-state acquisition,2D FIESTA)序列、单激发快速自旋回波(single-shot fast spin-echo,SSFSE)序列、非门控实时稳态采集序列等。2D FI-ESTA 序列采用最小重复时间(TR)、回波时间(TE),TR 3.6~4.2 毫秒,TE 1.0~1.8 毫秒,翻转角 55°,扫描时间每层 0.5~2.0 秒,1 次 10.0~20.0 秒;SSFSE 序列 TR 1150~1450 毫秒,TE42~145 毫秒,翻转角 90°,矩阵 256×192;非门控实时稳态采集序列翻转角 45°,矩阵 256×160,余参数均同 2D FIESTA 序列。孕妇足先进,取仰卧位或左侧卧位,平静呼吸。先行孕妇中下腹冠状面定位扫描,再常规行胎儿颅脑、胸、腹横断面、矢状面、冠状面 3 个平面扫描 2D FIESTA、SSFSE 序列扫描,最后着重对胸部肺和心脏行重点 2D FIESTA、SSFSE 序列及非门控实时稳态采集序列扫描。

FIESTA 及 SSFSE 序列获得图像为类似 T₂ 图像,胎儿肺含液体较多,MRI 上正常胎儿肺呈均匀性高信号,随孕龄增大,肺信号逐渐升高。另外 MRI 具有较高的软组织分辨力,能较好勾画肺部

病变的边界。两种序列的区别在于 FIESTA 序列上胎心及大血管呈高信号,能清晰显示心脏四腔和大血管结构,因此是目前显示胎儿心脏结构及病变内大血管分支起源的最理想序列;SSFSE 序列心脏表现为“黑血”信号,仅能显示胎心位置和大小,不能显示其内部结构,但由于其“亮水”作用,能更清晰显示胎肺形态、边界及内部结构,更好地将胎肺病变和周围肺组织鉴别。胎心检查主要由超声完成。

二、MRI 测量胎儿肺总体积、肺-肝信号强度比以及胎儿肺-头比

胎肺总体积(total lung volume,TLV)测量的意义:在临床工作中,胎儿肺脏成熟度对于产科医师决定孕妇分娩时间有着举足轻重的作用,胎肺的成熟度直接关系新生儿存活率。目前应用于临床评定胎儿成熟度指标主要是经腹穿刺羊水,测定羊水中卵磷脂/鞘磷脂、PG 等,此方法有创伤,在实际工作中应用受到很大限制。根据胎肺体积的大小可能提早发现胎肺发育不全,可以发现胎儿先天性膈疝以及膈疝的大小对肺的压迫程度,以便产科及外科进行治疗方案制定、生后是否及时需要给氧的治疗作为参考。过去常用的肺测量的方法有肺信号与肝信号之比(LLSIR)、肺总体积测量(TLV)以及肺体积-头体积比(fetal lung-head ratio)。

(一)肺-肝信号强度比

正常肺的 LLSIR 随孕龄的增长而增高。这一

现象与过去报道的胎肺信号在 T_2WI 上随孕龄增大而增高相符（图 2-3-2）。肺内液体量导致肺信号增高。在肺成熟过程中，从小管期与肺泡期细支气管管腔变大，呼吸细支气管、终末囊及肺泡增多。从孕 29 周到足月肺泡从 2900 万个增至 1 亿 5000 万个，同时面积增大，肺泡之间间隔变薄。这一成熟过程增加了肺液的量。另一方面肺分泌液体速度由于肺微血管与肺泡上皮面积的发育随着孕龄增长也加快

了。发育不全的肺外围的气腔、小气道、分支动脉、静脉数量减少，这一病理结果使肺液减少，故在肺发育不全时肺-肝信号强度比减小。BrewertonLJ 等提出在孕 25 周或更晚时正常肺与发育不全肺的肺-肝信号强度比（lung-liver signal intensity ratio，LLSIR）有显著差异。孕龄在 25 周以下时两者之间的比不明显。从肺发育过程来看，孕 25 周以前正常肺与发育不全肺的肺-肝信号比相似。

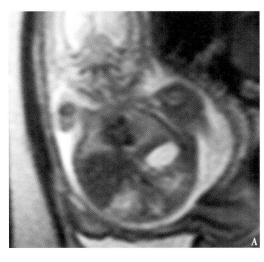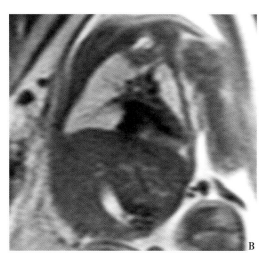

图 2-3-2　MRI 上正常胎儿肺均呈均匀性高信号，随孕龄增大，肺信号逐渐升高

A. 孕龄 20 周；B. 孕龄 30 周

LLSIR 的测量采用感兴趣区（ROI），用 SS-FSE 在能同时显示肺和肝脏的冠状面上进行，测量时，在两脏器均选择没有血管和非边界的信号均匀区，ROI 的面积范围为 $0.3 \sim 1.3cm^2$（图 2-3-3）。测量每例胎儿时，取不同方位图像（冠、矢或横断面）或不同层（平）面的图像测量 3 次取平均值。根据 Brewerton 测量其正常的 LLSIR：左肺平均 LLSIR 为 2.437 ± 0.745（中位数 $=2.16$，范围 $1.52 \sim 4.31$）。右肺平均 LLSIR 为 2.369 ± 0.587（中位数 $=2.22$，范围 $1.57 \sim 3.89$），左、右 LLSIR 没有显著差异（$P=0.77$）。同一胎儿的左、右肺高度线性相关 0.73（95% 可信区间：$0.68 \sim 0.78$）。正常孕 21 周胎儿的 LLSIR 为 1.52，在孕 34 周龄的胎儿 LLSIR 为 4.31。孕龄越高 LLSIR 越高，两者之间存在线性关系。

（二）胎儿 TLV 测量

在 SS-FSE 连续横断面上进行，在显示胎儿肺的横断面上用手沿肺的边缘画出肺的轮廓，测出每层的肺横断面积（图 2-3-4），每层肺横断面积乘层厚和层间距得出每层的肺体积，所有层的肺体积相加得出一侧肺的总体积，同样测量对侧肺得出对侧肺的体积，两侧肺体积相加得出胎儿 TLV。在测量每

层肺横断面积时不包括肺血管、肺门和肺部病变。

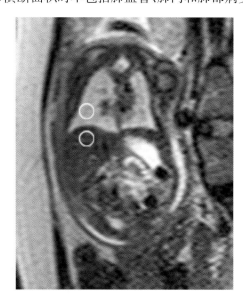

图 2-3-3　测量 LLSIR SS-FSE 冠状面

显示胎儿 LLSIR 的测量，在高信号的肺和低信号的肝脏上均采用平均 $80mm^3$ 的 ROI，肺和肝脏均选择没有血管结构和脏器边界的均匀区域进行测量，两者比值（肺信号强度/肝信号强度）即为 LLSIR

Ward 等、Keller 等研究孕龄 20～36 周胎儿 TLV 为 12.89～120.78cm³，正常对照组胎儿肺绝对总体积随孕周增加而增加，而肺发育不全时胎儿肺绝对总体积明显小于正常胎儿，表明 TLV 这一指标能量化预测胎儿肺发育不全的程度。胎儿肺发育不全时常因肺泡数量及支气管数目减少而体积较相应孕周绝对减小，因此 MRI 测量 TLV 能从肺生长角度预测胎儿肺发育不全程度。

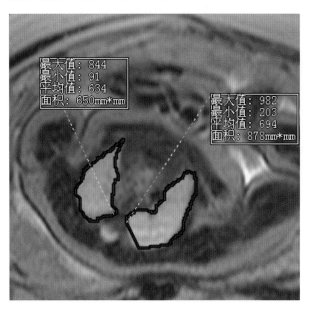

图 2-3-4　MRI 测量胎儿肺总体积（TLV）

SS-FSE 横断面显示测量胎儿肺横断面积，ROI 包括左、右肺边界轮廓（不包括肺门血管），得出双肺面积后相加乘层厚即为该层的双肺总体积，所有层体积相加即为肺的总体积（TLV）

胎儿的体位和膈对胎肺体积的测量均有影响。在胎儿的不同体位中，胎儿后位或脊柱的弯曲均为影响胎肺体积的测量准确性的不利因素，这两者都对胎肺体积的可见性存在着不同程度的影响。对于孕 25 周前的孕妇，其胎儿胎肺体积的测量受胎儿体位的影响很小，但孕 30 周后的孕妇胎儿因素对胎肺体积的测量的影响便不应忽略，孕 30 周后由于胎儿体位更加固定，所以胎儿后位的影响就更加明显，30 周后的胎儿心脏运动明显加强，心脏的搏动也会影响到胎肺边界的确定，故对整个胎肺体积的测量也会产生影响。膈对胎肺体积的测量也有影响，在胎肺体积的测量过程中，胎肺的下端会被膈所遮挡，这就造成所测得的胎肺体积必定与实际体积有一定的误差。肋骨的影像、还有羊水过少、胸廓畸形等不利因素，对于 MRI 测量胎肺体积也均有影响。

胎儿肺发育不全程度评价除了肺体积大小这一

因素外，还应该考虑肺内的液体量和内部组织结构。肺信号强度的测量可以客观反映肺内液体量及内部组织结构，选择胎儿肺-肝信号强度比（LLSIR）可以客观量化评价胎儿肺发育的成熟度。影响胎儿肺发育不全除了膈疝、先天性囊性腺瘤样畸形等，如肾囊性疾病也可导致肺发育不全影响 LLSIR（图 2-3-5）。

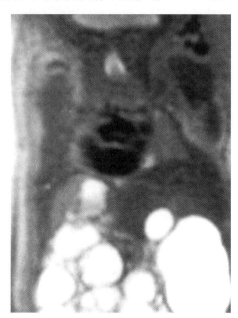

图 2-3-5　两侧多囊性肾畸形两侧肺发育不全

孕 33 周，Potter 综合征，两侧多囊性发育不良肾。胎儿肺低信号提示肺发育不全

（三）相对肺体积测量

胎儿膈疝时在超声最常用来判断肺发育不全预测产后的预后是采用是肺-头比，这是用 2D 测量膈疝对侧肺的面积及头围的比例，是间接判断肺发育不全。健康胎儿肺-头比随孕龄增高而增大，在先天性膈疝（CDH）中须随孕龄而纠正肺-头比的改变。Jani 等发现这一问题可由计算预想或相对肺-头比来克服。这一新方法求出的参数不取决于孕龄的影响，其数据对预测左或右侧 CDH 新生儿的预后很有价值。按照 Rypens 等的方程式计算：预想的胎儿体积 = 0.003 乘（孕周龄）$^{2.86}$。按照 Chitty 等的方程式计算：预想胎儿头围数值 = －109.9 + 15.29 × 孕周龄 － 0.002378 ×（孕周龄）^{3}。Jani 的 MRI 测量方法是在 1.5T 超导机，采用六通道相控阵表面线圈，多方位 T_2WI，HASTE（Half fourier acquisition single shot turbo spin echo）图像采集（TR/TE 10000/85）层厚 4mm 反转角 150°，矩阵 512×512。在横断面上用手分别画出每一层的每侧肺轮廓不包括肺门大血管，然后乘层厚。计算出每一侧肺体积，两侧相加算出肺的总体积（cm³）。测得的肺体积与预想的

胎儿肺体积比得出胎儿相对肺体积的％。胎儿的头围大小是与超声平面相对应在 MRI 上按照颅骨外围勾画出胎儿头围(cm)。胎儿肺-头比是测得的肺总体积除以测得的胎儿头围。

MRI 测量胎儿肺绝对总体积可以量化评价胎儿肺受限制和发育不全的程度,测量胎儿肺信号强度可以量化评价胎儿肺发育成熟程度。

第三节　胎儿肺部常见畸形的 MRI 表现

一、先天性囊性腺瘤样畸形

1. 概述　通常认为先天性肺囊性腺瘤样畸形(congenital cystic adenomatoid malformation,CCAM)是一种肺组织错构畸形,组织学上以终末支气管过度

增生和囊状扩张、正常肺泡结构缺失为特征,提示正常肺泡发育受阻。该疾病是一种少见病,发病率在1∶35 000～1∶25 000。1949 年 Ch'in 和 Tang 通过对 11 例病例尸解后的病理分析首次命名了该疾病。1977 年 Stocker 等根据组织病理学及病变大小将 CCAM 分 3 型:①Ⅰ型:为单发或多个大囊(直径 3～10cm)周围有小囊与压缩的肺泡绕;②Ⅱ型:由各种小囊组成(囊的直径 0.5～2cm),由方形或柱状上皮细胞覆盖,其下有薄的纤维肌层;③Ⅲ型:为微小囊性(直径很小,大于 0.2cm)。影像学表现根据各类型的不同而各异。Ⅰ型在 T_2WI 上表现为一个或多房状高信号边缘锐利。Ⅱ型所见各异取决于畸形的成分。Ⅲ型为均匀实性高信号肿块,周围肺实质正常。

目前扩展后根据病理特征将该疾病分成 5 型详见表 2-3-1。

表 2-3-1　先天性肺囊性腺瘤样畸形分类

CCAM 分型	发生时期	病变部分	肉眼观	镜下	其他特点
0 型	假腺体期	全部腺体	肺小而实	气道为支气管样,有软骨和平滑肌,腺体被大量间质分隔	新生儿即出现症状,可伴其他畸形预后差
1 型	假腺体期	支气管/细支气管	大囊性病变(>2cm)	囊壁内衬假复层纤毛柱状细胞,内夹黏液分泌细胞	为最常见的 CCAM 型,症状出现迟,预后好
2 型	假腺体期	细支气管	海面样,多发小囊(<2cm)	囊为扩张的细支气管,内衬纤毛柱状细胞,外覆平滑肌,囊间为正常的肺泡组织	
3 型	假腺体期	细支气管/肺泡	坚实,大量微小囊	囊壁内衬纤毛或无纤毛的立方上皮细胞,肺隔增厚,毛细血管位于隔中间。不规则的肺静脉伴随细支气管和肺动脉	新生儿即出现症状,预后差
4 型	囊泡期	肺泡	数个大囊(>2cm)	囊壁内扁平上皮细胞,无软骨及平滑肌	新生儿及婴儿期发病,预后好

囊腺腺瘤样畸形的病变范围及类型不同其预后不同,病变较小者可自行消退,因此尽早明确诊断并明确其范围大小可为异常胎儿的产前咨询和处理方式提供可靠的依据。

产前超声是其主要影像学诊断手段,但超声(US)易受胎儿体位、肋骨影响,尤其是微囊型,在 US 上表现为边界不清的回声略高区,易漏诊。MRI 较 US 更具诊断优势,其视野较大,同一切面能清晰显示病变的范围、内部结构及所在肺叶;患侧剩余肺组织的范围、发育情况及患侧肺的体积;纵隔及心脏

移位程度;对侧肺是否受压;受压程度以及是否合并胎儿水肿。病变的范围、患侧剩余肺组织的发育情况、心脏移位程度及对侧肺受压的程度是 CCAM 预后的参考指标,尤其是胎儿水肿,常导致胎儿死亡。

2. MR 表现　单侧肺或单一肺叶较正常肺组织信号高的高信号病灶,囊泡大小不同 MRI 表现有所不同。大囊型表现为多发大小不一囊泡,囊泡信号等或稍高于周围病变组织(图 2-3-6,图 2-3-7)。可显示较囊肿信号略低的囊壁和分隔,囊泡越大病变区信号越高;也可表现为均匀高信号,包块内可见

多个大小不一的高信号囊泡。微囊型表现为一侧肺内介于羊水和正常肺组织之间的片状高信号,信号较均匀,未见明显囊泡,此型须与支气管肺隔离症相鉴别(图 2-3-8)。在新生儿期大囊型 CCAM 可显示为圆形软组织肿块逐渐充有气体由于胎肺的囊内液体延迟从异常气道中出清。它可显示为单个边缘光滑充有气体的壁薄囊肿,或可显示为多个大小不等的囊肿。还可显示有气液平面。出生后最适合的检查为 CT,可以清晰显示肺实质及气道。大体病理检查显示大囊、多囊或多房性囊肿与邻近肺逐渐过渡,在镜下这些囊覆盖有纤毛上皮,有的覆有粘蛋白上皮更提示胚胎时肺起源于前肠。

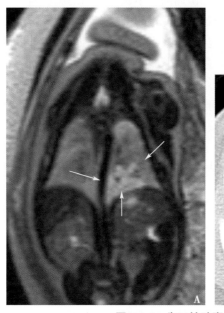
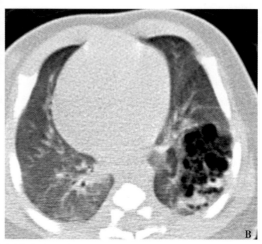

图 2-3-6 先天性肺囊性腺瘤样畸形 CCAM Ⅱ型

A. 胎儿肺,T_2WI 左肺下叶多囊状病变(箭);B. 同例出生后新生儿期,胸部 CT 平扫,左肺下叶多囊性病变

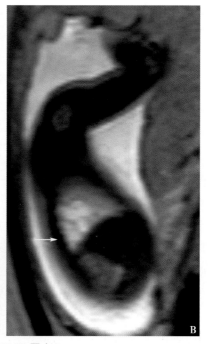

图 2-3-7 胎儿 CCAM 27 周＋6

A. 冠状面;B. 矢状面;示下叶大囊型 CCAM(箭),各囊之间低信号间隔

154

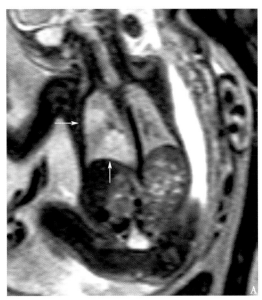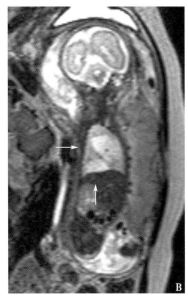

图 2-3-8　胎儿 CCAM 孕 24 周,T_2WI

病变累及右肺上及下叶(箭)须与 BPS 鉴别,没有见到体循环分支供血,下叶病变内有数个小囊肿

3. 鉴别诊断　Ⅰ型 CCAM 须与支气管囊肿鉴别,虽然支气管囊肿往往位于支气管分歧部,但有 15% 位于肺实质内,在这种情况下两者不易在产前区分开。支气管肺隔离症(bronchopulmonary sequestration,BPS)须与 Ⅲ 型 CCAM 鉴别。CCAM Ⅲ 型与 BPS 的鉴别是有挑战性的,则需根据血供的情况。与 BPS 不同,CCAM 可与支气管树相通,由肺循环动脉供血及静脉引流可兹鉴别。两者混合畸形者其组织学与影像学和 CCAM 及 BPS 相同,须病理最后区分,这提示两者有共同的胚胎学起源。

在产前诊断 CCAM 其后果或转归取决于病变大小、有无肺发育不全、纵隔移位以及胎儿的血流动力学改变。胎儿水肿是不良后果唯一的标识,一般是胎儿干预的适应证。当婴儿出生后肺有损害时在情况稳定后应做手术切除。有很多 CCAM 在孕三期时会逐渐缩小,纵隔移位也恢复,这样的胎儿出生时没有症状,暂时不需手术治疗。

二、先天性膈疝

1. 概述　先天性膈疝(congenital diaphragmatic hernia,CDH)是因一侧或两侧膈肌有缺陷,腹部脏器进入胸腔所致。据国外统计发生率在活产婴为 1/5000,死产婴则为 1/2000。人体胚胎膈肌发育起始于胚胎 4~8 周,此间任何时期发育停顿均可造成膈肌缺损而形成膈疝。

正常膈肌为一穹隆状隔膜,将胸腔与腹腔分隔开来。膈肌由腹侧部、背外侧部、背正中部、周缘部四个部分融合而成,在胚胎期膈肌的发育过程中如果某一组成部分发育停止或发育不全,就会造成相应的缺损。CDH 好发于左侧,好发部位有三处:①后外侧疝,又称 Bochdalek 疝,在胎儿最多见、往往也是最严重的类型,占 80%~90%,其中又以左侧多见。腹腔脏器疝入胸腔程度不一,重者胸腔内充满腹腔脏器,伴肺受压缩导致肺发育不全。②胸骨后疝,又称 Morgagni 疝,常见于右侧或双侧。③食管裂孔疝。

CDH 病理改变不仅限于膈肌,常存在不同程度的肺发育不全及其他系统畸形(占 20%~30%)。先天性膈疝最主要的病理变化就是肺发育不全和肺表面活性物质减少,且其程度与膈疝发生的时间和程度密切相关。先天性膈疝腹腔内容物疝入胸腔,导致心肺功能不全和产后肺动脉高压及持续性胎儿循环,常合并不同程度的肺发育不全,而致此病病死率高。

腹部脏器疝入胸腔后,胸腔容积减小,迫使支气管径变小。长期压迫使支气管分支减少,肺泡变小,肺泡数量及肺泡周围毛细血管减少,表面活性物质减少,肺动脉分支也减少,肺小动脉壁肌层增厚,肺小血管阻力增加,肺动脉高压形成,造成新生儿肺高压,肺高压导致卵圆孔和未闭动脉导管的右向左分流,出现低氧和高碳酸血症,由此又促使肺血管痉挛,形成恶性循环,临床上称为新生儿持续肺高压(PPHN)。本病重症者病死率高,近年来由于认识到患儿生后心肺功能不全和肺发育不全及 PPHN 有密切关联,进行了围生期、产时手术、延迟外科手术,预后有所改善。

先天性膈疝产前诊断可以作为判断患儿预后的一个重要因素,孕25周前作出诊断的且伴有羊水过多的病例,病死率高,预后较差;而孕25周后作出诊断的畸形通常由于疝出发生晚或疝出的内脏少,对周围脏器压迫小,预后较好。但实际上产前诊断的病例常为多发畸形,伴有其他严重畸形,预后较差,诊断后立即手术并不能减少死亡。根据文献报道总死亡率为68%。死亡原因有1/3是由于伴有染色体或其他解剖异常。伴有其他异常者死亡率76%,单纯膈疝不伴有其他异常者死亡主要原因为正在发育的肺受到压缩而导致肺发育不全所致。正确产前诊断对家长的咨询非常重要,特别是发展了宫内胎儿气管阻塞的治疗后(这一技术被认为是通过支气管分泌物潴留促使支气管肺泡压力增高,使肺体积增大)。超声由于胎肺与疝入的腹部脏器之间的对比不佳,视野小、孕妇肥胖、依赖操作者等因素受到一定限度。对于复杂的胎儿异常 MRI 逐渐成为超声的辅助诊断方法。本文主要重点为 MRI 怎样作为超声的辅助诊断和帮助治疗的。

2. MRI 表现

左侧膈疝:大约83%先天性膈疝发生在左侧。

(1)SSFSE 序列上,示胃,肠管位于左半膈之上疝入左胸腔内。胃含有液体呈长 T_1、长 T_2 信号,左侧膈疝胃常膨胀,在 MRI 上胃的出口常牵拉变长,造成胃出空受到障碍这可能是造成胃膨胀的原因。

(2)小肠和结肠在 MRI 各序列上呈不同信号的管样葡行结构,充满液体的小肠 T_1WI 低信号、T_2WI 高信号,结肠因含胎粪 T_1WI 高信号、T_2WI 低信号,MRI 可通过这些特殊形态、信号特征明确辨别胸腔内的肠管类别(图 2-3-9、2-3-10)。57%～86%的左侧膈疝中疝入的脏器含有部分肝脏。有无肝的疝入,其死亡率不同,分别为57%与7%。肝脏呈短 T_1、短 T_2 信号。疝入左侧胸腔的肝脏信号和未疝入的肝脏信号相似。

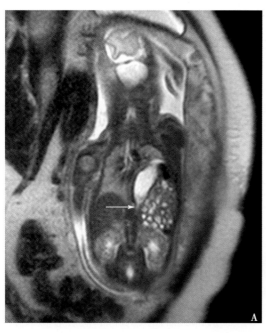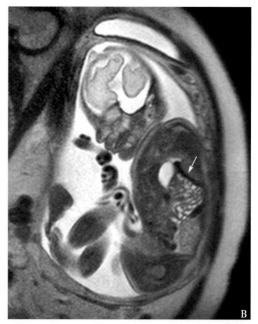

图 2-3-9　左侧膈疝

高信号胃泡和多数充满液体的 T_2WI 高信号小肠肠管疝入左侧胸腔胃膨胀其出口拉长狭窄(箭)。
并可见管状低信号的结肠疝入(箭),左肺体积明显缩小

(3)纵隔移位,纵隔内心脏、大血管在 SSFSE 序列上呈低信号,移位纵隔偏离胎儿体部中线,肺组织受压或发育不全(图 2-3-11)。纵隔和心脏移位可影响胎儿静脉回流及羊水吞咽,严重者可导致胎儿水肿,并可能出现胸腔积液、腹水和羊水过多等。

(4)舟状腹、胸内胆囊等,舟状腹在胎儿 MRI 检查中,显示情况会受到检查时胎动频率及羊水量、胎儿发育等多方面因素的影响,在胎动频繁、羊水过少时,MRI 显示情况欠佳。胸内胆囊 MRI 表现与上升至心脏水平的胃泡相似,与胃泡不同的是胆囊位于胎儿体部偏右侧,而胃泡位于左侧。

右侧先天性膈疝

所有先天性膈疝大约12%位于右侧。差不多所有病例均有肝疝,死亡率占80%。可伴有胎儿腹

水,胸水,皮肤水肿不一定有真正的胎儿水肿。肝脏疝入可导致肝静脉阻塞、腹水。而头及颈部水肿则

可能是由于上腔静脉阻塞所致(图 2-3-12)。

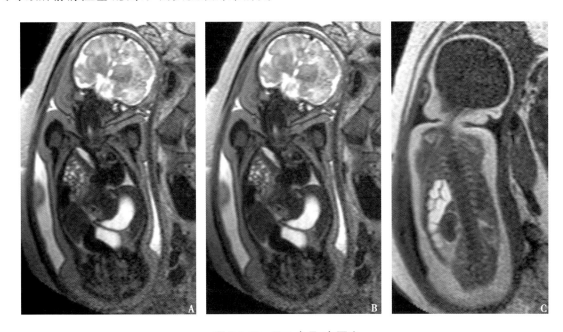

图 2-3-10　孕 9 个月,右膈疝

A、B. T$_2$WI 结肠(低信号)、小肠(高信号)疝入右胸腔,肝在下,右肺发育不良;C T$_1$WI 结肠呈高信号

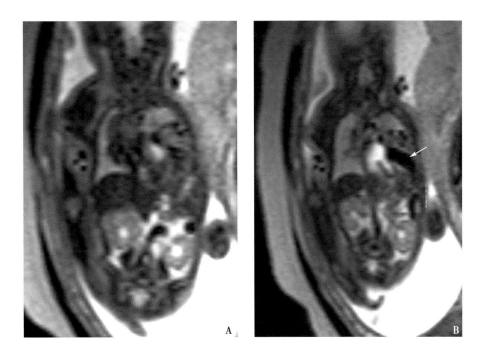

图 2-3-11　孕 7 月,左膈疝,T$_2$WI,胃、小肠、结肠疝入胸腔呈低信号管状(箭)。纵隔和心脏右移,左肺发育不全

双侧先天性膈疝

大约 5% 先天性膈疝为双侧性。超声诊断有一定困难,因为疝入的肝脏类似肺组织,MRI 则可清晰显示肝脏疝入两侧胸腔,两侧性膈疝死亡率高。

由于膈疝压迫肺往往导致胎儿肺发育不全,很大程度上影响新生儿的存活率,需要出生后采用ECMO 治疗。目前很多作者在 MRI 上测量肺体

积,预测胎儿出生后的存活率以及是否需要 ECMO治疗。据文献报道,相对肺体积小于 25%~40% 则有生存困难。根据 Jani 报道,90 例胎儿膈疝中出生后 71 例存活(79%)。所有胎儿 MRI 测得的相对肺体积小于 14.3% 者,虽经 ECMO 治疗,但均死亡了;所有 MRI 测得的相对肺体积大于 32.8% 均存活了,相对肺体积大于 44% 不需要 ECMO 治疗。肺-头比

也是一样，<13.3%者死亡，>34%者均存活。超声测量结果：相对肺-头比<25.7%者死亡>63.8%者

存活。一般来讲，MRI与超声测得的结果在预测新生儿的生存率方面都是非常准确的(≤0.005)。

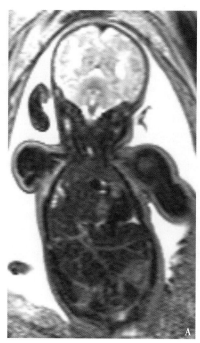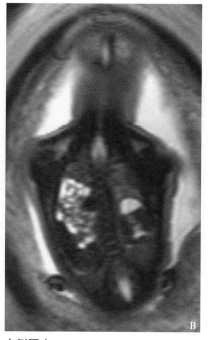

图 2-3-12　右侧膈疝

右侧肝脏(低信号)位置上升，部分小肠肠管位置亦上升。纵隔、心脏左移

三、支气管肺隔离症(Bronchopulmonary sequestration，BPS)

1. 概述　是仅次于CCAM第二个常见于胎儿时期的肺疾病。BPS是异常的肺组织不与支气管树相通，这是由于怀孕时在前肠腹侧有一副芽胞形成，并接受体循环供血，供血的动脉通常起自于胸或腹主动脉，有时可起源于腹腔动脉干，脾动脉，肋间动脉，锁骨下动脉，或甚至冠状动脉。肺隔离症分肺叶外型及肺叶内型，后者较常见(占75%)，由脏层胸膜包裹。肺叶外型可发生于隔上或隔下，由其自身胸膜包裹。这两型均常见于下叶，左下叶为最常见。胎儿的MRI对肺隔离症及伴随畸形的诊断有帮助。肺叶外隔离症常于产前诊断，而肺叶内型者则通常于儿童后期或成人时诊断。肺叶内型的发生原因尚有不少争论。因为在儿童时发病有慢性炎症，有提出反复肺内感染可引起小的正常的体循环血管增生，产生继发性肺叶内隔离症。尚不太明确该肺开始时是否正常。似乎肺叶内型是本来有先天性病变的肺感染后形成的，因为产前影像学的发展，逐渐不少肺叶内型隔离症在产前得到诊断。肺叶外型者可伴有其他先天性疾病如先天

性膈疝、心脏畸形、肺发育不全，或前肠重复囊肿。位于膈下者类似神经母细胞瘤，或肾上腺出血。肺叶外型隔离症产前超声检查显示脊柱旁强回声肿块，常发生于左下胸部，彩色多普勒超声见供血动脉起自降主动脉。有时看不到血管，易误为小囊性CCAM，大病变可压迫食管，及胸部静脉最终导致胎儿水肿，此乃胎儿干预或提早娩出的适应证。

以上所述的混合性病变隔离症与CCAM(尤其小囊型CCAM)可同时存在。反复下叶肺炎而抗生素治疗无效应想到此病。在CT上肺叶内隔离症为密度均匀软组织肿块，囊肿内含气或液体，局灶性肺气肿，或一个局限性血管丰富的肺实质区。病理上病变为不成熟的肺组成气道无软骨，肺泡扩张。

有症状的婴儿应立即手术切除。可疑有恶变的危险性，主要限于混合型小囊型CCAM。大部分隔离症者即使没有症状应手术切除，由于怕感染、出血及可以恶变。

2. MRI表现　产前MRI在T_2WI上显示为一实性边缘整齐均匀高信号肿块。肺叶内型须与CCAM III鉴别，应找到体循环供血，这一现象是支气管肺隔离症的特征性表现(图2-3-13)。

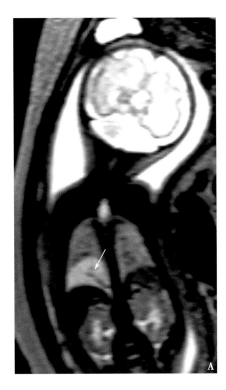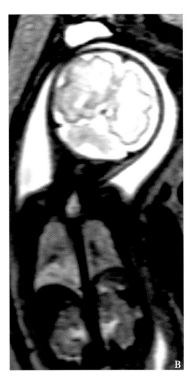

图 2-3-13　胎儿支气管肺隔离症

孕 31 周 胎儿右肺下叶大片状均匀长 T_2 高信号可见一支由主动脉的分支供血(箭)。

肺叶外型者须与神经母细胞瘤、肾上腺出血相鉴别。肺叶外型在孕 Ⅱ 期时予以发现,为实性病变,常见于左侧,伴有异常体循环供血。神经母细胞瘤常发生于右侧,往往在孕 Ⅲ 期时发现。

大的肺外或肺内型 BPS,由于压迫食管及胸内大静脉均可发生羊水过多,或胎儿水肿。需及时细致观察,一旦发生胎儿水肿应及时做胎儿手术或早期分娩。生后,BPS 可能为无症状或有症状。在新生儿期如有症状,则应手术,以免日后经常肺部感染或恶变。

四、先天性胸腔积水

1. 概述　在任何妊娠期别一侧或两侧胸腔积液都是不正常的,先天性胸腔积水(congenital pleural effusion)发生率约为 1/15 000 例妊娠。主要原因为乳糜漏(乳糜胸),是由于淋巴管异常所致的胸腔引流缺陷。其次,是由于全身性液体潴留,与免疫性或非免疫性胎儿水肿有关。

2. MRI 表现　胸水表现为长 T_1,长 T_2 信号的液体围绕在肺周围,肺被压缩。MRI 可发现合并其他异常,合并其他异常者占 40%,包括:CCAM、BPS、CDH、心脏异常、Turner 综合征、Down 综合征、囊性水瘤及感染。胎儿原发性胸腔积液可消退,

也可能进展为胎儿水肿。肺发育不全伴大量胸腔积液生后不易存活。胎儿干预(胸腔穿刺或胸腔-羊膜腔分流)则留到有明显肿块伴纵隔移位时才进行(图 2-3-14、2-3-15)。

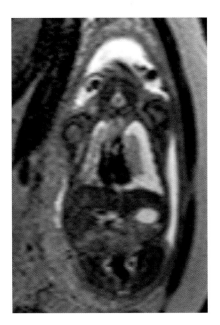

图 2-3-14　胎儿两位侧胸腔积液

T_2WI 胸水呈长 T_2 高信号,左侧量多,肺受压缩位于心旁

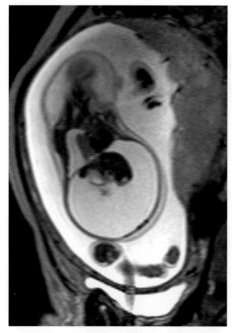

图 2-3-15　胎儿水肿,大量腹水,皮下水肿,
头皮下、双肩水肿,右侧胸水,右肺受压缩

五、先天性气道高位阻塞综合征

1. 概述　先天性气道高位阻塞综合征(congenital high airway obstruction syndrome,CHAOS)是一种较少见的畸形,此病为少见的先天异常由喉、气管闭锁、气管狭窄、气管蹼,或较少见的双主动脉弓压迫引起。胎儿气道完全或接近完全阻塞,造成肺液潴留,肺泡增生,气管扩张。CHAOS 的胎儿可发展到胎儿水肿,这是由于心脏受压,静脉回流受阻。

2. MRI 表现　双肺扩大高信号,膈肌变平或向下突,大量腹水,看到扩张的气道可知梗阻的部位。病理检查见双肺明显扩大水肿。如果产前确诊则做宫外产时手术治疗(EXIT),这是唯一能使胎儿存活的办法,否则胎儿死亡。

六、先天性支气管囊肿

1. 概述　先天性支气管囊肿(congenital bronchogenic cyst)是由于从前肠沿支气管异常发出的芽孢分化成充满液体的盲囊,典型的是位于靠近支气管分歧部纵隔内。较少见的位于肺内、胸膜或膈肌。囊壁很薄,覆以支气管上皮,囊内含有黏液性物质。

2. 产前超声检查　表现为单房性充有液体的囊肿位于中或后纵隔。鉴别诊断包括食管重复囊肿与神经管原肠囊肿,前者一般位于中或后纵隔,后者位于后纵隔可表现与椎管相通,一般伴有该处脊椎裂。

3. 影像学表现　出生后 X 线所见不典型,一般表现为纵隔内或肺中央部液性密度肿块。CT 能帮助确定中央密度的性质和确定病变的范围和其临近结构的关系。囊肿显示边缘光滑清楚,低密度肿块,囊肿内容为水性密度,也可比水密度稍高,因为有蛋白质黏液或钙化乳。如囊肿内有气体,囊壁增厚,密度增高则表示感染,虽然含气时也表示与气道或胃肠道相通。

在 T_2WI 上典型囊肿为高信号与脑脊液信号相似,于 T_1WI 上呈低-高信号,取决于囊内容。胎儿MRI 可帮助病变定位。

病理可见囊肿含有黏液,覆以纤毛上皮。显示支气管壁的结构尤其软骨、平滑肌及腺体对组织的确定是必需的。

多数支气管囊肿是被偶尔发现。于婴儿,往往由于压迫气管或支气管及食管而引起症状如喘鸣、呼吸困难与吞咽困难等。肺实质内囊肿可发生反复感染。有症状的囊肿一般需手术切除。

七、先天性大叶性肺过度膨胀

1. 概述　先天性大叶性肺过度膨胀(congenital lobar overinflation,CLO)又称先天性大叶性肺气肿,以渐进性肺过度膨胀为特点,通常压迫同侧的其余肺组织。其原因可为继发于内因性的软骨异常,致使支气管软骨软弱或缺如,外因性原因压迫气道(如大的肺动脉或支气管囊肿)上述任何原因造成萎陷的气道均可形成单向活瓣作用,造成气体潴留。虽然肺泡扩张但肺泡壁完整,因此不能称作肺气肿。左侧发病率 42.2%,右肺中叶 35.3%,右肺上叶 20.7%,两肺下叶各不足 1%。CLO 可伴有心血管异常占 12%~14%。男婴多于女婴。大部分 CLO 患者发病于新生儿期,典型症状为呼吸困难(图 2-3-16)。

2. 影像学表现　CLO 可于宫内发现。胎儿超声表现为均匀强回声肿块,胎儿 MRI T_2WI 上则表现为均匀高信号肿块。新生儿期在 X 线片上表现为肺内高密度区,因为患区仍含有液体。随时间迁移液体通过淋巴管及毛细血管吸收。最后在 X 线片或 CT 上受累的肺逐渐过度膨胀,透过度增强。继续膨胀可伴纵隔移位、肋间隙增宽,一侧膈肌下移,邻近肺受压不张。影像上 CLO 可与气胸或肺囊肿相混,但肺纹理通过过度扩张受累的肺可兹鉴别。大体病理检查见患部大叶性扩大,镜下见气腔扩大但无发育异常对于有轻度呼吸困难者可作保守治疗。但对于严重呼吸困难者则需急诊切除患叶。

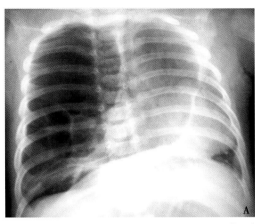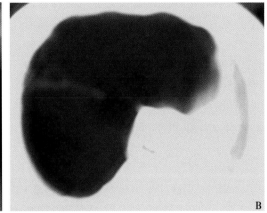

图 2-3-16　先天性肺大叶性过度膨胀

注：男,1 个月,呼吸困难,右肺呼吸音弱;A. 胸部 X 线片;B. CT 右肺肺过度膨胀,伴纵隔疝

八、先天性支气管闭锁

1. 概述　先天性支气管闭锁(congenital bron-chial atresia)少见。一个节段或亚节段或一个大叶支气管阻塞。狭窄远端的支气管扩张充满黏液(黏液栓),由于气体通过肺泡孔传导至邻近肺泡邻近肺轻度膨胀。支气管闭锁时气道阻塞而不是狭窄,结果不像 CLO 一样有单向活瓣效应。这样肺大叶或一个肺节段不会像 CLO 那样过度膨胀。这就是为何 CLO 总是发生于新生儿期,而支气管闭锁通常在成人偶尔被发现(图 2-3-17)。

2. MRI 表现　产前 MRI 所见胎肺仍充满液体,它表现为先天性肿块,因此很难鉴别这种畸形。MRI 可排除其他畸形,鉴别范围缩小。在 MRI 上表现为局灶性胸内肿块,T_2WI 上为均匀高信号,最好发部位为左肺尖及左上叶后段。鉴别诊断为 CCAM 与 BPS。支气管闭锁往往发生于节段性或肺叶支气管。患儿一般无症状是偶尔发现。在婴儿期如发生反复感染,则可作选择性手术,其预后良好。

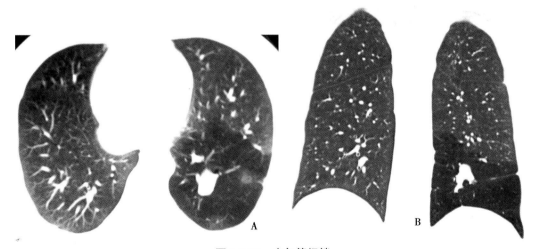

图 2-3-17　支气管闭锁

A. CT 横断面,右肺下叶支气管内黏液栓,周围肺透过度增强呈低密度;B. CT 冠面重建

九、肺动静脉畸形

大约 60% 的肺动静脉畸形(pulmonary aterio-venous malformation,PAVM)由于肺的动静脉异常交通,好发于肺下叶,2/3 的患者为多发病变。胎儿 MRI 有助于发现肺内不同部位的多发病变,在 T_2WI 上表现为靠近肺门不规则的低。产出后信号即可发生青紫、呼吸急促,或在病变区听到杂音,治疗包括手术或栓塞。

十、先天性肺淋巴管扩张症

先天性肺淋巴管扩张症(congenital pulmonary lymphangiectasia)可为原发或继发,包括肺、胸膜下、肺叶间、血管旁、支气管旁淋巴管扩张。继发性

161

淋巴管扩张可因手术、感染、肿瘤或完全性肺静脉回流异常，或左心发育不良综合征，先天型静脉阻塞者往往夭折，可能是由于非结缔组织发育障碍，造成肺淋巴管扩张。有些遗传性疾病合并淋巴管扩张者包括 Noonan 综合征、Turner 综合征、Ehler's-Danlos 综合征及 Down 综合征。MRI 表现为在 T_2WI 上两侧肺实质信号不均，肺间质高信号，常伴有胸腔积液。

（刘 鑫 陈丽英）

1. 潘恩源,陈丽英. 儿科影像诊断学. 北京:人民卫生出版社,2007:23-78

2. Daltro P, Werner H, Davaus T, et al. Congenital Chest Malformations: A Multimodality Approach with emphasis on Fetal MR Imaging. Radiographics,2010,30:385-395

3. Jani JC, Cannie M, Peralta CFA, et al. Lung Volumes in Fetuses with Congenital Diaphragmatic Hernia: Comparison of 3D US and MR Imaging Assessments. Radiology, 2007:244-582

4. Busing KA, Kilian AK, Schaible T, et al. Reliability and Validity of MR Image Lung Volume Measurement in Fetuses with Congenital Diaphragmatic Hernia and in Vitro Lung Models. Radiology,2008,246:553-561

5. Cannie MM, Jani JC, KerKhove FV, et al. Fetal Body Volume at MR Imaging to quantify Total Fetal Lung Volume: Normal Ranges. Radiology,2008,247:197-203

6. Williams G, Coakly FV, Qayyum A, et al. Fetal Relative lung Volume: Quantification by Using Prenatal MR Imaging Lung Volumetry. Radiology,2004,233: 457-462

7. Osada H, Kaku K, Masuda, K, et al. Quantitative and Qualitative Evaluations of Fetal Lung with MR Imaging. Radiology,2004,231: 887-892

8. Rypens F, Metens T, Rocourt N, et al. Fetal Lung Volume: Estimation at MR Imaging—Initial Results. Radiology,2001,219: 236-241

9. Ward VL, Nishino M, Hatabu H, et al. Fetal Lung Volume Measurements: Determination with MR Imaging—Effect of Various Factors. Radiology,2006,240: 187-193

10. Paek BW, Coakley FV, Lu Y, et al. Congenital Diaphragmatic Hernia: Prenatal Evaluation with MR Lung Volumetry—Preliminary Experience. Radiology, 2001, 220: 63-67

11. Busing KA, Kilian AK, Schaible T, et al. MR Relative Fetal Lung Volume in Congenital Diaphragmatic Hernia: Survival and Need for Extracorporeal Membrane Oxygenation.

Radiology,2008,248:240-246

12. Cannie MM, Jani JC, Leyzer FD, et al. Evidence and Patterns in Lung Response after Fetal Tracheal Occlusion: Clinical Controlled Study. Radiology,2009,252:526-533

13. Brewerton LJ, Chari RS, Liang YY, et al. Fetal Lung-to-Liver Signal Intensity Ratio at MR Imaging: Development of a Normal Scale and Possible Role in Predicting Pulmonary Hypoplasia in Utero. Radiology, 2005, 235: 1005-1010

14. Leung JW, Coakley FV, Hricak H, et al. Prenatal MR Imaging of Congenital Diaphragmatic Hernia. AJR,2000, 174:1607-1612

15. K. Wolfgang Neff, A. Kristina Kilian, Thomas Schaible, et al. Prediction of Mortality and Need for Neonatal Extracorporeal Membrane Oxygenation in Fetuses with Congenital Diaphragmatic Hernia: Logistic Regression Analysis Based on MRI Fetal Lung Volume Measurements. AJR,2007,189:1307 - 1311

16. Bettina W. Paek, Fergus V. Coakley, Ying Lu, et al. Filly, Congenital Diaphragmatic Hernia: Prenatal Evaluation with MR Lung Volumetry—Preliminary Experience. Radiology,2001,220:63 - 67

17. Lee S Y, Chari RS, Bhargava R. Fetal MRI in the Evaluation of Chest Anomalies: A Pictorial Essay. University of Alberta Health Sciences Journal,2006,3:27-30

18. Kilian AK, Schaible T, Hofmann V, et al. Congenital Diaphragmatic Hernia: Predictive Value of MRI Relative Lung-to-Head Ratio Compared with MRI Fetal Lung Volume and Sonographic Lung-to Head Ratio. AJR, 2009,192:153-158

19. Dhingsa R, Coakley FV, Albanese CT, et al. Prenatal Sonography and MR Imaging of Pulmonary Sequestration. AJR,2003,180:433-437

20. Pariente G, Aviram M, Landau D, et al. Prenatal Diagnosis of Congenital Lobar Emphysema. Case Report and Review of the Literature. J Ultrasound Med,2009,28: 1081-1084

21. Levine D, Jennings R, Bamewolt C, et al. Progressive Fetal Bronchial Obstruction Caused by a Bronchogenic Cyst Diagnosed Using Prenatal MR Imaging. AJR,2001,176: 49-52

22. Biyyam DR, Chapman T, Ferguson MR, et al. Congenital Lung Abnormalities: Embryologic Features Prenatal Diagnosis, and Postnatal Radiologic-Pathologic Correlation. Radiographics,2010,30:1721-1738

第四章

胎儿泌尿生殖系统 MRI

第一节 概 述

胎儿泌尿生殖系统异常很常见,在致死性胎儿异常中占重要的比例,其中 10％有双侧肾异常。根据在不同单位出生前泌尿系统异常的发现率不同,也取决于扫描检查时间的早晚。在较晚期妊娠扫描,泌尿道异常的发现率较高。由于超声技术与图像分辨率的不断提高,产前发现泌尿道异常比率从 20 世纪 80 年代的 1/1000 例增加到 20 世纪 90 年代的 1/300～1/200 例。

在某些单位,假阳性率仍高达 39％～52％。究其原因,为发现轻度肾积水,但在以后的妊娠时期或到新生儿期就消退了;另一原因,是对于胎儿肾积水没有一个明确定义。不少报道中对于肾盂的直径没有统一的标准。

第二节 胚 胎 学

肾脏起源于后腹壁两侧的中段中胚层,膀胱起源于泄殖腔,生殖管起源于中段中胚层及中肾旁管(米勒管)内侧的生殖脊。妊娠 4 周时脊柱两侧的中段中胚层分化成前肾、中肾,以后两者退化,后肾的胚基位于骶部,经后肾胚基诱导最后发育成肾脏。

输尿管的原基发自中肾管(Wölffian duct)的远端,位于第一骶椎平面,是上皮细胞源性。形成后穿入后肾胚基,分支形成集合系统及输尿管。后肾胚基源自第 3 骶椎以下的生肾索是间充质,输尿管原基(上皮细胞组织)与后肾胚基(间充质)之间的互相作用与诱导对于肾发育非常重要。后肾胚基诱导使输尿管形成分支,后肾囊泡转变成上皮组织形成肾小管,最后形成肾单位(nephron)。后肾形成时位于第 1 骶椎的平面。在孕第 5～9 周时肾上移到达肾上腺下方第 12 胸椎的平面。如果肾上移失败则肾脏可位于盆腔的上或下方造成盆腔肾(pelvic kidney)。也可向对侧移行和对侧的肾脏融合,输尿管越过中线形成交叉异位肾,但该侧输尿管进入膀胱的开口正常。

在孕 10 周时肾脏出现了功能。如果输尿管原基不能与后肾胚基相连则肾脏不能形成,造成肾缺如。同样如果肾单位不能与集合系统相连则造成肾囊性疾病。

膀胱在孕第一期后期即能看到。在孕 11～14 周头-臀长度超过 67mm 时,93％的正常胎儿在超声上能看到胎儿膀胱,如在此时没有膀胱显示则应考虑异常。从 11～12 周时采用经腹超声可能看到胎儿肾脏。显示为均匀声影。在以后的孕期肾髓质为低回声能与皮质分辨开。在孕 24 周龄时皮-髓质分辨清楚,因此只有在此时期以后如不能分辨皮-髓质则应考虑为病理情况。因为羊水的量在妊娠初期不是来自胎儿的尿液,到妊娠中期羊水量才能反映胎儿的尿液排出量。

泌尿道异常及后果:

超声检查宫内泌尿道异常不是太容易的。不能直接观察到梗阻的情况,另外不易判断泌尿道的扩张是由于梗阻还是由于膀胱输尿管反流造成,因此实时超声常有假阳性和假阴性的诊断。双侧肾脏病变可伴肾功能障碍,单侧肾脏病变影响到肾功能的危险性较小。严重的双侧梗阻如后部尿道瓣膜或尿道闭锁造成后果极可能非常严重。严重类型在孕Ⅱ期可伴有肾实质的小囊性发育不良及终末期肾功衰竭。胎儿无尿可造成严重的羊水过少,因为在孕第Ⅱ、Ⅲ期胎儿的尿液为羊水主要来源。没有羊水,胎儿胸廓扩展受限。羊水吸入障碍造成严重的肺发育不良。这一并发症可导致生后死亡。由于脐带受压胎儿死于宫中也是有可能的。羊水量的检测预示胎儿肾功是否受

163

累。羊水少提示肾功不良,往往导致围生期死亡。胎儿某些程度肾盂扩张(renal pelvis dilatation,RPD)常在孕中期显示出来。有 RPD 须想到有膀胱输尿管反流(vesicoureteral reflux,VUR)的可能性。Walsh 等对有 RPD 者出生前、后做了连续超声检查。他对 RPD 的标准定位于孕 18 周时横断面上肾盂前后径>5mm。并对不同程度的 RPD 进行超声连续观察。轻度扩张(5~7mm)出生后再作超声检查,如果在孕 18 周时有更明显的扩张(>7mm),则于孕 24 周超声再检查,如果进行性扩张于 32 周时再进行超声复查。所有婴儿产前有 RPD 者出生后 72 小时、6 周、3 个月及 1 岁时进行超声检查。出生后第一次在 72 小时检查是要预防出生后早期脱水。所有婴儿如果出生后第一次检查肾盂中度-重度扩张(肾盂直径>15mm)则做膀胱排尿造影或核素肾扫描。在 76 例产前发现有 RPD 者出生后做了连续超声检查,其中 68 例均作了系统超声连续检查,33 例出生后没有发现泌尿道扩张,35 例于 72 小时中-重度 RPD,其中 6 例诊断为VUR,肾盂输尿管交界部梗阻 5 例,肾不发育 1 例,先天性巨输尿管 1 例。6 例膀胱输尿管反流(VUR)者 5 例男性,1 例女性。其余 22 例婴儿中-重度 RPD 者没有 1 例梗阻性肾病或 VUR 者。在此同一期间查出 20 例 VUR 者有产前超声资料者 16 例,其中 5 例有 RPD 其余 11 例不明显。根据这个资料,RPD 对 VUR 的阳性预测值为 17%。

　　了解肾及输尿管胚胎学对诊断胎儿肾疾病的类型以及如果发现胎儿肾盂扩大则定期复查及分娩后定期复查非常重要,可及时、早期治疗,以免最后肾盂扩张很大,肾皮质菲薄才来就诊。

第三节　胎儿正常泌尿系统 MR 表现

　　MRI 技术及表现:常用于胎儿腹部检查的 MR 扫描技术包括 FSE 序列、半傅立叶单次激发 FSE 序列 或 0.5-signal-acquired 单次激发 FSE 序列、平面回波序列的 T_2 加权成像及常规 SE 序列、屏气扰相位梯度回波序列的 T_1 加权成像。在重 T_2 加权成像中,肾脏为低信号,含有自由水的集尿系统结构呈高信号。与成人肾脏信号不同的是,在 T_1 加权成像图像中胎儿肾脏皮、髓质难以辨别。

　　在 T_2WI 图像中,胎儿肾脏表现为位于脊柱两侧的等信号结构,尿液使位于肾脏中心的肾盂、肾盏呈现高信号(图 2-4-1)。胎儿输尿管在 T_2WI 图像中很少显示,在积水情况下表现为管状的高信号影。

T_1WI 有助于鉴别扩张的输尿管与肠管。在 T_1WI 扩张的输尿管表现为管状低信号,而肠管往往由于其内的粪便而表现为高信号。膀胱常表现为盆腔前部由液体充盈的结构(图 2-4-2、图 2-4-3)。尿道很少清晰显示,但是外阴是可以辨别的。在男性胎儿,我们可以观察到阴茎和阴囊内的睾丸;最适于观察男性性器官的位置是胎儿臀部矢状位及轴位像。女性生殖器在盆腔轴位像显示最佳。

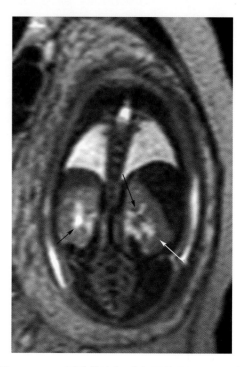

图 2-4-1　37 周胎龄胎儿,腹部冠状面 T_2WI,双肾肾盂、肾盏(箭)呈高信号,肾实质呈中等信号

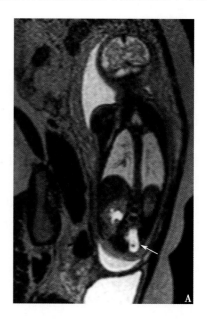

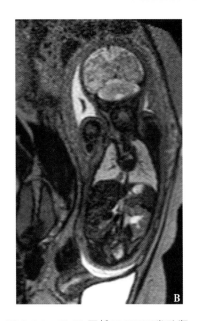

图 2-4-2 孕 33 周$^{+5}$ T$_2$WI 正常胎肾

A. 胎儿右肾显示正常肾盂肾盏,膀胱呈高信号(箭);B. 同一胎儿,左侧正常肾脏,肾实质呈中等信号

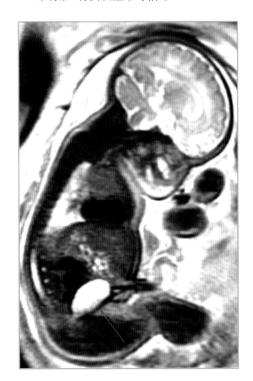

图 2-4-3 37 周胎龄胎儿,矢状面 T$_2$WI,下腹部见卵圆形高信号(箭)为膀胱

第四节 胎儿泌尿道畸形

包括预后差及预后良好的疾病。预后差者常常与羊水少和(或)肺发育不良相关。不伴有羊水减少的病例常常伴有其他严重畸形。当妊娠的后半阶段羊水量正常,提示胎儿至少有一侧的肾脏功能是正常的。许多尿路异常并不是致命的,但是会伴有不同程度的肾衰。这种异常如果能够得到及时的治疗能够大大减少合并症的发生率。

一、肾缺如

MRI 表现:肾缺如(renal agenesis)可以为单侧或双侧。双侧肾缺如,如发现无羊水或少羊水提示该病可能。一侧肾未发育:MR 表现为一侧肾窝内未见肾脏影像,膀胱正常,羊水量正常(图 2-4-4)。检查时需从正常肾的位置一直检查到盆腔,注意异位肾(ectopic kidney),如盆腔肾(pelvic kidney)(图 2-4-5)。

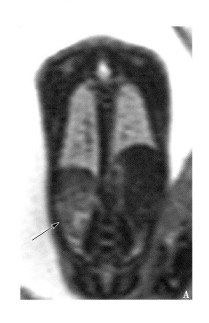

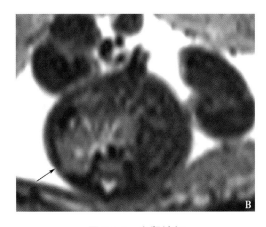

图 2-4-4 左肾缺如

孕 30 周,MR T$_2$WI 冠状位及轴位,可见右侧肾脏大小、形态及信号正常(箭),左肾区未见肾脏影像

165

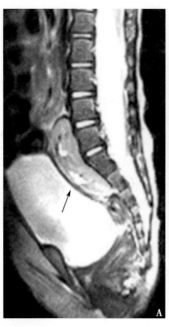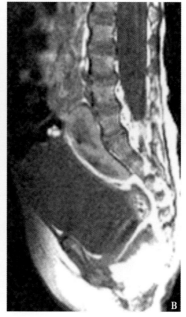

图 2-4-5　肾异位

女,3 个月,肾上移失败仍位于盆内,形成盆腔肾(箭)。A. T2WI;
B. T₁WI

双肾缺如即双肾完全缺失,常伴有膀胱的缺失,是一种致命性的疾病。该病的发病率约为 1/4000 出生婴儿,多见于男婴。MR 图像中见不到肾脏及膀胱的影像,伴有严重的羊水减少。这种异常常于胎儿 16 周后被发现。MR 同时也可以显示胸部、腹部、颅骨及其他先天发育异常。该病要注意与双肾异位相鉴别,双肾异位的患者虽然在双肾区见不到正常的肾脏影像,但是胎儿的膀胱是正常的,而且不伴有羊水的减少。

二、肾囊性疾病

肾脏囊性疾病(cystic diseases of the kidney)及尿路梗阻是最常见的宫内胎儿异常。肾脏囊性疾病的命名争议很大,方法繁多,其中最基本的为 Potter 分型。胎儿常见的肾囊性疾病主要有常染色体隐性遗传性多囊肾(autosomal recessive polycystic disease,Potter Ⅰ)及多囊性发育不良肾(Potter Ⅱ型)。

(一) Potter Ⅰ型肾囊性疾病

1. 概述　是一种常染色体隐性遗传(婴儿型)多囊性肾脏疾病,发病率为 1/50 000～1/540 000 活婴。预后差,大多数在新生儿期死亡。近来遗传学发现此病基因位于染色体 6p。病理改变表现:往往为对称性双侧肾脏增大,肾脏增大主要由于集合小管囊性扩张,在肾实质内呈放射形排列。常伴随肺发育不良、羊水少及肝纤维化。临床表现多样,取决于集合管受累数量。临床表现包括围生期型和青少

年型,前者表现为严重的肾脏损伤和轻度的肝损伤,可以在产前被发现,表现为双肾对称性增大。严重的肾损伤会引起重度羊水减少和肺发育不良,导致呼衰。后者以肝损伤表现为主。

2. MR 表现　可见增大的肾脏占据大部分腹腔,肾脏外周带可以见到广泛分布的小囊(1～2mm)。常伴有羊水减少、肺发育不良、肝纤维化和其他畸形,如肢体发育不良等(图 2-4-6～图 2-4-8)。

(二) 多囊性发育不良肾

多囊性发育不良肾(multicystic dysplastic kidney disease,MDKD),又称 Potter Ⅱ 型肾囊性疾病(Potter Ⅱ cystic kidney disease)。

1. 概述　是儿童期最常见的肾囊性疾病,约为 1/3000 活婴。男孩常见,多为单侧,23% 为双侧。病理表现为多发不同大小互不相通、无功能的囊性病变,伴肾盂及输尿管闭锁,常继发于下尿路畸形导致的尿液流动障碍、肾动脉或很小或缺如。如果为双侧则羊水少,膀胱内无尿。如果为一侧性则对侧肾常伴有畸形,及其他部位畸形。肾功能损害与肾发育不良程度相关。

2. MRI 表现　肾发育不良在 MR 上表现多样,可以为增大的多囊的肾脏,也可以为正常大小或缩小的肾脏,伴或不伴有囊性灶。多数情况下肾脏实质完全失去正常形态,很难分辨出正常肾实质,并伴肾盂及输尿管闭锁(图 2-4-9～图 2-4-11)。

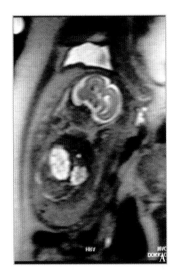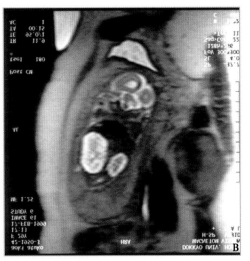

图 2-4-6 孕 21 周,双侧肾脏增大,并见多发小囊状 T₂WI 高信号,以肾周边为著

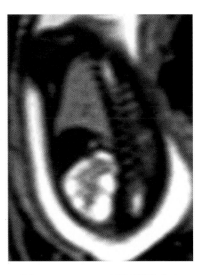

图 2-4-7 Potter-I 型肾囊性疾病

孕 25wk,胎儿冠面 T₂WI,右肾增大多发性囊性疾病,呈长 T₂ 信号,以肾边缘为著

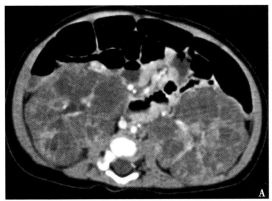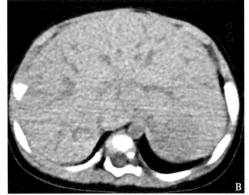

图 2-4-8 女,出生后 3 个月,两侧 Potter Ⅰ型多囊肾

A. CT 增强扫描,两侧肾脏增大与多发囊性病变;B. 合并肝纤维化致肝密度粗糙,并伴肝脏增大

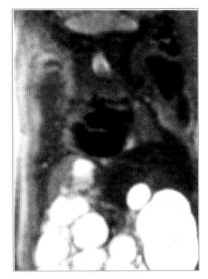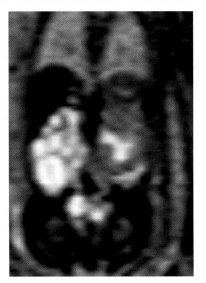

图 2-4-9 胎儿两侧多囊性发育不良肾

孕 33 周,胎儿双肾见多发大小不等囊状 T₂WI 高信号,该胎儿肺呈低信号提示肺发育不全

图 2-4-10 右侧多囊性发育不良肾

孕 23 周+1,右肾内多发大小不等囊性病变肾盂输尿管闭塞。羊水少

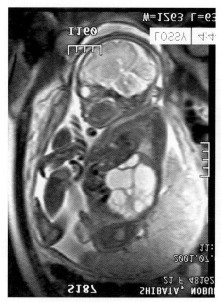

图 2-4-11　左侧多囊性发育不良肾。孕 36 周。羊水少

三、尿路扩张

尿路扩张(urinary tract dilatation)发生几率约 2.5%,常见原因为:①双侧肾积水:双侧盂管交界部梗阻、双侧膀胱输尿管交界部梗阻、双侧膀胱-输尿管反流、巨膀胱-巨输尿管综合征、后部尿道瓣膜、后部尿道隔膜、尿道闭锁、巨膀胱-小结肠综合征、先天性巨尿道、永存泄殖腔。②单侧肾积水:肾盂-输

尿管交界部梗阻、膀胱-输尿管交界部梗阻、重肾伴输尿管囊肿、巨输尿管,输尿管异位开口。若发现有上述畸形,出生后须作泌尿系统影像学检查,并注意是否有输尿管异位开口。

(一) 盂管交界部狭窄

1. 概述　肾盂输尿管交界部梗阻(ureteropelvic junction obstruction,UPJO)或称先天性肾盂积水,在我国也常习惯地称为肾盂输尿管交界部(连接部)狭窄,是包括胎儿、新生儿在内的各年龄组儿童常见的先天性异常。产生狭窄的病因既可以是内因性的,如由于胎儿时期局部血管损伤、局部肌肉发育不良或腔内瓣膜形成等所致;也可以是外因性的,如由于腔外的纤维束带牵拉或压迫或由于来自腹主动脉或肾动脉的迷走血管压迫输尿管局部管腔所致。是上尿路扩张最常见的病因,常发生于男婴,90%为单侧,除非伴有严重的肾实质损害,预后通常较好。具体何种原因造成肾盂输尿管狭窄,须出生后详细检查,有时甚至手术后病理检查才能发现。

2. MR 表现　可见肾盂扩张,伴或不伴有肾盏的扩张,输尿管无扩张,所以在 MR 上往往见不到输尿管的显示。膀胱和羊水的量是正常的。肾实质受累情况取决于梗阻发生的时间及程度(图 2-4-12~图 2-4-15)。

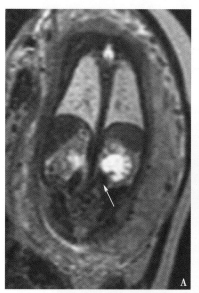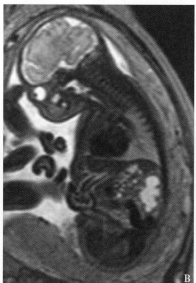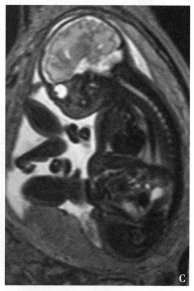

图 2-4-12　孕 30 周,左侧肾盂肾盏扩张(箭),盂管交界部狭窄呈鸟嘴状,输尿管未显示

(二) 先天性巨输尿管

1. 概述　先天性巨输尿管症(congenital megaureter)有可能是输尿管功能性梗阻,功能性梗阻段的肌束比例失调,使该段输尿管的蠕动减弱或消失,尿液排泄不畅,造成近端输尿管管腔压力增高,局部输尿管迂曲、扩张,并向上传递,最终引起输尿管中上段

扩张和肾积水。它可由多种疾病引起,在诊断工作中若不努力探讨其真实病因而将"巨输尿管"一词广泛用作输尿管普遍扩张的诊断结论显然满足不了当今临床治疗工作的需要。国际小儿泌尿外科会议(1976)曾将巨输尿管划分为反流性、梗阻性和非反流、非梗阻性三类,在此基础上、又可根据其病因属

于原发性或继发性而将其划分为 6 个类型。本病发生率约为 1/6500 活胎,25% 为双侧。

2. MR 表现　为输尿管呈梭形、囊状扩张,伴或不伴有肾盂及肾盏的扩张,而胎儿膀胱及羊水的量多正常(图 2-4-16)。

扩张的输尿管比较迂曲,要注意与肠管鉴别。宫内所见的膀胱-输尿管异常的 MR 表现与膀胱输尿管反流的 MR 表现相近,因此通常在出生后才得以鉴别。

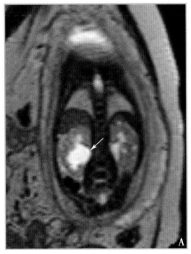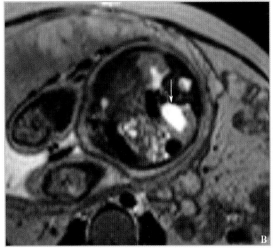

图 2-4-13　孕 28 周,右肾盂扩张、圆钝(箭),右输尿管不显示

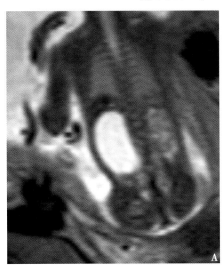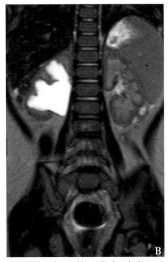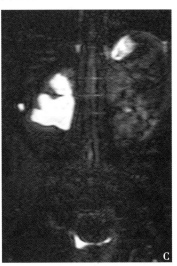

图 2-4-14　肾积水,肾盂管交界部狭窄,T₂WI

A 胎儿 23 周+3 右肾巨大囊性病变;B. 同例,出生后,女 2 岁,右肾并非囊肿而是积水,肾盂、肾盏扩张,皮层菲薄,
输尿管始终未显示;C. MRU

四、重复肾畸形

1. 概述　肾盂输尿管重复畸形是在胚胎期由于后肾发育异常,输尿管有异常分叉且分别进入后肾胚基所致。双肾盂较常见,此时肾脏多分成上、下两部,各占该肾的 1/3 与 2/3,两者之间仅在肾表面有一浅沟,肾实质仍融为一体,而肾盂、输尿管上端及血管均明显分开;上位肾的肾盂通常较小、发育不全,往往仅有一、两个小盏,显影功能不佳或无功能;下位肾通常发育良好,但常仅有两个大盏;双肾盂可皆通向单一的输尿管(双肾盂单输尿管),也可分别通向各自的输尿管(双肾盂双输尿管).有的双输尿

管中可有一根输尿管异位开口,胎儿时期的影像学检查很难发现输尿管异位开口。出生后如有上述畸形,应继续作泌尿道检查观察是否有异位输尿管开口。以便及时治疗。

完全重复肾(即一侧肾有两组肾盂肾盏及两个输尿管)的发生率约为/1/5000 活婴。在没有并发症时,可无症状。

2. MRI 表现　可以见到两组肾盂、肾盏,伴或不伴有输尿管的扩张,如图 2-4-17。双输尿管可分为完全性双输尿管与不完全性双输尿管。在胎儿如没有输尿管扩张是则不易确定哪一型。有待出生后详查。

169

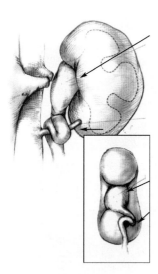

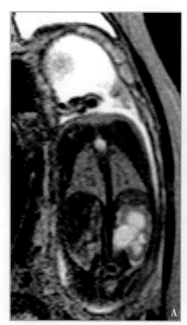

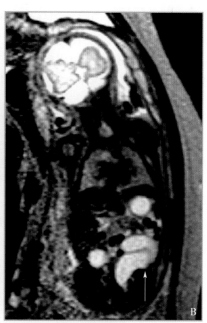

图 2-4-15　外因性所致肾盂-管交界部
狭窄示意图

图 2-4-16　孕 28 周,左肾盂肾盏扩张,左输尿管全程扩张,走行迂曲(箭)

上图长箭示扩张肾盂,下箭下节段动脉
压迫盂-管交界部;下图上箭扩张肾盂,
下短箭狭窄的盂-管交界部

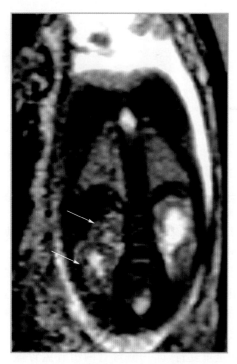

图 2-4-17　孕 28 周,右肾见上下两组肾盂肾盏(箭)
左肾也为重复肾,上肾盂肾盏扩张

五、输尿管开口异位

在胚胎第 4 周末输尿管发育过程中,若出现障碍使输尿管芽不能充分向头侧上升或不能与向尾侧下降中的中肾管(Wölffian 管)分开,则输尿管远端不能正常地开口于膀胱三角区的侧角,以致形成不同类型的输尿管开口异位(ureteral ectopia)。

按照输尿管远端的开口部位可将输尿管开口异位分为膀胱内型与膀胱外型两大类,其中膀胱外型较膀胱内型常见、且在临床上也较膀胱内型更加重要。一般在胎儿不易观察到异位开口,出生后尚须仔细检查方能看到异位开口。膀胱外型输尿管开口异位部位低于正常位置。且女孩明显较男孩常见,在男、女孩间有一定差别。女孩的膀胱外型输尿管开口异位至少 85% 伴有双肾盂双输尿管(图 2-4-18)。男孩的膀胱外型输尿管开口异位明显少于女孩,但与女孩一样,也常常伴有双肾盂双输尿管,常出现于引流上位肾的输尿管,同样也可见于单输尿管。

六、输尿管囊肿

输尿管囊肿(ureterocele)是输尿管下段的先天性囊性扩张,其病因尚无定论,或认为是由于胎儿输尿管开口处持续存在生理性狭窄的结果。通常分为两型:

(一)异位型输尿管囊肿

异位型输尿管囊肿(ectopic ureterocele)或称婴儿型输尿管囊肿(infantile ureterocele),是儿童泌尿道重要疾病之一,也是女孩膀胱出口梗阻的最常见病因;有人报道此病在儿童尸体解剖时的发生率约为 1/2500;女孩的发生率约为男孩的 5~7 倍;约 90% 病例为单侧性,其中左侧较右侧多见,双侧性约占 10%;此病发生于双肾盂双输尿管者约占 3/4,且多发生于引流上位肾的输尿管下端;其对侧肾盂输尿管也重复者占 30%～50%;异位性输尿管囊肿发生于非双肾盂双输尿管一侧者罕见,且多发生在男孩;此病偶尔也可伴有融合肾或异位肾等畸形。

(二) 单纯性输尿管囊肿

1. 概述　单纯性输尿管囊肿(simple uretero-cele)虽然也可见于儿童甚至婴儿,但在此年龄组中远比异位型少见,并且公认此型在儿童也比成人少见。在极年幼的患儿可推断属于先天性异常,而在年长儿则常可继发于输尿管远端的炎性狭窄。

通常认为此型输尿管囊肿是由于输尿管的远端从输尿管的正常开口部位穿越膀胱壁、疝入膀胱且在膀胱内所形成的圆形或椭圆形囊状扩张,其开口部位在此囊肿的远端;并且开口处往往有不同程度的狭窄。此型输尿管囊肿除非合并肾盂积水、继发感染或产生结石才出现相应体征或症状,在大多数新生儿、婴幼儿,往往虽已由影像学检查确诊为典型的单纯性输尿管囊肿,但从临床治疗角度看却多属无关紧要。

2. MRI 表现　当膀胱与囊肿内同时充尿液时,勾画出囊肿壁所形成的圆或椭圆形晕轮状低信号,称为"晕环征"("halo"sign)。若为两侧性输尿管囊肿且在膀胱内同时表现为充盈缺损,则因其形状像似眼镜蛇头状,称为"眼镜蛇头征"或简称"蛇头征"

("cobra head"sign)(图 2-4-19)。

这些征象都是输尿管囊肿特征性的改变。此型囊肿的体积普遍明显较异位型小,其直径多数＜1cm,仅偶尔可较大,少数单纯性输尿管囊肿可以相当大,可以占据膀胱内的较大区域。

七、后部尿道瓣膜

后部尿道瓣膜(posterior urethral valve,PUV)是发生于胚胎早期的先天性后部尿道梗阻,膀胱以上的泌尿道均处于高压状态下。导致膀胱与肾脏严重受损。PUV 是男婴最常见下部尿道梗阻的原因,其发病率为 1/7500～1/4000 婴儿。

1. 胚胎学与分类　男性尿道在孕 14 周时已发育完全。瓣膜在此前已形成,一旦胎儿开始有了尿液的产生就会造成梗阻。直到 1919 年 Young 对此病做了分型。他将 PUV 分为 3 型。Ⅰ型最常见(95%)是帆样皱褶起自精阜沿着尿道向远侧走行,Ⅱ型只是增厚的尿道褶,而不是一独立的病变,Ⅲ型(5%)是一有孔的隔膜,被认为是泌尿生殖膜未完全消退所致。

在胚胎学上认为后部尿道瓣膜是 Wölffian 管在发育成尿道过程中有一些过渡的皱褶,近年来认为 Young 的Ⅰ型与Ⅱ型实质上是同一种病,代表先天性后部尿道膜性梗阻(COPUM)是在尿道外括约肌以远的缩窄,但后部尿道瓣膜的胚胎学还远未弄清楚。

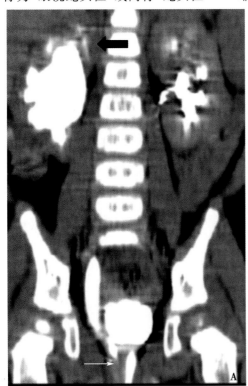
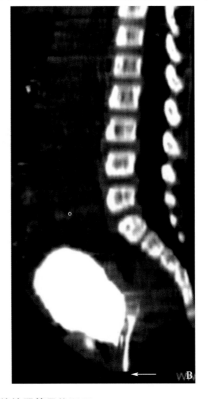

图 2-4-18　女,2 岁,重复肾伴输尿管异位开口

A. CT 冠面重建上部肾及肾盂小发育不良(粗黑箭),见输尿管异位开口于膀胱颈以外的下方(白箭);B. CT 矢面重建

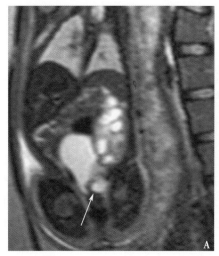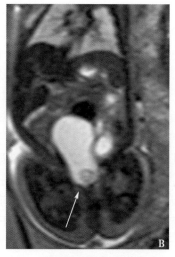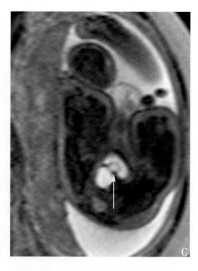

图 2-4-19　单纯性输尿管囊肿 T₂WI

A. 输尿管远端囊性高信号；B. 输尿管囊肿壁的低信号晕环（箭）；C. 横断面扩张的输尿管远端囊肿进入膀胱囊肿周边低信号晕环（箭）

2. 影像学表现　产前超声显示肾盂积水，一般出生后才能得到确切诊断，50%～70%生后1年确诊，25%～50%于新生儿期发现，虽然产前作了超声但大多数出生后才被发现。由于 MRI 技术的发展应用 MRI 对胎儿泌尿道检查可得到更多信息。一般可显示双侧肾盂不同程度积水，膀胱胀满，膀胱壁厚，后部尿道扩张，但前方小孔状的尿流不一定能见到，但可见梗阻端向远侧突（图 2-4-20，2-4-21）。出现这些症状应想到有 PUV 的可能性。以便出生后立即随访做必要的泌尿系检查。

一般在妊娠 Ⅱ 期在产科常规要作超声检查，PUV 通常显示双侧肾盂-输尿管积水，膀胱壁厚，男性胎儿膀胱颈部显示小孔约占肾盂积水的10%。

如果产前超声未查出异常，则延迟到出生后，一般新生儿出现尿流细、泌尿系感染，年长儿会出现无尿、感染、严重排尿困难，如尿潴留或血尿。

出生后的影像学检查最重要的是膀胱排尿造影（VCUG），可显示后部尿道扩张、膀胱小梁形成、膀胱输尿管反流，常能出现叶状瓣膜显影。

肾脏可以正常或发育不良，取决于膀胱扩张及肾积水的程度。可伴有无羊水或少羊水。腹腔的增大及羊水少可导致肺发育不良。本病主要应与其他膀胱增大的疾病相鉴别，如巨膀胱-细小结肠-肠蠕动不良综合征及 Prune-Belly 综合征，这些疾病中膀胱增大不是由于梗阻引起的，因此对羊水的量没有影响。

PUV 可以伴有膀胱输尿管反流。

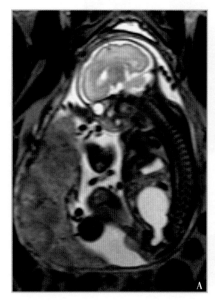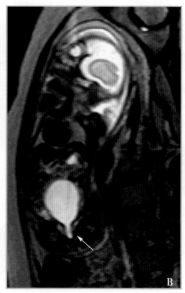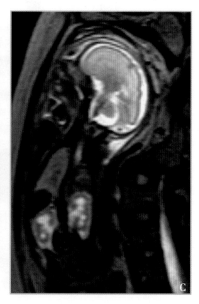

图 2-4-20　孕 28 周后部尿道瓣膜

A、B. 胎儿膀胱增大，后部尿道扩张（箭），梗阻端向远侧突，膀胱壁增厚；C. 双肾轻度积水

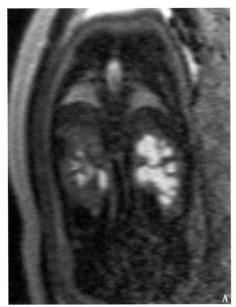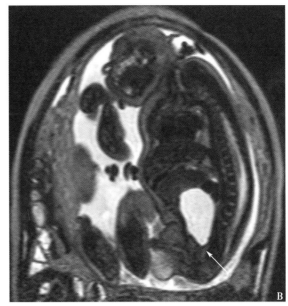

图 2-4-21 T₁WI 膀胱出口梗阻

A. 双侧肾积水;B. 同一胎儿矢状面 T₂WI 膀胱出口梗阻(箭)

八、马蹄肾(horseshoe kidney)

1. 概述 马蹄肾,即双肾下极融合,是最常见的肾脏融合异常,发病率约 1/400 活婴。发生于胚胎早期在两侧肾脏靠得很近尚位于小骨盆内。上移受到肠系膜下动脉的限制,因此马蹄肾较正常肾位置低。供血常来自于主动脉,输尿管受压可导致肾积水。

2. MRI 表现 大多数马蹄肾是由两肾下极的肾实质在腔静脉与腹主动脉的前方融合成较薄的峡部(图 2-4-22)。

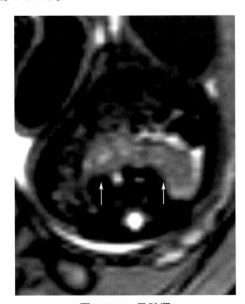

图 2-4-22 马蹄肾

孕 29 周,胎儿双侧肾脏预脊柱前融合(箭)

第五节 胎儿泌尿系及腹膜后肿瘤

一、神经母细胞瘤

1. 概述 神经母细胞瘤(neuroblastoma,NB)是小儿最常见的胚胎性肿瘤之一,起源于神经嵴,神经嵴在胚胎第 3~4 周时形成,其后神经嵴细胞向两侧迁徙分化成交感神经节。大约在胚胎 6 周时迁徙到腹部的神经嵴细胞逐渐向肾上腺聚集,以内陷的方式进入肾上腺中央,分化成肾上腺髓质,而神经母细胞瘤好发于肾上腺髓质及交感神经链,因此神经母细胞瘤在胎儿时期就可发生。近年来由于胎儿影像学的发展,有了神经母细胞瘤在胎儿时期即被发现的报道。神经母细胞瘤是高度恶性的肿瘤,越早发现,预后较好。虽然胎儿时期或出生后见肿瘤可广泛转移到肝脏,皮肤,可有骨髓(骨髓内瘤细胞<10%)转移,这种情况在国际神经母细胞瘤分期(international neublastoma staging system,INSS)上属于 4S 期,肿瘤可自行消退,预后良好。如果出生时肿瘤过大,影响婴儿正常生活时则应进行积极适当治疗,治疗后肿瘤可完全消退(图 2-4-23、图 2-4-24)。

神经母细胞瘤的自然消退现象早在 18 世纪就有报道。不少婴儿期的神经母细胞瘤病理确诊而未能完全切除,甚至未做手术仅作了活检证实的病例几个月或几年后肿瘤未经治疗可完全消退,也有再次手术后病理证实转变为良性神经节细胞瘤者。

4S期患儿不治疗进行随访观察成为诸多学者的共识。神经母细胞瘤的自然消退和逆转实际上就是促使诱导其分化和再分化的结果。因此,神经母细胞瘤的诱导分化治疗逐渐受到广泛重视,成为研究的热点。目前认为,神经母细胞瘤是多基因突变与多步骤转化的结果。神经母细胞瘤的分化是多基因参与的复杂过程,必须对其逆转机制进行研究,才能对不同患者选择适合的诱导剂,从而改善预后,提高生存率。

2. MRI 表现　由于 MRI 应用于产前诊断,目前在胎儿时期发现神经母细胞瘤的可能性增加了。

在胎儿时期的神经母细胞瘤多属于 INSS 分期的 4S 期,4S 期标准:仅限于胎儿及 1 岁以下婴儿的 1 级、2 A 级或 2 B 级,虽伴皮肤、肝、骨髓转移(骨穿恶性细胞<10%)骨扫描(一)者。肿瘤多发生于肾上腺,形成肾上腺肿瘤,肿瘤可大可小,患侧肾脏受压下移,肝脏可有广泛转移在 T_2WI 上形成长 T_2 信号结节。了解此肿瘤的特点非常必要,如果胎儿期发现属于 4S 期的神经母细胞瘤则可对家属的咨询有正确的指导,以及对出生后治疗计划的设计有很大帮助(图 2-4-23～图 2-4-25)。

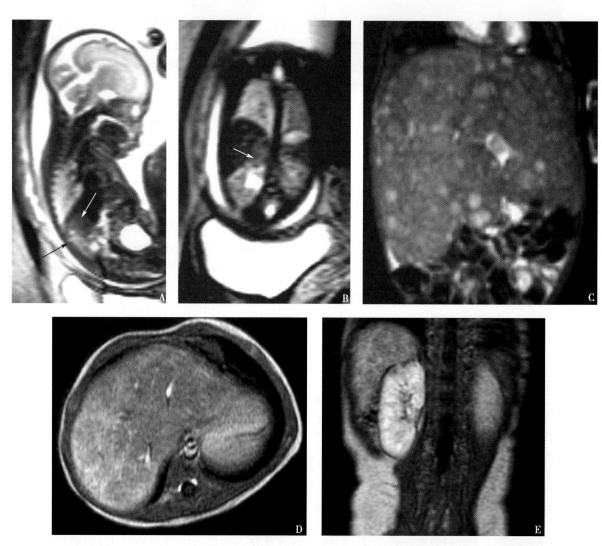

图 2-4-23　孕 6 个月,胎儿肾上腺神经母细胞瘤,肝转移

A. 胎儿矢状面;B. 胎儿冠状面,右肾上腺肿瘤(箭);C. 出生后 4 天,肝内广泛转移,肝肿大;D. 增强 MRI 化疗 1 年后肝转移消失;E. 右肾上腺肿瘤消失

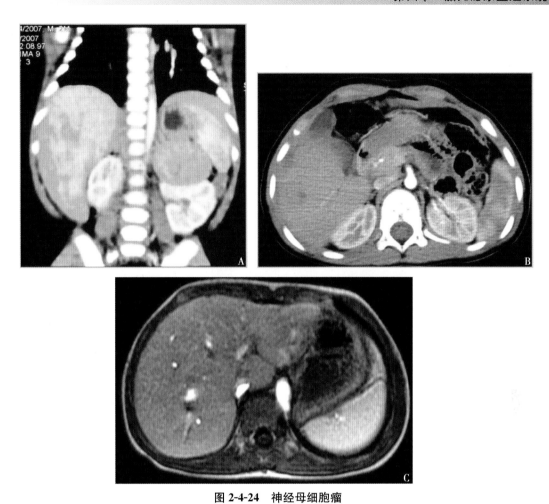

图 2-4-24　神经母细胞瘤

A. CT 冠面重建,生后 1 个月诊断左肾上腺神经母细胞瘤 4S 期低风险,肝转移;B. 肿瘤切除术后;
C. 4 年后,增强 MRI 肝转移消失

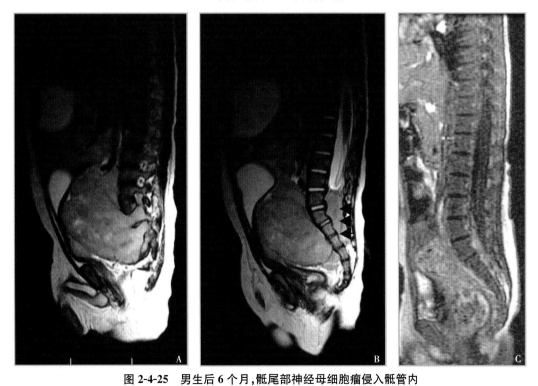

图 2-4-25　男生后 6 个月,骶尾部神经母细胞瘤侵入骶管内

A、B. T$_2$WI 骶骨前神经母细胞瘤活检低分化,侵入骶管(▲);C. 未手术,化疗后肿瘤消失,多次复查肿瘤无复发

二、肾脏肿瘤

胎儿肾脏肿瘤(renal tumor)比较少见,发病率约1/125 000个活胎。最常见的是良性的中胚叶肾瘤。MR上常表现为类圆形的,边界清楚的肾内肿块,信号较均匀,高于肝脏信号而低于水的信号。肿瘤多为单侧,可累及部分或整个肾脏,胎儿可发生羊水过多及胎儿水肿症,如图2-4-26。

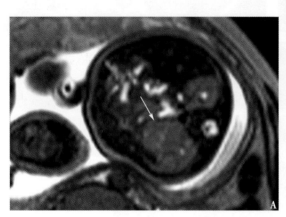
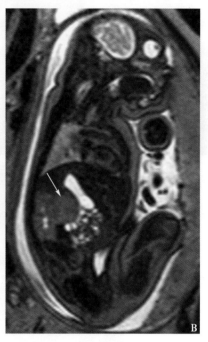

图 2-4-26　孕30周,左肾见类圆形等信号肿块突出于肾轮廓,边界清晰(箭)

三、卵巢囊肿

胎儿卵巢囊肿(ovarian cyst)多发生在孕晚期,胎儿卵巢囊肿绝大多数是良性的,多为单侧,其主要组织病理类型有卵泡囊肿、浆液性囊肿、黄素化囊肿,也有少数畸胎瘤的报道。胎儿卵巢囊肿的发病机制尚不很明确,多认为与胎盘绒毛膜促性腺激素刺激胎儿卵巢引起的滤泡发育不全有关。出生后来自母体和胎盘的激素水平下降,多数囊肿可以消退。诊断胎儿卵巢囊肿时,应注意与胎儿充盈的膀胱、结肠横断面、肠系膜囊肿及生殖系其他畸形相鉴别。在MRI图像上可以清楚显示胎儿下腹部或盆腔内单纯性或有分隔的囊性包块,呈长T_1长T_2信号,内部可因有出血而信号不均(图2-4-27、2-4-28)。

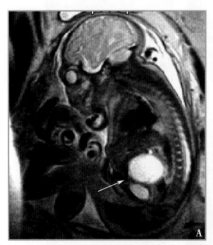
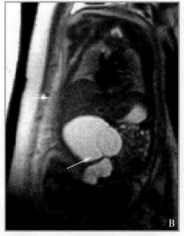
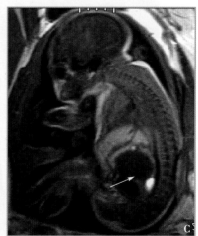

图 2-4-27　卵巢囊肿孕33周

A、B. 膀胱右上方见一囊状长T_2信号、其内可见分隔;C. T_1WI包块为长T_1低信号,边界清晰

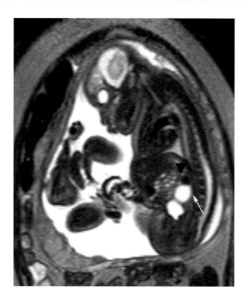

图 2-4-28　卵巢囊肿孕 31 周,短箭为膀胱,膀胱上方卵巢囊肿,出生后消失

（任　莹　陈丽英）

参考文献

1. 潘恩源. 小儿泌尿道的异常与畸形. 于潘恩源、陈丽英. 儿科影像诊断学. 第八篇第四章. 北京:人民卫生出版社. 2007:764-803

2. Marc Dommergues, Farida Daikha-Duhmane, Francoise Muller, et al. Kidney and urinary tract disorders 459 ~ 477. In Charles H. Rodeck, Martin J. Whittle. Fetal Medicine Basic Science and Clinical Practice. Churchill Livingstone Elsviers 2009 2nd ed.

3. Lazarus E, DeBenedectis C, North D. et al. Utilization of Imaging in Pregnant Patients:10 year Review of 5270 Examinations in 3285 Patients---1997-2—6. Radiology 2009, 251:517-524

4. Caire J, Ramus RM, Magee KP, et al. MRI of Fetal Genitourinary anomalies. AJR,2003,181:1381-1385

5. Shinmoto H, Kashima K, Yuasa Y, et al. MR Imaging of Non-CNS Fetal Abnormalities: A Pictorial Essay. Radiographics, 2000,20:1227-1243

6. Walsh G, Dubbins PA. Antenatal Renal Pelvis Dilatation: A Predictor of Vesicoureteral Reflux AJR,1996,167:897-900.

7. Hodges SJ, Patel B, McLorie G, et al. Posterior Urethral Valves. The scientific World Journal ,2009,9:1119-1126

8. Zaretsky M, Ramus R, McIntire D, et al. MRI Calculation of Lung Volumes to Predict Outcome in Fetuses with Genitourinary Abnormalities. AJR,2005,185:1328-1334

9. Dietrich RB, Kangarloo H, Lenarsky, et al. Neuroblastoma The Role of MR Imaging. AJR,1987,148:937-942

10. Pfluger T, Schmied C, Porn U, et al. Integrated Imaging MRI and 123 Metaiodobenzylguanidine Scintigraphy to Improve Sensitivity and Specificity in the Diagnosis of Pediatric Neuroblastoma. AJR,2003,181:1115-1124

第五章
胎儿消化系统 MRI

产前诊断胎儿的胃肠道畸形及有无伴随畸形对生后的治疗、产时干预及预后均有很大的影响。小肠扩张、羊水过多、腹水等的超声声像所见，均可提示胃肠道的畸形。但这些所见均非特异性，并且可能在晚期妊娠时才出现，或为暂时性的正常现象。超声诊断取决于畸形的典型表现。由于 MRI 技术飞速发展，近年来提出应用 MRI 检测胃肠道畸形及诊断严重畸形或显示病变附近的正常肠管均有很大帮助。检查胎儿的消化道除快速单次激发自旋回波序列（SSFSE，实际上是 T_2WI）、$FSET_2WI$，另外快速 T_1WI 也是重要的序列，可以帮助区别小肠与结肠，结肠在 T_1WI 上呈高信号，因此检查胎儿消化道病变 T_1WI 很重要。

第一节 胃肠道胚胎学

消化道起源于内胚层，在胚胎第 16 天时，胚胎向腹侧屈曲。与胚胎腹侧相接触的由内胚层覆盖的卵黄囊的一部分开始脱离，形成原始消化道，卵黄囊通过卵黄管仍与消化道相连。通常卵黄管在发育过程中退化，如不退化则以后成为 Meckel 憩室。在胚胎期，原始消化道分 3 段：前肠、中肠及后肠。每一段形成特殊的肠管。胃与结肠，是原始消化道扩张的部分。前肠形成食管、胃、十二指肠第 1、2 部分，与肝、胆囊、胰腺。其血供为腹腔动脉干。中肠形成十二指肠下段、空肠、回肠、盲肠、阑尾、升结肠与横结肠的前 2/3 段，动脉供血为肠系膜上动脉分支。后肠形成横结肠的后 1/3 段、降结肠、直肠、肛管上

部，动脉供血为肠系膜下动脉分支。有些结构虽源于原始消化道，但不是肠管而是由原始消化道的凸起。

正常情况下，在胎龄为 6～8 周时，消化管的发育速度明显超过体腔，中肠开始向前突入卵黄囊，此时十二指肠与空肠位于肠系膜上动脉的前方，盲肠与阑尾位于肠系膜上动脉的后方（图 2-5-1A）。至第 6～7 周中肠进一步突入卵黄囊并以肠系膜上动脉为轴心逆时针旋转 90°（图 2-5-1B），使盲肠与阑尾转至肠系膜上动脉的左侧，十二指肠转至其右侧。至第 10 周左右，胎儿体腔已逐渐增大，中肠便以空肠领先，随后按回肠、盲肠、升结肠与横结肠的先后顺序相继退回体腔，并逆时针旋转 180°，致使十二指肠空肠的交界部分转至肠系膜上动脉的背侧和中线的左侧（图 2-5-1C），固定在后腹壁上，而盲肠、升结肠则转到右季肋部。至第 11 周末，盲肠下降且固定在右下腹部（图 2-5-1D）。

中肠的系膜与后腹壁融合。在中肠退回腹腔的各阶段一旦发生障碍便产生相应的异常，如：脐突出、肠不旋转、肠旋转不良或肠反向旋转；但是这些异常是否产生重要的临床症状还主要取决于是否伴有中肠扭转、腹膜束带或肠系膜缺损等并发症，尤其是取决于这些并发症是否已导致肠梗阻。产前胎儿的胃肠道很小，小肠宽仅为数 mm，呈小圆形充有肠管分泌以及胎儿吞咽的羊水呈长 T_2 高信号，梗阻时虽然肠管扩张但也很难从 MRI 上分辨上述各不同的肠管。

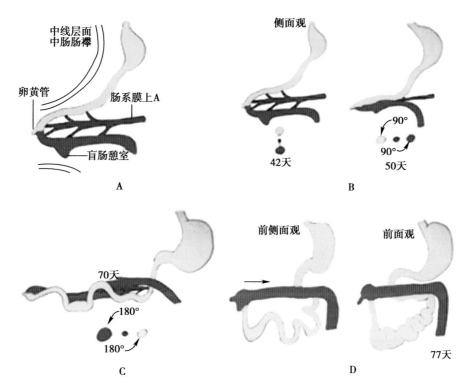

图 2-5-1　胚胎中肠旋转示意图

胚胎早期中肠大幅度延长,形成一腹侧的 U 形襻,即中肠肠襻或又称原始肠襻,腹腔的空间狭小故向脐带内突入,所谓生理性脐带疝。此时肠襻可想象为两个支:A. 头侧支黄色与尾侧支橘红色,两个支在尖端汇合,附着于卵黄管由此附着于卵黄囊;B. 在脐带内的中肠以肠系膜上动脉为轴逆时针旋转 90°;C. 头支形成小肠首先回进腹腔转到肠系膜上动脉的后方。尾支开始时肠襻在左侧;D. 当中肠又逆时针旋转 180°,尾支转到右侧。最后盲肠阑尾下降到右髂窝,形成升结肠肝曲,当盲肠下降的过程中,阑尾位于盲肠后方

第二节　正常胃肠道 MRI 表现

和其他系统不同,T_1WI 序列(快速 FSE)对胃肠道的检查很重要,直肠、结肠在 T_1WI 上显示清晰。直肠呈短 T_1 高信号,短 T_2 低信号。因为 20 周后它含有胎粪,胎粪集聚在肛管附近,靠近膀胱后壁,直肠窝在膀胱颈下面至少 10.0mm,其前后径随孕龄增大而增大(24 周时 4～8mm,35 周时 9～15mm)。结肠信号同上。左半结肠在 24 周后均能见到,而横升结肠及右半结肠在 31 周前仅有半数能见到。空肠摄入了羊水呈长 T_2 高信号,长 T_1 低信号。小肠的远端在 33 周后根据胎粪是否进入其内而信号有所不同。在孕 32 周前小肠远端半数以上的胎儿显示长 T_2 高信号,以后持续高信号者占

40%。小肠襻为小圆形仅数 mm 的结构。孕早期即能见到胃泡位于左膈下方,有时也能见到胃体部,在 T_2WI(SSFSE,T_2WI)上均呈高信号。

食管在 MRI 上很少能见到除非有病理性扩张,或在图像采集时正好遇到胎儿吞咽。在 T_2WI 上为高信号的管状结构,位于气管后方。

肝、脾、胰腺、腹膜腔及腹壁

肝脏在所有方位均能显示,在 T_2WI 上为低信号,T_1WI 上为中等信号。胆囊在 T_2WI 上呈高信号。脾脏则较难见到,在 T_2WI 上其信号比肝脏略高。胰腺由于很小不易见到。腹膜腔一般不能见到,只有当有腹水时才可见到。在 T_2WI 上腹壁在任何方位都能看到。脐带与其附着处均易见到,尤其中线矢状面及横断面显示更清晰(图 2-5-2)。

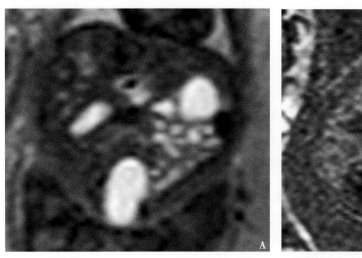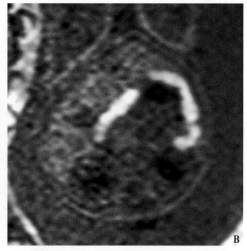

图 2-5-2　胎儿正常胃肠道 MRI

A. T₂WI 冠面,肝脏的信号位于右腹部,胃泡高信号位于左上腹,小肠位于左上腹胃泡下小圆形高信号,胆囊位于肝下高信号,膀胱位于下腹盆内,高信号;B. T₁WI 横断面,肝脏中等信号,高信号条状为横结肠、脾曲、降结肠

第三节　胃肠道异常的 MRI 表现

一、食管闭锁

前肠未能由气管-食管隔膜将呼吸道与背侧消化道分开导致食管闭锁(esophageal atresia,EA)。最常见者为远端食管气管瘘(占 90%)(图 2-5-3)。

MRI 表现:见羊水过多,胃不显示或很小。然而小胃也可为正常或其他原因(吞咽困难、面部缺陷、颈面部肿瘤、CNS 病变、羊水过少等)。有时食管近段显示为 T₂WI 上高信号的囊袋状,尤其在胎儿胸部矢状面中线时更清楚,气管食管瘘在 MRI 上不易见到。有 50%～70%伴随染色体疾病,特别是 Down 综合征。

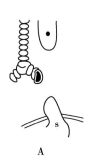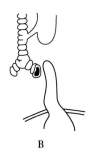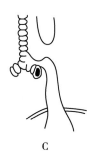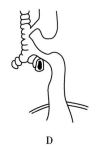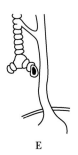

图 2-5-3　食管闭锁分型

二、食管重复畸形

食管重复畸形多数为囊型,少数为平行管状型。在全部胃肠道重复畸形中占 10%～15%,是仅次于小肠的第二个最常发生的部位。可能是由于胚胎时期食管在管腔化的过程中出现障碍所致,也可能是由于气管、支气管芽与前肠分离不良所形成,在后一种情况下:可以与前肠及气管支气管完全分开、并且在纵隔旁形成独立的囊性肿块;也可以形成与前肠有联系的食管重复畸形,表现为球形或椭圆形边缘

光滑的囊性肿物,往往黏附于食管,且伴有脊柱前裂或半椎体等脊柱异常;在罕见情况下可有各种特殊表现,如:可以伴有胃重复畸形,可以是多发性囊性肿块。在平行管状型时往往远侧与胃沟通而近侧为盲端,但食管重复畸形直接与食管管腔沟通者罕见。

食管重复畸形的囊性肿块往往较小,以致许多病例可以无明显临床症状而仅偶然被发现,但其体积也可甚大,甚至直径可以超过 10cm(图 2-5-4)。此时可因压迫周围结构而出现呼吸窘迫和(或)吞咽困难等相应症状。在胎儿如囊性肿块较小一般不易发现。

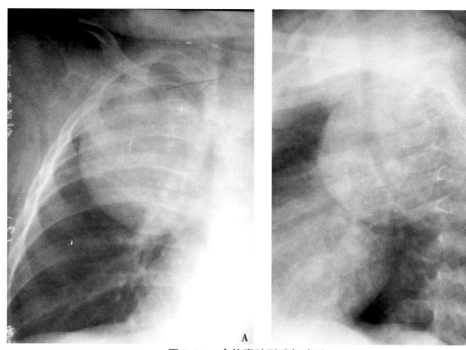

图 2-5-4　食管囊肿型重复畸形

男,9 个月,因吞咽困难、呼吸窘迫逐渐加重就诊,既往有腹部手术史,证明回肠两处重复畸
形。A、B. 胸部正侧位平片:右上纵隔旁偏后巨大肿块状影,边缘圆滑

三、十二指肠梗阻(duodenal obstruction)

1. 概述　十二指肠闭锁发病率为 1/10 000～
1/6000 个婴儿,与管腔管道化障碍有关,近年来则
认为可能由于在肠管发育过程中供血障碍所致。肠
旋转不良伴有 Ladd 束带或中肠扭转、管腔内隔膜、
环形胰腺等也是其发病原因。十二指肠的内因性梗
阻约占该区域梗阻总数的 2/3。在十二指的闭锁与
狭窄中:闭锁约占 50%,隔膜型狭窄约占 40%,管状
狭窄约占 10%;而十二指肠闭锁位于 Vater 壶腹以
远者约占 75%,位于其近侧者约占 25%,恰好位于
壶腹区者罕见;约 20%伴有环形胰腺。在十二指肠

闭锁的婴儿中,25%～35%并发 21 三体综合征(即
Down 综合征),20%～30%并发其他畸形,如先天
性心脏病、消化道其他部位的闭锁(内含:食管、其他
部位小肠、肛门或胆道)、环形胰腺、肾脏畸形等。造
成十二指肠闭锁或狭窄常见的原因有:十二指肠闭
锁、十二指肠蹼、环形胰腺、十二指肠旋转不良伴
Ladd 束带或扭转。但在胎儿时期由于脏器很小往
往不易诊断确切的病变。

2. MRI 表现　十二指肠闭锁或重度梗阻,MRI
显示胃以及梗阻近段十二指肠扩张所形成的双泡征
(double bubble sign),在 T₂WI 上呈高信号,T₁WI
上呈低信号(图 2-5-5)。

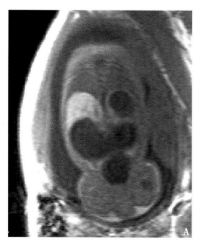 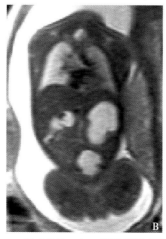 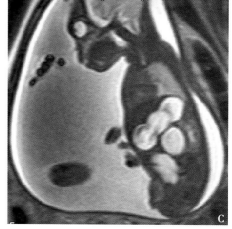

图 2-5-5　十二指肠闭锁,双泡征

A. T₁WI;B. T₂WI 双泡征;C. T₂WI 羊水过多

181

四、环形胰腺

1. 概述　据报道,环形胰腺(annular pancreas)是少见的先天性疾病,其形成有两种理论:Lecco 理论:于胚胎第 4 周时分别出现腹胰基与背胰基,正常情况下腹胰基分左、右两叶,正常发育过程中腹胰基的左叶萎缩消失,在旋转过程中腹胰基的右叶游离与十二指肠壁粘着,旋转过程中牵拉延长与背胰基融合,形成环绕十二指肠的环形胰腺。另一理论即 Baldwin 论:腹胰基的左叶不萎缩与右叶向相反方向旋转与背胰基融合形成环形胰腺(图 2-5-6,2-5-7)。

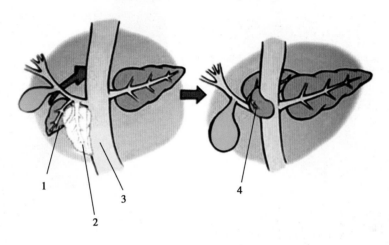

图 2-5-6　Lecco 理论

腹胰基的左叶萎缩(左图)右叶一部分粘着十二指肠壁部分围绕十二指肠旋转与背胰基融合形成环形胰腺(右图)。1——右侧腹胰基,2——左侧腹胰基萎缩及退缩,3——十二指肠,4——腹胰基粘连于十二指肠壁形成环形胰腺

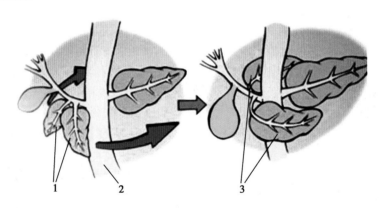

图 2-5-7　Baldwin 理论

腹胰基的左叶不萎缩(双叶),两叶环绕十二指肠旋转(左图),与背胰基融合形成环形胰腺包绕十二指肠(右图)。1——腹胰基(双叶),2——十二指肠,3——环绕十二指肠形成环形胰腺

环形胰腺可引起十二指肠不同程度的狭窄或闭锁。通常位于十二指肠靠近 VATER 壶腹的十二指肠降段,很少在别处。大约 1/4 的病例胰腺完全围绕十二指肠,约 75% 仅部分围绕,可完全没有临床症状,有时到成人才作出诊断,甚至有到尸解时才被发现。但是,如果环形胰使十二指肠缩窄则出生后会立即出现症状。总的来说,环形胰腺在新生儿期引起肠梗阻只占 1%,所有十二指肠梗阻中由环形胰腺导致者不足 5%。更重要的是,环形胰腺能导致危及生命的十二指肠闭锁,因此如果产前诊断出来则可预先准备急诊手术。

2. MRI 表现　除典型双泡征外,环形胰腺组织环绕在十二指肠周围。Dankovick 报道在超声上有较特征性的所见,即强回声带围绕在十二指肠降段周围。在 7897 例筛查中有 6 例有双泡征,其中 3 例伴有强回声带围绕在十二指肠周围,诊断为环形胰腺。生后均由手术证实。相反,胎儿有双泡征但无强回声带围绕十二指肠,出生后手术均未发现环形胰腺。该作者的目的是观察这两种梗阻哪一种是由于环形胰腺或伴有环形胰腺，没有假阳性者。因此，这一征象被认为是诊断环形胰腺的特异性征象（100%）。目前产前诊断出环形胰腺非常少，根据 Dankovick 的 3 例以及少数个别的报道：MRI 的双泡征及超声出现强回声带围绕十二指肠远端是诊断

环形胰腺有用和可靠的征象。

笔者发现 2 个病例，胎儿时 MRI 诊断十二指肠不全梗阻，虽有双泡征，但小肠内仍有长 T_2 高信号的羊水及肠分泌物，不同瞬间扩张的十二指肠管径有明显变化，因此诊断不完全性梗阻。出生后手术证实为环形胰腺（图 2-5-8，2-5-9）。

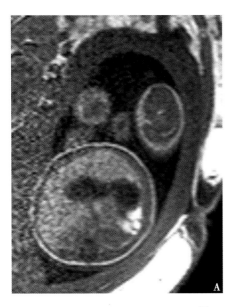 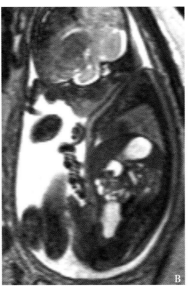 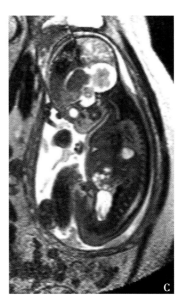

图 2-5-8　环形胰腺导致十二指肠不全梗阻

A. T_1WI 双泡征呈低信号；B、C. T_2WI。B. 双泡征呈高信号；C. 另一瞬间胃泡及十二指肠扩张不如 B 明显，小肠内有高信号羊水，故诊断十二指肠不全梗阻，出生后手术证实为环形胰腺导致十二指肠不全梗阻

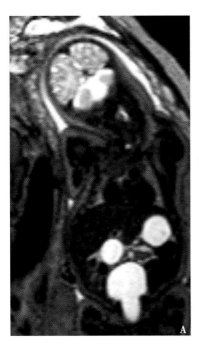 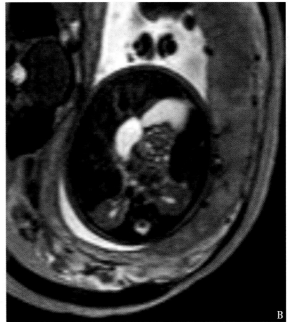

图 2-5-9　双泡征

孕 32 周，双泡征，十二指肠降段明显狭窄。小肠内仍有羊水充盈，因此诊断十二指肠不全梗阻。手术证实为环形胰腺

五、肠旋转不良

中肠突入卵黄囊以及退回腹腔后虽曾旋转,但不完全,由于此种故障可在整个发育过程的不同阶段发生,以致各段肠管在退回腹腔后的最终定位多种多样,出生后在钡餐检查时可见其肠管分布的变化范围从接近正常一直到接近肠未旋转,其规律是:①若中肠在腹腔外阶段发生异常旋转,因主要涉及十二指肠,故十二指肠的位置异常而结肠的位置比较正常,较为常见的表现是十二指肠的位置相当于未旋转,而盲肠的位置正常。②若中肠在退回腹腔时发生异常旋转,十二指肠和结肠的位置便可多种多样:因十二指肠最后旋转的90°出现得快,十二指肠的位置经常正常或稍有异常;而结肠最后旋转的180°出现得慢,旋转在何阶段中断便将决定结肠的最终位置固定在从左上象限到右下象限广大范围内的相应位置上。

(一) 中肠扭转

中肠扭转(midgut volvulus)是肠旋转不良(intestinal malrotation)最严重的并发症之一,是由于肠固定不良、以致小肠绕肠系膜根部扭转形成肠梗阻,盲肠也多随之异位;通常多在新生儿、小婴儿早期发病,往往在出生后最初几天即出现严重的胆汁性呕吐、构成急症就诊,若扭转严重、时间较久,可引起动脉闭塞、肠坏疽、乳糜样腹水等。若延迟发病、直至幼儿期甚至学龄期才就诊者往往扭转较轻、梗阻较不完全,也可时而扭转、时而缓解呈间歇性发作,所以症状经常不典型,可包括以下症状中的一种或数种,如:周期性复发的腹痛、胆汁性呕吐、腹泻、吸收不良等。中国医科大学第二附属医院(今盛京医院)自1987年6月至2001年12月因呕吐就诊、经X线造影检查共诊断小儿肠异常旋转185例,其中含中肠扭转62例,皆经手术证实。在该组62例中,男、女比例为5.9:1(53:9),发病于新生儿期内者46例,占74.19%,发病于三个月以内者54例、占87.09%,有12例(占19.35%)经多次间歇性发作后、迁延至1~10岁时始转来住院确诊并手术。

影像学检查:以钡餐检查为主。胎儿时期不易确诊。在出生后口服钡餐或含碘对比剂检查是确诊中肠扭转的最佳选择,其最大优越性在于能直接显示中肠扭转的特征性表现,使术前诊断一目了然。其特征所见为十二指肠上段轻度到中等度扩张,十二指肠下段与空肠上段在右侧卧位或右前斜俯卧位上多呈螺旋状向下行走,且可见扭曲越重、扭转部位的肠管越细,越与其近侧扩张的十二指肠上段形成鲜明对比,而且扭转部位的肠袢越是分开(图2-5-10)。

(二) 腹膜束带

腹膜束带(peritoneal band)可发生在肠正常旋转或旋转不良时,但异常的腹膜束带即Ladd束带经常见于肠异常旋转时,它可位于腹腔的任何位置,但更常覆盖在十二指肠或末段回肠上,并且在这些部位引起肠梗阻。从临床表现看,新生儿、小婴儿由腹膜束带引起的十二指肠梗阻往往发病较急;若腹膜束带引起回肠梗阻便发生进行性逐渐加重的呕吐及明显腹胀。年长儿时由腹膜束带引起的往往是不完全性肠梗阻状,可表现为间歇性发作的腹痛、呕吐,偶有腹胀,并可出现营养不良、便秘或腹泻等,因其症状缺乏特异性、容易被忽略或延误。梗阻由于旋转不良伴Ladd束带,则多数小肠位于右腹部,结肠位于左腹部、回盲部高位等(图2-5-11~2-5-12)。

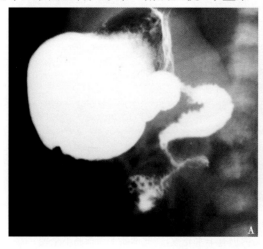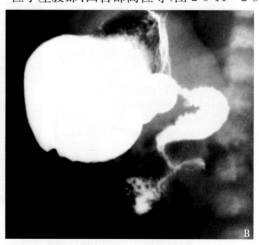

图 2-5-10　肠旋转不良、中肠扭转

女,19天,生后一周开始呕吐黄绿色物,腹部未扪及包块。AB,钡餐检查右前斜俯卧位:十二指肠降段扩张,其下方的狭窄段由鸟喙状过渡为呈螺旋形向下行走,旋转约360°,A、B两片显示所见比较恒定,手术所见与钡餐一致

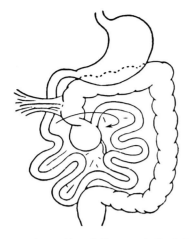

图 2-5-11　中肠旋转不良伴 Ladd 束带(直箭)导致十二指肠狭窄或闭锁。小肠位置异常,回音部高位

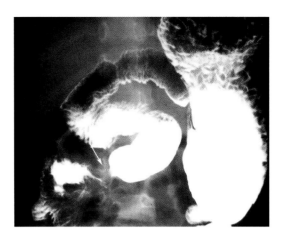

图 2-5-12　肠旋转不良、Ladd 束带压迫

男,7 岁,生后 3 年开始间歇性呕吐黄绿色水样物,每次发作间隔数天到 1 月不等。钡餐检查仰卧正位:空肠右位,空肠上段上缘局限性明显压迹(箭),其边缘光滑,其近侧小肠扩张明显

在胎儿发现十二指肠梗阻时,与环形胰腺一样,但一般不能确定是否为肠旋转不良或扭转与 Ladd 束带所致,只要能想到有这方面的可能性,出生后早期检查,以免延误诊断造成不良后果。

鉴别诊断:

双泡征鉴别诊断见表 2-5-1。

表 2-5-1　双泡征鉴别诊断

MRI 表现	诊断价值	鉴别诊断
双泡征	非特征性	十二指肠闭锁
		各种十二指肠梗阻
	*AP 引起或不引起**D 梗阻	内因性:腔内隔膜/蹼,狭窄
		外因性:幽门梗阻,Ladd 束带,腹部肿瘤,肠旋转不良伴扭转,膈疝
	其他情况可引起双泡征	十二指肠重复畸形,羊膜束带,胃重复畸形,卵巢囊肿,肾囊肿,胰腺囊肿,胆总管囊肿,肝囊肿,大网膜囊肿
双泡征加超声见强回声带围绕十二指肠	高度特异性	高度疑有环形胰腺存在

注:*AP 环形胰腺,**D 十二指肠

六、小肠异常(空肠与回肠)
(small intestine abnormalities)

孕 20 周时在超声上结肠、小肠和腹部其他结构(肝脏、脾脏、肾脏)的回声相似,另外超声不能分辨结肠和小肠。MRI 根据肠内容则能分辨。在 T_1WI 上当结肠从胃肠道出来下降在 T_1WI 上信号升高,因此孕早期大肠、小肠均能分辨出来。MRI 在此时期诊断肠畸形比超声优越。

(一) 小肠闭锁
1. 概述　小肠闭锁(small intestine atresia)与

先天性小肠狭窄的病因尚未完全清楚,过去多强调是因为胚胎时期肠管管腔重建不良所致,现在则多认为是由于胎儿在宫内发生缺氧或应激反应、损伤发育中的肠管血管、导致局部肠管坏死,然后在其恢复与瘢痕形成的过程中产生肠闭锁或肠狭窄。根据这一理论,有人已做出肠闭锁与肠狭窄的动物模型,使此理论得到进一步的验证。

肠闭锁或肠狭窄可出现于小肠的任何部位,文献中通常认为最常见部位是接近脐肠系膜管的回肠远段,其次是稍远 Vater 壶腹的十二指肠;空、回肠闭锁的发生率约为十二指肠闭锁的 2 倍。但国内外各家资料互有出入,如:①据佘亚雄对 94 例肠闭锁与肠狭窄分布位置的分析:十二指肠占 24.47%,空肠占 30.85%,回肠占 35.11%,小肠多发性占6.38%,结肠占 3.19%;若仅分析其中的 79 例肠闭锁则十二指肠占 19%,空肠占 32.9%,回肠占36.71%,小肠多发性占 7.59%,结肠占 3.8%。②据中国医科大学第二附属医院(今盛京医院)1960～2000 年经手术证实的 209 例新生儿肠闭锁的分布位置分析:十二指肠占 5.7%,空肠占 35%,回肠占 55%,结肠占 4.3%;③根据国内前两组资料分析,空、回肠病变与十二指肠病变发生率之间的相互关系:在佘氏病组中若将肠闭锁与肠狭窄合并计算、位于空、回肠的例数为十二指肠例数的 2.96 倍;若仅分析肠闭锁的分布位置,则前者是后者的 4.06倍。而盛京医院病组中的空、回肠闭锁总例数为十二指肠闭锁例数的 15.79 倍。尽管数字有出入,但皆说明发生于回肠者多于空肠,发生于空肠者多于十二指肠,而发生于十二指肠者皆低于以往文献。

在空、回肠的内因性梗阻中,闭锁约占 95%,而狭窄仅约占 5%;空、回肠闭锁的发生率大致相等:闭锁位于空肠近段者约占 30%,位于空肠远段者约占 20%;位于回肠近段者约占 15%,位于回肠远段者约占 35%;多发性闭锁占 5%～20%。而在空、回肠闭锁的婴儿中并发 21 三体综合征者<1%,伴有肠旋转不良者接近 15%;能伴发空肠或回肠闭锁者

尚有胎粪性腹膜炎、肠扭转、腹裂等。

通常将肠闭锁分为 4 个类型:①Ⅰ型:即隔膜型闭锁,闭锁的远、近侧肠管间仅隔以一层隔膜,其相应的肠系膜完整无缺;②Ⅱ型:即索带连接型肠闭锁,闭锁的远、近侧肠管盲端间由索带状结构连结,相应部位的肠系膜呈 V 字形缺损;③Ⅲ型:即分离型肠闭锁,闭锁处的远、近侧肠管表现为完全分离的两个盲端,相应部位的肠系膜呈 V 字形缺损或广泛缺损,但后者较少见;④Ⅳ型:即多发性小肠闭锁。在中国医科大学第二附属医院(今盛京医院)209 例新生儿肠闭锁中于手术时有明确类型记录的 185 例内:Ⅰ型占 29.7%,Ⅱ型占 10.3%,Ⅲ型占 42.7%,Ⅳ型占 17.3%。

产前胎儿胃肠道很小,小肠仅为数毫米小圆形充有羊水的长 T_2 高信号,梗阻时虽然肠管扩张,但也很难从 MRI 上分辨上述类型。

2. MRI 表现 可见闭锁近段小肠扩张;胃及十二指肠也可见扩张。肠内容的信号根据梗阻部位不同而变化,梗阻部位越远,在 T_2WI 上信号越低,在 T_1WI 上信号越高。结肠管径可能变小或不能见到。梗阻病变越靠近上段越易有羊水过多。肠外异常较少见(图 2-5-13)。在儿童有肠闭锁者囊性纤维化的发生率较高。小肠闭锁不易与胎粪性肠梗阻,扭转相鉴别。T_1WI 中线矢状面较重要,可观察直肠情况,以便与先天性巨结肠、肛门闭锁等结肠病变相鉴别。

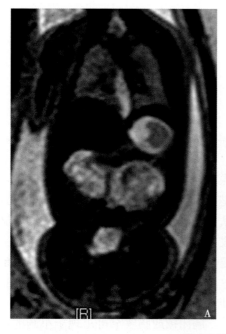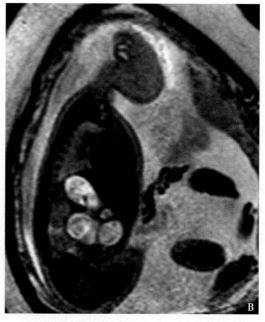

图 2-5-13 小肠高位闭锁
胎儿冠面及矢状面 T_2WI 见胃十二指肠高度扩张,相当于 Treitz 韧带附近空肠高位梗阻。
其余小肠及结肠不显示,羊水过多

（二）肠重复畸形

1. 概述　关于肠重复畸形（intestine duplication malformation）的病因和发病机制，过去认为是在胎儿早期（6～12 周时）肠道管化过程出现障碍所致，现在认为由于胎儿应激反应或缺氧使局部肠管血管受损伤产生供血不足所致，根据这一理论且曾制出此病的动物模型。

胃肠道重复畸形可发生在胃肠道的任何部位，其中以小肠多见（约占总数的 57%）且以回肠远段最常见（约占 35%），随后依次是食管下段（约占 20%）、胃（约占 9%）与十二指肠（约占 5%），其余病例均匀地分布于肠管的其余部分；值得重视的是：肠重复畸形通常发生在小肠的系膜缘，与发生在小肠系膜对侧缘的 Meckel 憩室不同；另外、十二指肠的重复畸形多位于第一、二段的系膜缘并凸向腹侧，发生于胃的重复畸形多位于胃窦与大弯；多发性胃肠道重复畸形罕见。此畸形可并发胃肠道或其他系统的畸形，如：肠闭锁、肠旋转不良、Meckel 憩室、锁肛

和（或）泌尿生殖系统的畸形；经膈入胸的长管型重复畸形往往伴有颈椎或上部胸椎的畸形。

从病理解剖学上可分为囊肿型、管状型与经膈入胸长管型等 3 个主要类型；其中以囊肿型最常见，其囊肿呈球形或椭圆形；可再分为肠内囊肿型与肠外囊肿型两个亚型，前者位于肠壁黏膜下或更多地位于肌层内；后者位于肠管系膜缘，与邻近肠管间可分开或有一共同壁，在共同壁上可有/无交通孔。

2. MRI 表现：多层厚壁囊性病变位于正常肠管旁（图 2-5-14）。

鉴别诊断包括卵巢囊肿、肝囊肿、胆总管假囊肿、胎粪性假囊肿、大网膜囊肿、肾囊肿、囊性神经母细胞瘤以及胃肠道梗阻。

在胎儿 MRI 上发现重复畸形较为困难，在胎儿腹部可发现囊肿，应想到有此病的可能性，出生后在新生儿期不一定出现症状。可随访观察。如果为长管型者则可没有异常所见。

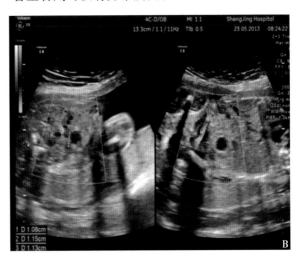
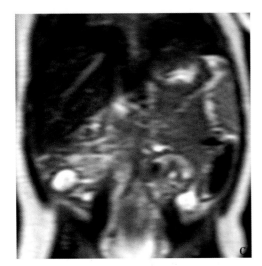
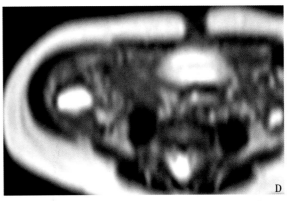

图 2-5-14　回肠末端重复畸形

A，B 孕 6 个月胎儿腹部超声检查胎儿右肾（黑箭）前下方，膀胱（黑箭）上方囊性包块（白箭）1cm×1.2cm，形态规整，内无回声，考虑肠重复畸形。C，D 出生后 MR 检查：下腹部囊性包块呈均匀长 T_2 信号，手术证实为回肠末端重复畸形

七、胎粪性肠梗阻与胎粪性腹膜炎

（一）胎粪性肠梗阻

胎粪性肠梗阻（meconium ileus）是常染色体隐性遗传性全身疾病——胰囊性纤维变性在胃肠道的表现，其前提是存在着胰囊性纤维变性，正由于胰囊性纤维变性使全身黏液分泌腺萎缩，以致胰腺消化液缺乏，加以水和电解质的分泌减少，而在远段肠管内仍在再吸收，导致肠内容像油灰腻子一样既异常稠密又黏附力极强、以致阻塞结肠及小肠远段引起机械性肠梗阻。国外文献一贯强调胰囊性纤维变性是新生儿肠梗阻比较常见的原因，15%～20%患有胰囊性纤维变性的新生儿出现胎粪性肠梗阻；但在我国尚缺乏由病理证实为胰囊性纤维变性所致胎粪性肠梗阻的报道。

MRI所见包括小肠继发于胎粪阻塞而导致扩张、细小结肠、羊水过多。当合并肠穿孔时则有腹水。胎粪性肠梗阻常伴有胃肠道畸形，如扭转、空回肠闭锁、肠穿孔、胎粪性腹膜炎。

鉴别诊断应包括空回肠闭锁、扭转与 Hirschsprung 病。

（二）胎粪性腹膜炎

1. 概述　是由于胎儿时期肠穿孔所致。胎粪及消化道的酶进入腹膜腔导致化学性腹膜炎引起炎性反应形成纤维组织并可钙化。有时炎性反应将穿孔自然闭合。多数病例中伴有胎粪性肠梗阻、肠闭锁或肠扭转。肠缺血由于梗阻或继发于宫内感染，也可引起肠穿孔最终引起胎粪性腹膜炎（meconium peritonitis，MP），囊性纤维化在这种胎儿中常见。

2. MRI 表现　可显示腹水、小肠扩张、胎粪性假囊肿。腹膜钙化在 MRI 上不易见到。如果能见到时 T_1-T_2WI 上均为低信号。胎粪性假囊肿可发生于肠穿孔。还可有羊水过多。显示钙化对诊断有帮助，可作腹部正侧面 X 线检查。笔者等早年曾报道 6 例通过普通 X 线片上诊断胎儿胎粪性腹膜炎的病例（图 2-5-15）。

八、肛门直肠畸形

1. 概述　肛门直肠畸形（ano-rectal anomaly，ARA）是一种常见的先天畸形，发病率为 1/5000～1/500 活婴不等，在先天性消化道畸形中占首位，畸形从最轻的锁肛至最重的永存泄殖腔。产前诊断 ARA 很重要，不仅因为出生后需要手术治疗，而且因为常合并其他畸形，如 VACTERL 综合征（脊柱

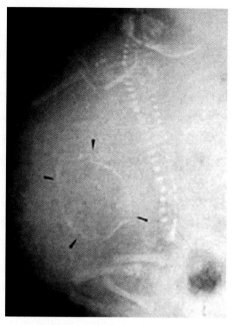

图 2-5-15　胎儿胎粪性腹膜炎

胎龄 7.5 个月、孕妇于妊娠 6 个月时出现羊水过多症状，骨盆测定发现胎儿四肢伸展，腹腔内有由点状组成的大环形钙化影为胎粪性囊肿壁钙化，患者要求中止妊娠，并由病理解剖进一步证实为胎儿胎粪性腹膜炎

V、肛门 A、心脏 C、气管 T、食管 E、肾 R 及肢体 L 畸形）。肛门直肠畸形也常伴有骶骨不发育、下肢发育不良的一种尾端退化综合征。

2. MRI 表现　检查此病较超声检查有其优越性，因为 MRI 更能分辨小肠或结肠。对此病的检查 T_1WI 更为重要，因为结肠扩张在 T_1WI 上呈高信号。

文献报道肛门闭锁的分类法很多，至今尚无统一，其根本原因是畸形本身变化多端，加上常伴有各不相同的瘘道，使其表现更加错综复杂；通常对肛门直肠畸形可采用以下分类法并在此基础上另外阐明瘘管的特点：

（1）高、低位分类法：根据直肠盲端与肛提肌的关系划分：①高于此肌者为高位畸形，大多数在会阴部伴有瘘管；②低于此肌者为低位畸形，由胚胎的原肛、肛膜、原始会阴或生殖襞的畸形形成，在会阴或阴道后部阴唇系带内侧可有瘘管。

（2）Ladd & Gross 分类法：共分 4 型：① Ⅰ型不存在闭锁，表现为肛门或肛管直肠交界处狭窄；若位于肛门水平是由于肛膜破裂不全所致；若是高位狭窄则是终球发育不完全所致。② Ⅱ型表现为肛门膜状闭锁，意味着肛膜存留。③ Ⅲ型表现为肛门闭锁，直肠远侧形成盲端，约占肛门直肠畸形的 90%。Santulli 将其再分为两个亚型，即：直肠盲端位于肛提

肌下方的低位闭锁为Ⅲa型,直肠盲端位于肛提肌上方的高位闭锁为Ⅲb型。④Ⅳ型表现为直肠闭锁,直肠下段形成盲囊且与上段直肠不相连,是胎儿期局部缺血坏死或肛球近端闭塞所致。

当疑有先天性肛门直肠畸形时须进一步检测有无合并畸形。心血管畸形约见于10%病例,胃肠道其他部位的畸形、尤其是食管或十二指肠畸形更较常见。Harris报道12例胎儿肛门直肠畸形,其中11例(92%)伴有其他明显和VACTERL综合征有关的畸形。该作者报道超声表现认为如发现结肠扩张则应高度提示此畸形的存在,但他在12例中仅发现5例有结肠扩张,主要原因可能为超声分辨结肠小肠不如MRI优越,另一方面他认为结肠扩张与孕龄大小有关。在4例孕龄等于或小于22周者超声均未显示肠扩张,相反,在27周时检查的3例均显示结肠扩张,5例在23~27周检查者中1例超声发现结肠扩张,另2例在病理检查时发现结肠扩张。超声最早发现结肠扩张是孕龄在26周时的1例,病理最早出现结肠扩张为24周,1例在27周结肠轻微扩张(9mm)到33周时明显扩张,管径达27mm。

根据笔者经验,在T_1WI上见到全结肠直肠扩张,需要判断高位或低位闭锁。如果见到直肠相对狭窄则除了想到此病外尚须与Hirschsprung病鉴别。仅根据产前影像学表现确诊有一定困难。必须对此病以及鉴别诊断有一定认识,才能较为准确地判断畸形的类别(图2-5-16)。

九、先天性巨结肠、Hirschsprung病

1. 概述　病变可发生于直肠、结肠任何一段、全结肠及小肠,最常见为直肠或乙结肠,以先天性一段肠管肠壁内副交感神经节缺如或稀少为特征。有人认为是于妊娠第6~12周时由于神经母细胞未能从神经嵴移行到肠段所致,又有人认为是出生前或出生后正常移行的神经母细胞退变所致。其发病率为1/3000个出生的婴儿。一般为散发,约5%有家族史,少数伴有21三体。

2. MRI表现　神经节缺如的肠段无蠕动。如果受累肠段为结肠或直肠,胎粪潴留引起肠管扩张,病变段肠管狭窄。所见与肛门-直肠闭锁相似,在T_1WI上扩张的结肠呈短T_1高信号,病变狭窄的肠管因其内胎粪少所以信号比上方扩张肠段信号为低(图2-5-17)。如果累及小肠,则可见近段小肠扩张并伴有羊水过多。

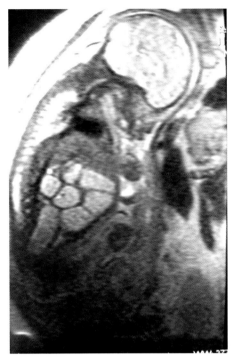

图2-5-16　T_1WI胎儿结肠高度扩张
手术:低位肛门闭锁

十、泄殖腔畸形

泄殖腔畸形又称永存泄殖腔(persistent cloaca)。

1. 概述　本病少见,发生率为1/50 000~1/40 000个新生儿,差不多总是女孩得病。其特点是会阴部生殖道,泌尿道和肠道仅一个出口,共同的泄殖腔可较长或很短,短的可以像球形腔,长的可以像管道。尿液从胎儿膀胱流到阴道与直肠,致使阴道扩张积水,直肠除粪便外尚有自膀胱流入的液体(尿液),常伴有膀胱-输尿管反流或膀胱-输尿管梗阻。结果,盆腔结构(膀胱、胀满的阴道与直肠)互相连通并充满液体。胎儿泌尿道梗阻导致慢性肾功不全与肺发育不良。任何情况伴有尿道-直肠瘘时,由于尿液与胎粪混合,肠石病会发生。正常女性在胚胎第4~7周时尿直肠隔(urorectal septum)将泄殖腔分隔成原始直肠与尿生殖窦两部分:①原始直肠位于背侧,以后演变为直肠与肛管的上部,其远端与由原肛演变成的肛管下部之间原有肛膜分隔,至第8周时肛膜破裂,直肠与体外沟通;②尿生殖窦(urogenital sinus)位于腹侧;尿生殖窦分三段:上段较膨大以后发育成膀胱,中段较窄以后发育成女性尿道,下段以后发育成阴道前庭。而子宫与阴道的穹隆部则由左右中肾旁管汇合在一起的下段演变而成。女性胎儿上述演变过程发生障碍时,原始的泄殖腔不同程度地残留,直肠、尿道和阴道等分属于三个不同系统的结构未被

分隔开,以致各自的出口汇集在残留的泄殖腔所形成的共同通道内,形成泄殖腔畸形(cloaca malformation),又可称永存泄殖腔。

2. MRI 表现　Veyrac C. 等报道的 3 例胎儿永存泄殖腔表现:

(1)轻度扩张的直肠伴有液体信号,在 T_2WI 上呈高信号,膀胱-直肠窝位置正常,但直肠与膀胱壁之间有第三个结构呈 T_2 低信号,T_1 中等信号。膀胱正常,有输尿管扩张,因此产前就提示泄殖腔畸形,尸体解剖证实。

(2)直肠高位在膀胱后方并扩张,T_2 高信号,T_1 低信号。

(3)盆内囊性结构,诊断泄殖腔畸形。

综上所述,盆内见扩张直肠并在 T_2WI 上为液性高信号则应想到有此病的可能性。MRI 对此病的诊断更准确。永存泄殖腔常合并其他畸形,如 VATER 综合征等。

如产前未能作出诊断则在出生后须做排泄性膀胱尿道造影(voiding cystourethrogram,VCUG),VCUG 通常能显示此畸形的解剖结构,若导管不能插入尿道充盈膀胱,则经此泄殖腔畸形开口处作逆行性造影显示阴道、直肠,也已能推断为此畸形(图 2-5-18、图 2-5-19)。

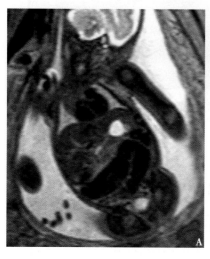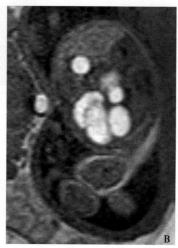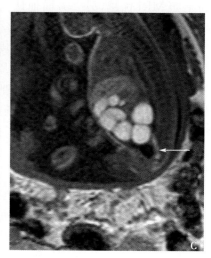

图 2-5-17　孕 33 周的胎儿 T_2WI

A. 结肠扩张呈低信号,T_1WI;B、C. 结肠扩张呈高信号,直肠狭窄(白箭);C. 诊断 Hirschsprung 病,须与肛门-直肠狭窄相鉴别,未见伴随畸形

十一、先天性胆总管囊肿

1. 概述　胆总管囊肿(choledochocyst)是一种少见的先天畸形,以肝内或肝外胆管囊性或梭形扩张为特点。Todani 将其分为五型:①Ⅰ型为胆总管囊性扩张:按其形状再分为 3 个亚型:Ⅰa 型为胆总管囊性扩张,最常见,占 80%~90%;Ⅰb 型为胆总管节段性扩张;Ⅰc 型为胆总管梭性扩张;②Ⅱ型为胆总管憩室:少见(约占 2%),呈憩室状从一侧突至胆总管壁外,以中小憩室居多,有的憩室的颈部狭窄;③Ⅲ型为胆总管十二指肠壁内段囊性扩张,或称胆总管口的囊性脱垂、Vater 壶腹囊肿,此型极为罕见,可突入于十二指肠腔内;④Ⅳ型为多发性囊性扩张,分两个亚型:Ⅳa 型为肝内、外胆管多发性囊性扩张,Ⅳb 型仅肝外胆管多发性囊

形扩张;⑤Ⅴ型为多发或单发性肝内胆管囊肿,即 Caroli 病。Todani 分类比较全面,因此目前多采用此分类法(图 2-5-20~2-5-22)。

如新生儿有感染,70%伴有黄疸但仅 25%能触及肿块。不经治疗的患者有反复胆管炎、胰腺炎、肝硬化、门脉高压及恶变可能性。

2. 影像学诊断　超声是首选检查方法,它无创实时显示,但可漏诊。其他囊性病变如肾积水、肠系膜囊肿、卵巢囊肿,均可类似胆总管囊肿。

超快速 MRI 技术的发展使 MRI 能作为胎儿超声的辅助检查方法。MRI 有优良的软组织分辨率、大视野、不依靠操作者等优点。MRI 发现囊肿远端变窄,邻近肝门,清晰显示与胆囊管及胆囊之间的关系。

右上腹囊肿的鉴别诊断有脐静脉但它有流空征象,其他囊性病变包括肾积水、肠闭锁、肠系膜囊肿、卵巢囊肿等的部位和胆总管囊肿不同。十二指肠重复畸形不会有囊肿远端狭窄，也很容易排除。

由于 MRI 有很好的解剖与对比分辨率，可清晰诊断胆总管囊肿，对鉴别诊断有帮助。对临床和家属咨询以及妊娠处理与分娩后早期治疗计划设计均有帮助。

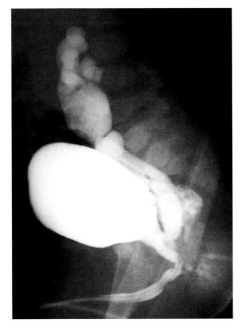

图 2-5-18　泄殖腔畸形伴肾发育不良

逆行性膀胱尿道造影侧位片：男，1岁，生后尿内夹有粪便，锁肛。见右肾发育不良，旋转不良，积水，右输尿管扩张并开口于尿道前列腺段，少量对比剂进入直肠

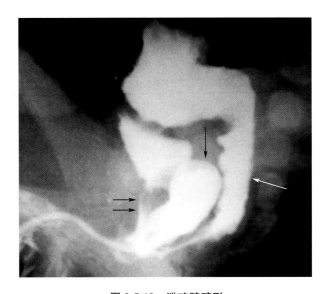

图 2-5-19　泄殖腔畸形

女，6个月，生后发现锁肛、尿与粪皆从阴道排出。经排泄孔逆行性造影；注入碘对比剂后见直肠（箭）、阴道（黑箭）与尿道（双黑箭）之远端汇合一处同时显影

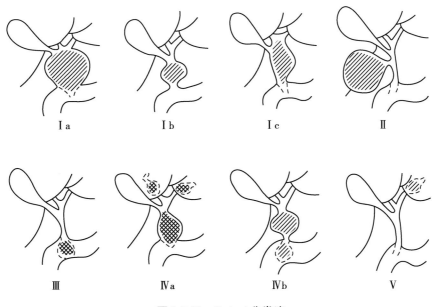

图 2-5-20　Todani 分类法

十二、肠系膜、大网膜囊肿

可由于淋巴引流受阻或淋巴管错构瘤。液体可为浆液性、乳糜性或血性。在出生前见到位于中线单房性或有多间隔囊肿提示肠系膜、大网膜囊肿（mesenteric, omental cyst），囊肿大小多样，如果为实性则有可能因为出血所致。如果囊肿巨大压迫胸腔则可考虑作产前囊肿抽吸。

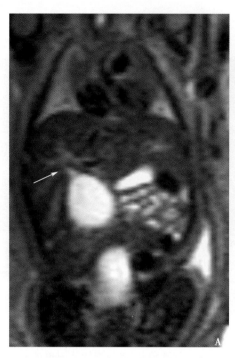
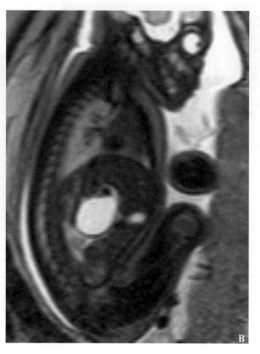

图 2-5-21　胎儿胆总管囊肿 Ⅰa 型
孕 32 周 T_2WI 肝门部囊肿，与肝门部胆管相连（箭）

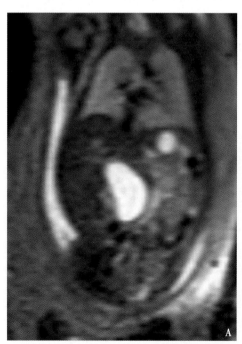
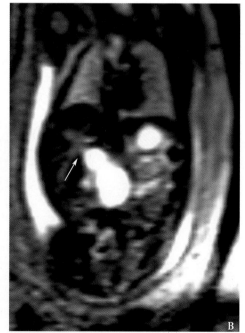

图 2-5-22　胎儿胆总管囊肿 Ⅰa 型
孕 26 周 T_2WI 肝门部囊性葫芦状囊肿，与肝门部胆管相连（箭）

（陈丽英）

192

参考文献 ■

1. Veyrac C,Couture A,Saguintaah M,et al. MRI of fetal GI abnormalities. Andom Imaging,2004,29:411-420

2. Berrocal T,Torres I,Gutierrez Jl,et al. Congenital Anomalies of the Upper Gastrointestinal Tract. Radiographics, 1999:855-872

3. Martin C,Darnell A,Escofet C,et al. Fetal KR in the evaluation of Pulmonary and Digestive System Pathology. Insight Imaging,2012,3:277-293

4. Shinmoto H,Kashima K,Yuasa Y,et al. MR Imaging of Non-CNS Fetal Abnormalities:A Pictorial Essay,Radiographics,2000:1227-1243

5. Hill BJ,Joe BN,Qayyum A,et al. Supplemental Value of MRI in Fetal Abdominal Disease Detected on Prenatal Sonography:Preliminary Experience. AJR,2005,184:993-998

6. Jaeschke-Meilli D K,Fiegel,H. The Embryology of Gut Rotation. Seminars in Pediatric Surgery,2003,12:275-279

7. Dankovcik R,Jirasek J,Kucera E,et al. Prenatal Diagnosis of Annular Pancreas:Reliability of the Double Bubble sign with Periduodenal Hyperechogenic Band. Fetal Diagn Ther,2009,24:483-490

8. Pan EY,Chen LY. Radiographic diagnosis of meconium peritonitis. A report of 200 cases including six fetal cases. Pediatric Radiology. 1983. 13:199

9. Harris RD,Nyberg DA,Mack LA,et al. Anorectal Atresia:Prenatal Sonographic Diagnosis. AJR,1987,149:395-400

10. Kassarjian A,Zurakowske D,Dubois J,et al. Infantile Hepatic Hemangiomas Clinical and Imaging Findings and Their Correlation with Therapy. AJR,2004,182:785-795

11. Wong A M,Cheung YC,Liu YH,et al. Prenatal diagnosis of choledochal cyst imaging:A case report. World J Gastroenterol,2005;11(32):5082-5083

12. Shanley DJ,Gagliardi JA,Kowalski RD. Choledochal cyst complicating pregnancy:Antepartum diagnosis with MRI. Abdominal Imaging,1994,19:61-63

13. Mortele KJ,Rocha TC,Streeter JL,et al. Multimodality Imaging of Pancreatic and Biliary Congenital Anomalies. Radiographics,2006,26:715-731

14. Avni FE,Guibaud L,Robert Y,et al. MR Imaging of Fetal Sacrococcygeal Teratoma:Diagnosis and Assessment. AJR,2002,178:179-183

193

第六章
胎儿腹壁异常及胎儿常见肿瘤的 MRI

第一节 胎儿腹壁异常 MRI

一、脐膨出

1. 概述 脐膨出(omphalocele)是在脐周围发生于中线的腹壁缺损。孕 6 周时腹壁开始形成,胚胎头端(头襞)、尾端(尾襞)以及两侧襞分别向腹中央汇聚靠拢,头襞逐渐形成胚胎的胸壁和上腹壁,尾襞形成后肠、膀胱和下腹壁,两侧襞形成双侧的腹壁,随后四个襞在腹侧中央汇合,关闭胎儿体壁的腹面,在此过程中肠管快速生长导致其通过脐环移行到腹腔外并进入脐带。此时如果受到某些因素障碍,壁的关闭受到影响,腹壁没有关闭,肠管没有回入腹腔,仍留在脐带内可产生不同的内脏突出性病变。例如,头襞发生汇合缺陷可导致 Cantrell 五联症(上腹部脐膨出、膈疝、胸骨缺损、心包缺损和先天性心脏病),尾襞汇合缺陷导致下腹壁脐突出,膀胱或泄殖腔外翻。

根据文献报道,脐膨出的发病率为 1.5/10 000~3/10 000 个出生婴儿。有 50%~70%合并其他畸形。染色体异常,如 13、14、15、18、21 三体的发生约占30%,心脏异常也常见,为 30%~50%。Beckwith-Wiedemann 综合征(巨舌、器官巨大、早发低血糖)发生率约占 10%。发生肾母细胞瘤、肝母细胞瘤及神经母细胞瘤的危险性有升高趋势。脐膨出的伴随畸形与腹裂者不同。有无伴随畸形很重要,涉及临床治疗与预后。

2. MRI 表现 脐膨出时脱出于体腔外的脏器或结构,没有皮肤覆盖,但有半透明、由内层腹膜和外层羊膜构成的囊膜包被,两层之间充有脐带胶样组织(华通胶)。根据腹壁缺损>5cm 或<5cm,分为巨型及小型。突出物多少及内容不等,外层都有囊样结构包裹。MRI 可见脐局部囊状结构突出于腹壁外,并见线状低信号的膜包绕,囊内可见腹腔内结构(图 2-6-1,2-6-2)。

二、腹 裂

1. 概述 腹裂(gastroschisis)为胚胎早期形成腹壁的两个侧壁之一发育不全形成,表现为脐旁腹壁的全层缺损,大多位于右侧。腹裂的发生率为0.4/10 000~3/10 000 个出生婴儿。

腹裂是由于发育中的腹壁缺血所致。右侧脐旁区域是发生腹裂的高危区,这是因为由右侧脐静脉及右侧脐肠系膜动脉供血直到这两者退化,如果这一过程受到障碍,则可能引起腹壁缺血导致腹壁缺损。其形成原因与脐疝不同。胎儿腹裂常发生于年龄偏小的孕妇,多在 20 岁以下或更年轻者,并与孕妇吸烟、服用违禁药品、作用于血管的药品以及环境有毒污染有关。相反,脐膨出则与孕妇年龄偏大有关,多发生于 30 岁以上者。

腹裂时母亲血清 AFP 明显升高,升高达平均值的 9 倍,相反脐膨出时 AFP 升高仅为平均值的 4倍。产前诊断出腹裂或脐膨出对家长咨询很有帮助,以便做好出生后的处理。

2. MRI 表现 患儿脐、脐带位置及形态均正常,突出于体腔外的是原肠,从胃到乙状结肠,且突出的胃肠道没有羊膜和腹膜包被(图 2-6-3~2-6-5)。这些特点是腹裂与脐膨出的鉴别要点。MR 可以显示腹壁缺损大小、突出物多少及内容。腹裂常见的伴随畸形与脐膨出的伴随畸形不同,腹裂的伴随畸形占 10%~20%。腹裂的胎儿约10%有肠管狭窄或闭塞。究其原因多认为是由于肠管缺血所致。其他较少见的合并的畸形有睾丸未下降、梅克尔憩室、肠重复畸形等。

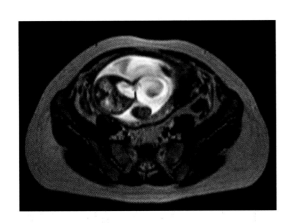

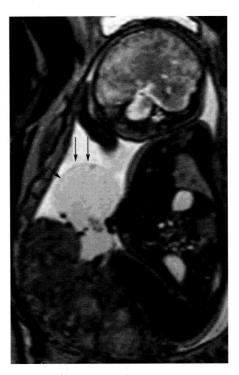

图 2-6-1 脐膨出

孕 28 周,胎儿脐环开大,前腹部见囊状长 T_1 长 T_2 信号影,有膜状低信号包裹,可见腹腔内结构经脐环通入囊内

图 2-6-2 脐膨出

女 26 岁,孕 33wk,胎儿脐膨出,可见羊膜囊包绕(箭)

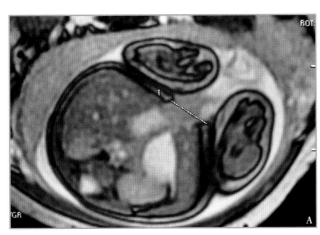

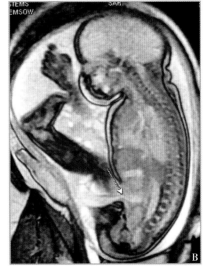

图 2-6-3 腹裂孕 32 周

A. 横断面 T_2WI,腹部缺损横径 2.36cm;B. 矢状面 T_2WI 见胎儿腹壁缺损,肠管突出(箭)

3. 产前处理 腹壁缺损为高危妊娠。可致胎儿生长受限(FGR)、胎儿死于宫内、早产等,因此需定期行影像学尤其超声随访很有必要。腹裂严重的并发症很少,但有可能出现肠扭转,疝出的脏器血供障碍;较轻并发症可为肠狭窄、肠闭锁。有专家提出在出现这种较严重的并发症前尽量提前分娩。脐膨出也能增加 FGR 的发生率、胎儿死亡率,通常随严重畸形有关并引发早产(5%~60%)。进一步做产前高分辨率超声检查和随访观察有无伴随异常(特别心脏缺陷),检查有无染色体异常以便诊断伴随畸形和预测预后。和腹裂不一样,一般不提前分娩。如果有巨大脐膨出,可作剖宫产以避免脐膨出破裂或难产。

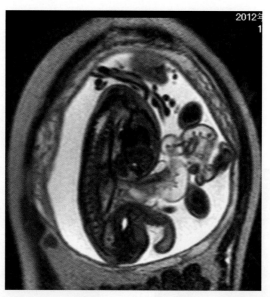

图 2-6-4　腹裂孕 29 周

胎儿腹壁缺损,脐前方见肠管影,漂浮于羊水中,未见包膜包绕

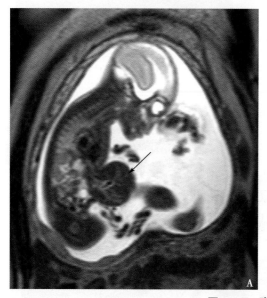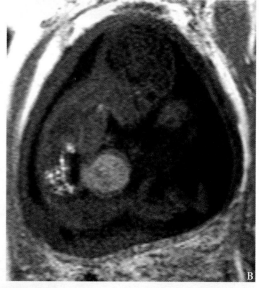

图 2-6-5　腹裂孕 24 周

A. T_2WI 肝脏低信号疝出在腹壁外;B. T_1WI 疝出的肝脏呈稍高信号

第二节　胎儿常见肿瘤的 MRI

一、骶尾部畸胎瘤

1. 概述　胎儿骶尾部畸胎瘤(fetal sacrococcy-geal teratoma)起源于胚胎中三个胚层的组织。胎儿身体各部均可发生,好发于尾骨前区域和颈部。是最常见的发生在骶尾部的先天性肿瘤,发生率约为 1:40 000 个出生婴儿,75% 为女性。胎儿畸胎瘤常伴发胎儿其他畸形,如胎儿脊柱病变(脊柱裂、脊柱扭曲等)与羊水过多等。

骶尾部畸胎瘤分类:笔者根据 Altman RP 1974

年分类进行修改,将之分为 4 型,即Ⅰa、Ⅰb、Ⅱ、Ⅲ、Ⅳ型。Ⅰa 型肿瘤完全位于体外,Ⅰb 型肿瘤大部位于体外,小部位于骶前肿瘤仅限于在盆内,Ⅱ型肿瘤的体外部分与骶前部分大小相等。Ⅲ型肿瘤部分位于盆外,大部位于盆内并向上扩展达腹部。Ⅳ型肿瘤完全位于盆内。

2. MRI 表现　胎儿骶尾部出现一肿块,囊性者信号均匀,T_1WI 为低信号,T_2WI 为均匀高信号。囊实混合者信号不均囊性成分表现为长 T_1,长 T_2 信号,囊实混合者其内常有不成熟的瘤细胞。少数为完全实性肿块。有的瘤内血流丰富,需考虑有恶性的可能性。畸胎瘤Ⅰa 型者如果表现为囊状边缘光滑,信号均匀,则多为良性表现,即可做产时手术

（EXIT）切除。如部分或大部在骶前信号不均，或囊实相间则需鉴别良恶性，如怀疑恶性，最好生后详查后治疗。骶尾部畸胎瘤须与脊膜膨出、淋巴管瘤相鉴别（图 2-6-6～2-6-10）。

前者主要观察囊肿是否与椎管相通，如果矢状面看不清，观察横断面非常有必要，往往可清晰看到囊肿与椎管相通。仍需与畸胎瘤侵入椎管内相鉴别。

3. 预后　骶尾部畸胎瘤的预后与肿瘤大小的关系不大，而与肿瘤的所含内容与扩展的范围有关。实质性、血管丰富的肿瘤比单纯囊性者预后差。胎儿水肿、出血或肿瘤破裂是主要的并发症，死亡率较高。盆内或腹内侵入的范围影响到发病率与出生后手术时间的延长及出血的危险性。压迫泌尿道造成泌尿系统的并发症（有报道为 42%）。因此，精确判断肿瘤情况极其重要。

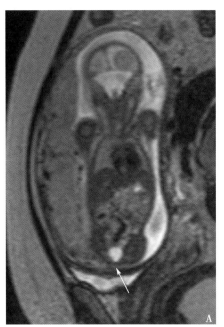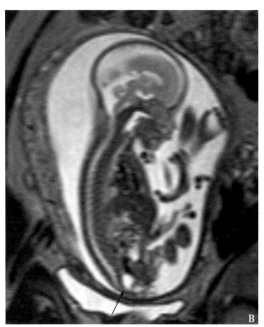

图 2-6-6　骶尾部畸胎瘤
孕 29 周，胎儿骶前可见一 T_2WI 高信号囊性病灶（箭）。属于畸胎瘤Ⅳ型

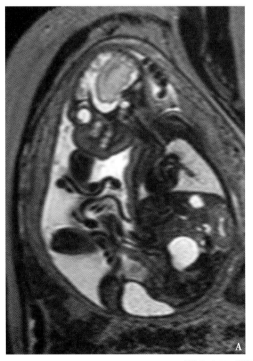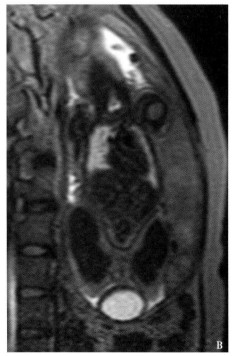

图 2-6-7　骶尾部畸胎瘤
孕 30 周。胎儿骶下方可见 T_2WI 高信号囊状瘤体，属于畸胎瘤Ⅰa型

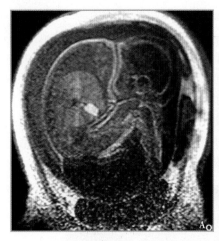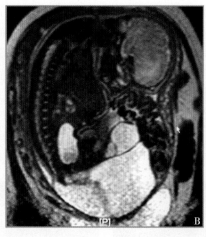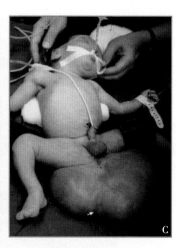

图 2-6-8　孕 39 周胎儿骶尾部畸胎瘤

A. T₁WI 胎儿骶尾部巨大包块呈低信号；B. T₂WI 为均匀高信号，位于盆外，脊柱、椎管无异常，可排除脊膜膨出；
C. 出生后证实为畸胎瘤Ⅰa 型

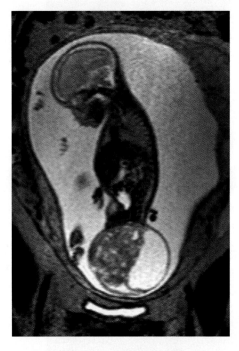

图 2-6-9　骶尾部畸胎瘤

孕 24 周胎儿 T₂WI 示骶尾部囊实性畸胎瘤，内有多
发性小囊肿与一个大囊。伴羊水过多

二、囊性水瘤或淋巴管瘤

1. 概述　囊性水瘤与淋巴管瘤（cystic hygroma 或 lymphangioma）是一种良性畸形，由扩张的囊性淋巴管组成，是新生儿期仅次于血管瘤的软组织肿瘤。淋巴管瘤是淋巴管未与静脉系统相连，残留的淋巴组织穿入邻近结构或沿筋膜生长，随后管道化形成的病变。发生率为 1/16 000～1/6000。50% 有染色体异常。淋巴管瘤可发生于任何部位，发生于颈部占 75%，左侧多见。WHO 分型包括毛细管

型、海绵状型、囊型。毛细血管性淋巴管瘤通常为皮下病变，海绵状淋巴管瘤位于口、舌、唾液腺和肌间隙附近皮下病变，而囊型淋巴管瘤在典型情况下发生于颈部，而且可以扩展至纵隔、胸膜腔和腋窝。多发性水囊状淋巴管瘤常见于妊娠早期，占据颈部后三角区常发生胎儿水肿，宫内死亡率高，生后很少有存活的。与此相反，孤立性水囊状淋巴管瘤一般见于妊娠后半期，在妊娠早期超声筛查没有发现异常，往往发生于颈部的前部或前外侧累及颈前三角区，存活率较高。

2. MRI 表现　囊性淋巴管瘤在 T₁WI 上表现为低信号，在 T₂WI 上为高信号，有时瘤内可见低信号间隔影（图 2-6-11～2-6-13）。

3. 鉴别诊断　包括颈部水肿、脑膜-脑膨出及颈部畸胎瘤。与颈部畸胎瘤的鉴别相当困难。不过颈部畸胎瘤的所见很复杂，其内有囊实性成分及钙化的表现，胎儿磁共振检查有很大帮助。颈部水肿内除颈韧带外没有间隔，并且仅有数毫米宽。

4. 预后与处理　产前诊断水囊状淋巴管及其预后取决于诊断时的胎龄、发生的部位、有无染色体或其他结构异常。在孕 30 周前发生位于颈后三角的淋巴管瘤死亡率相当高，因为常伴有非免疫性胎儿水肿及染色体缺陷。水囊状淋巴管瘤伴有非免疫性胎儿水肿者差不多都死亡，80% 是有心脏畸形及染色体异常。Nadel 等复习了 100 例在孕 10 及 15 周诊断的颈部淋巴管瘤不伴有胎儿水肿，其内没有间隔、没有遗传性综合征，没有其他结构异常、核型异常，单纯水囊状淋巴管瘤者预后良好。

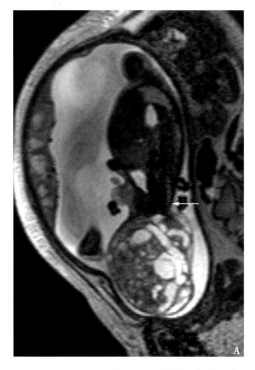
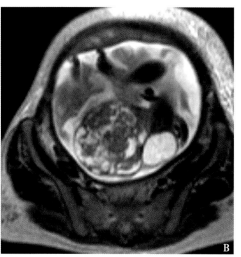

图 2-6-10　孕 28 周 T₂WI 骶尾部畸胎瘤含不成熟部分,肿瘤位于盆腔外 Ⅰa 型。羊水过多。
骶骨(箭)。生后 1 周手术切除,病理:畸胎瘤其内含有不成熟瘤细胞成分

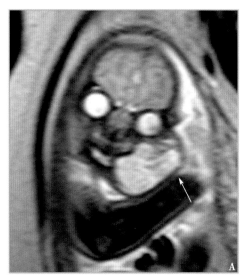
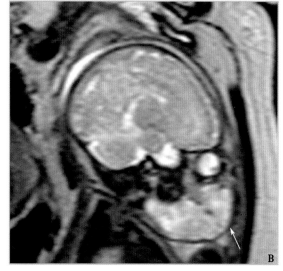

图 2-6-11　颈部淋巴管瘤
孕 34 周,胎儿左侧面颈部见不规则囊状长 T₂ 信号影,病灶与周围组织边界清晰,病变内部可见分隔

　　关于妊娠处理须详细作超声或 MRI 检查除外其他结构异常、有无胎儿非免疫性水肿。分娩计划应详细判断有无胎儿气道阻塞现象,如疑有气道障碍,则应考虑产时手术或处理(EXIT)即在仍维持母体-胎盘灌注情况下作气管内插管或气管切开。

　　当婴儿分娩出来后应做超声及 MRI 检查,确定诊断及肿瘤累及范围。有无扩展到纵隔、口底及舌部或进入气管。如有气道障碍则应及时手术切除。注射硬化剂(博来霉素)有一定帮助,但小于 6 个月,有气道阻塞或侵入纵隔者禁用,因为用后可发生严重组织水肿。虽然单纯水囊状淋巴管瘤死亡率低,但完全切除率仅为 75%,有 10%～27% 复发,如果只能部分切除则有 50%～100% 的患者复发。

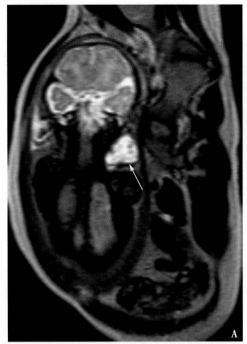
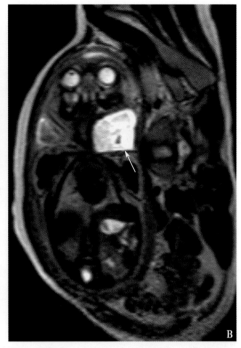

图 2-6-12　颈肩部淋巴管瘤
孕 31 周,胎儿左侧颈肩部见不规则囊状长 T_2 信号影,病变内部可见分隔

三、婴儿型肝血管内皮瘤

1. 概述　婴儿型肝血管内皮瘤(infantile hepatic hemangioendothelioma)是血管内皮细胞增生的肿瘤累及肝脏。病变主要由内皮细胞组成,并以细胞增生快速生长及可自然退化为特点。可用血管生成抑制剂加速其自然退化。这种肿瘤与上皮样血管内皮瘤以及成人肝血管瘤不同。前者是一种增生性肿瘤,为潜在恶性,不退化,后者是一种血管畸形也不退化。婴儿肝血管内皮瘤又称做婴儿型肝血管瘤,因为在临床及生物学行为方面和婴儿累及皮肤与身体其他部位的血管瘤相同。治疗方面包括类固醇、干扰素 α-2a、栓塞、化疗、放疗、外科手术或肝移植。婴儿肝血管瘤是最常见的婴儿期肝血管性肿瘤。大多数无症状,常在做腹部影像学检查时偶尔发现,但有些伴有严重症状如高输出量心衰、肝功衰竭、肝分隔综合征。目前由于胎儿影像学的发展,尤其 MRI 在胎儿疾病中的应用,在胎儿时期即可发现婴儿型肝血管瘤,在该期可发现肿瘤大小、是否多发或弥漫,以便作出妊娠以及分娩后治疗和处理计划。

2. 影像学表现　超声为低回声病变,肝弥漫性血管瘤在超声上显示肝肿大,不均匀回声,36% 可见有钙化。少数血管瘤为边缘清晰、低回声肿块,占 14%。总的来说,与 MRI 或血管造影相比,超声检出病变敏感性为 95%。虽然多普勒超声显示腹部血管 60%,但显示精确的血管结构较困难。

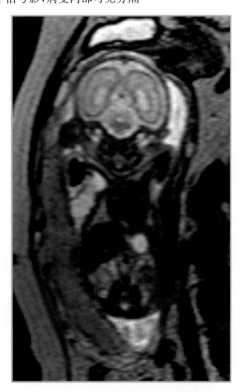

图 2-6-13　胸壁及腋窝淋巴管瘤
T_2WI 上肿瘤呈高信号,位于胸壁及腋窝,
未进入胸腔内

CT 表现:一般胎儿在出生后才作 CT 检查。须应用对比剂作增强扫描。在增强后取决于扫描时相,平扫时多数病变与肝相比为低密度。多灶性病变一般为密度均匀的圆形肿块。增强后为向心型强化,动脉期

病变边缘强化,延时扫描整个病变一般均匀强化。局灶性病变为不均质性表现,伴有肝动脉、肝静脉扩张以及形态各异的强化表现,通常为向心性强化,但常常中央不强化。和超声与 MRI 表现相似,伴有高流量和扩张的近段主动脉、肝动脉以及肝静脉,肝以下的主动脉管径变小,有些局灶性肝血管瘤含有钙化。

MRI 表现:为边缘清晰的圆形肿块,在 T_1WI 上与肝脏比呈低信号,在 T_2WI 上为很高信号,82%在病变邻近或病变内可见血管流空效应,这点是其特征所见。病变周围无水肿,增强后显示向心性强化,延时扫描显示均匀强化。多灶性者所有病变显示均匀长 T_1 长 T_2 信号。含有坏死或有中心血管腔的局灶性病变在平扫及增强后 MRI 显示不均质信号,病变的实性、无栓塞处明显强化如中心性曲张静脉。有作者报道 6 例肝弥漫

性血管瘤,均有明显肝肿大并压迫下腔静脉与胸腔导致呼吸障碍。所有这 6 例均有甲状腺功能减退,和 MRI 上无数边缘清楚的圆形病变。这些病变都有典型均匀信号或向心性强化。一般来说,这些患者虽有高血流量病灶,但肝静脉与右心房的扩大没有预想那么显著。文献报道婴儿肝血管瘤有 5 种血管类型,血管表现取决于是否有异常的血管腔。

3. 鉴别诊断包括血管肉瘤,在 MRI 上也像血管瘤,T_1 低信号,T_2 高信号,但增强后肿瘤中心强化,不同于婴儿肝血管瘤的强化模式。其次神经母细胞瘤肝转移,T_1 低信号,T_2 稍高信号,但增强后仅边缘轻强化。其三为肝母细胞瘤也为 T_1 低信号 T_2 稍高信号,中心有坏死,增强后病变仅轻度强化(图 2-6-14～2-6-16)。

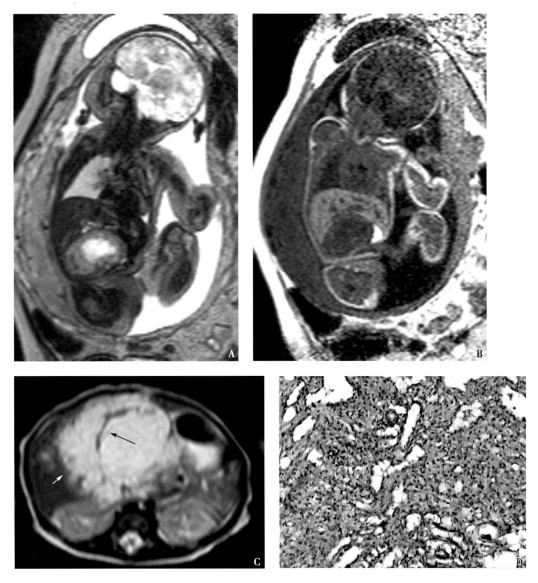

图 2-6-14　孕 34 周胎儿婴儿型血管内皮瘤

A. T_2WI 胎儿右腹部肝下缘巨大一肿瘤,中央很高信号;B. T_1WI 肿瘤呈低信号。一个月后肿瘤增大,剖宫产出;
C. 出生后腹部 T_2WI 见肝下缘巨大肿瘤呈很高信号(短白箭)。并见其内扩张血管(黑箭);D. 术后病理切片

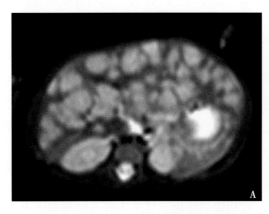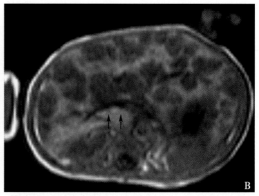

图 2-6-15 女 29 天，婴儿型肝血管内皮瘤

A. T₂WI 肝内弥漫性肿瘤，每个肿瘤很高信号，并见扩张血管；B. T₁WI 肿瘤呈低信号，扩张血管（箭头）

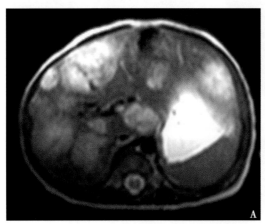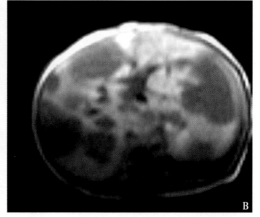

图 2-6-16 男生后 20 天，婴儿型血管内皮瘤

A. T₂WI 多发肿瘤肿瘤内及邻近见扩张血管；B. T₁WI 肿瘤呈低信号

第三节 胎儿水肿

胎儿水肿（fetal hydrops 或 hydrops fetalis）是指胎儿至少有两个浆液性体腔内或组织间隙内过多的液体聚集，包括腹腔（腹水）、胸腔（胸膜腔或心包积液）或皮肤（皮下水肿）。是胎儿病死率很高的原因。间质内过多积液是由于液体的产生与再吸收不均衡。毛细血管渗出的液体正常时应与淋巴回流到血管腔内相匹配，液体过多的生产或淋巴回流受阻即可造成胎儿水肿。

胎儿水肿其原因主要是：①一为免疫性，是由于母胎血型不合或母亲对胎儿红细胞抗原敏感性增高，随后母亲 IgG 抗体经胎盘进入胎儿导致胎儿红细胞溶解造成胎儿严重贫血，胎儿进行代偿性髓外造血，超声可见肝脾增大，当血色素＜7g/dl 时，虽增加心搏出量也不能维持组织的含氧量，遂造成酸中毒，心衰以致死亡。②二为非免疫性，由 Ballantyne 于 1892 年首先报道，是由很多种不同疾病引起，并且是这些疾病的终末期。主要有以下几类疾病：染色体异常；遗传因素；心血管异常；胸部疾病；胎儿贫血；血液疾病以及感染，其中最常见为胎儿心血管异常与染色体异常。

MRI 表现：典型的 MR 影像学表现是胎儿腹水和胸腔积液、全身性水肿、羊水过多或伴有胎盘肥厚（图 2-6-17～图 2-6-19）。

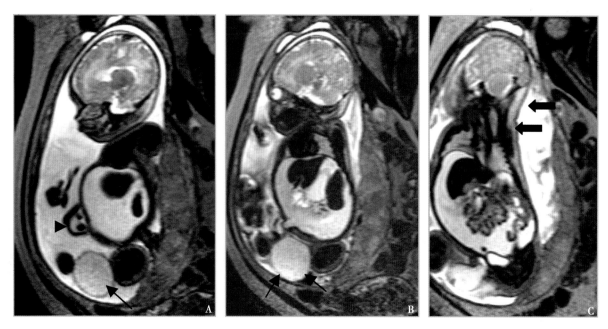

图 2-6-17　胎儿水肿
孕 38 周，T_2WI 显示胎儿大量腹水，阴囊鞘膜积液（细箭），脐周积液（黑三角），
颈背部皮下水肿（粗箭）。羊水多

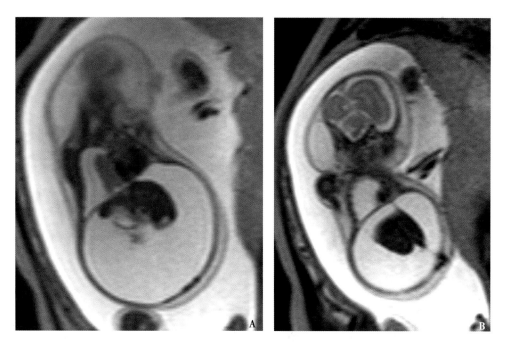

图 2-6-18　胎儿水肿
孕 25 周，T_2WI 上可见胎儿胸腔、腹腔大量长 T_2 积液高信号；胸腔、头面部及颈部
腋下的皮下水肿。羊水过多

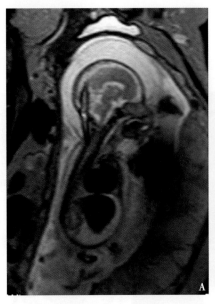
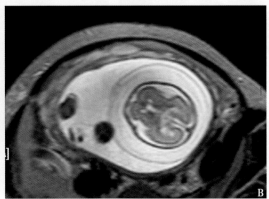

图 2-6-19　胎儿水肿

孕 28 周，胎儿全身皮下水肿，呈长 T_2 信号，以头皮肿胀明显，腹腔内见大量长 T_2 积液信号

（任　莹　陈丽英）

参考文献

1. 潘恩源、陈丽英. 儿科影像诊断学. 北京：人民卫生出版社，2007
2. Ledbetter DJ. Gastroschisis and Omphalocele. Surg Clin N Am，2006，86：249-260
3. Agarwal R. Prenatal Diagnosis of Anterior Abdominal Wall Defects：Pictorial Essay. Ind J Radiol Imag，2005，15：361-372
4. Daltro P，Fricke BL，Kline-Fath BM，et al. Prenatal MRI of Congenital Abdominal and Chest Wall Defects. AJR，2005，184：1010-1016
5. Avni FE，Guibaud L，Robert Y，et al. MR Imaging of Fetal Sacrococcygeal Teratoma：Diagnosis and Assessment. AJR，2002，178：179-183
6. Chisholm CA，Heider AL，Kuller JA，et al. Prenatal diagnosis and perinatal management of fetal sacrococcygeal teratoma. Am J Perinatol，1999，16：47-50
7. Kassarjian A，Zurakowski D，Dubois J，et al. Infantile Hepatic Hemangiomas：Clinical and Imaging Findings and Their Correlation with Therapy. AJR，2004，182：785-795
8. Hohnson MP，Mann S. Fetal tumors 528～538 in Rodeck DH，Whittle MJ. Fetal Medicine Basic Science and Clinical Practice Churchill. Livingstone. 2nd ed. Elsvier，2009
9. Hyett J. Fetal hydrops. 514-538. in Rodeck DH，Whittle MJ. Fetal Medicine Basic Science and Clinical Practice Churchill. 2nd ed. Livingstone. Elsvier，2009

第七章

双胎 MRI

第一节　概　述

据报道,双胎发生率为 1.1% ～ 1.2%。近年来由于人工授精的开展,双胎发生率有所增高,但以双卵双胎多见。

众所周知,双胎的死亡率高于单胎,双胎围产期死亡率高于单胎 3 ～ 6 倍,双胎至少有 50% 为早产并伴低体重儿。脑瘫是存活胎儿的主要合并症,双胎脑瘫的发生率比单胎高 4 倍,三胎中比单胎高 18 倍,如果调节了分娩时的胎龄与分娩时胎儿的体重,那么双胎或是单胎产出的新生儿发生呼吸窘迫综合征、小肠-结肠坏死、脑室内出血等的危险性都相同,这就证明多胎的危险性在于早产与低体重而不是多胎的直接原因。

第二节　双胎的分类

双胎(twin pregnancy)的分类有以下几种:单卵

双胎及双卵双胎。前者占 30%,后者占 70%。在双卵双胎中 100% 为双绒膜,单卵双胎则有三种类型:①双绒膜-双羊膜型(dichorion-diamniotic type):即受精卵在受精后 3 ～ 4 天分裂;②单绒膜胎盘-双羊膜型(monochorion-diamniotic type):即受精卵在受精后 4 ～ 7 天分裂;③单绒膜-单羊膜型(monochorion-monoamniotic type):即两个胎儿共享一个羊膜囊,为受精卵在受精后 8 天以上才分裂。所有的单卵双胎中 1/3 为双绒膜-双羊膜型妊娠,2/3 为单绒膜-双羊膜(图 2-7-1)。而单绒膜-单羊膜型少见约占 1%。单卵双胎中都是同性别,双卵双胎中 1/2 为同性别。

确定绒毛膜的情况在临床上很重要,关系到单绒膜的并发症、胎儿的监护、产前诊断、遗传咨询以及产前干预计划,尤其当有染色体异常、胎儿生长受限。除此之外尚需注意两个胎儿大小是否协调(图 2-7-2、2-7-3)。

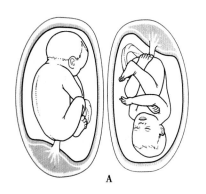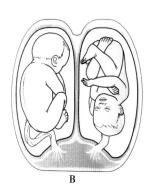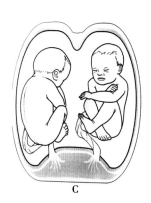

A　　　　　　　　　　B　　　　　　　　　　C

图 2-7-1　双胎分类

A. 双绒膜-双羊膜型,两个胎盘两个羊膜囊;B. 单绒膜-双羊膜囊型,一个胎盘两个羊膜囊;

C. 单绒膜-单羊膜囊型,一个胎盘两个胎儿同一个羊膜囊

了解双胎类型有其重要意义,因为绒膜类型是影响妊娠结果和胎儿发育有无畸形以及存活的主要因素,单绒膜双胎的流产率远较双绒膜者高,另外单

绒膜双胎中一个胎儿或两个胎儿死亡或有严重神经系统障碍的危险性较高,了解绒膜情况可以对多胎合并症及时做出合理的治疗方案或处置。

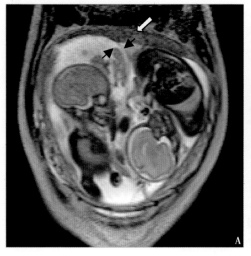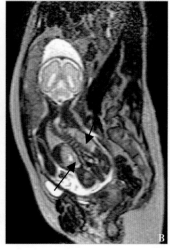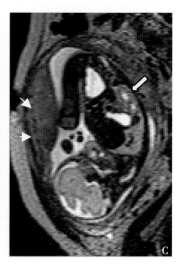

图 2-7-2　双胎畸形

A. 单绒膜-双羊膜双胎，注意表现为 T 征象，胎盘组织未伸入双羊膜隔之间。一个臀位，一个头位。两个胎儿大小相协调。白粗箭显示绒膜，黑小箭为羊膜，胎盘组织未伸入双羊膜隔之间；B. 臀位者脊柱 S 状弯曲并伴脊柱裂、脊髓纵裂，两条脊髓（黑箭）；C. 头位者为一侧重肾（粗箭），白色小箭头为胎盘

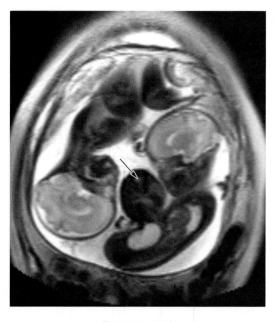

图 2-7-3　双胎

臀位者为腹裂畸形（箭）

第三节　双胎类型的诊断

　　双胎类型的诊断首先采用超声，近年来由于磁共振成像（MRI）技术有了飞速发展，在超声不能确定情况下往往需要行 MRI 进一步详查。一般在妊娠Ⅱ及Ⅲ期进行超声检查。在超声下可先确定胎儿位置、胎盘数以及羊膜情况。

　　不同性别的双胎总是双卵双胎，因此是双绒膜，但大约 2/3 的双胎妊娠是同性别的，那么就有可能是单卵双胎或是双卵双胎。如果是两个胎盘，则妊娠一定是双绒膜，但大多数情况下两个胎盘靠得很近不易区分是双绒膜融合了还是单绒膜妊娠，随着妊娠月数增大，胎盘变薄更不易分辨。因此就更不可靠了。无论超声或 MRI 诊断均有一定困难。

　　因此就要靠超声征象，在超声上，λ 征或 A 征为双绒膜-双羊膜妊娠征象；T 征（T sign）为单绒膜双羊膜征象，λ 征（λ sign）胎盘组织伸入双羊膜之间。λ 征与 T 征也适用于 MRI，如图 2-7-2A、图 2-7-4、图

2-7-5。T 征:两个羊膜之间没有绒膜组织,羊膜与

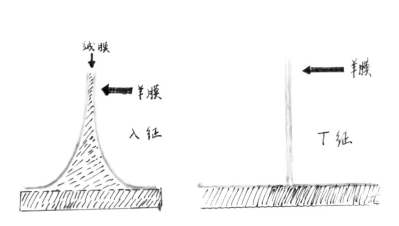

图 2-7-4　λ 征与 T 征

A. λ 征:为双绒膜-双羊膜征象。红色表示绒膜;B. T 征:为单绒膜-双羊膜征象

胎盘垂直,如图 2-7-4B。

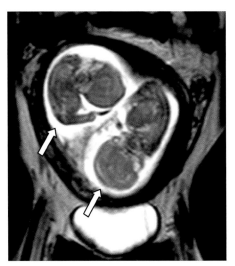

图 2-7-5　孕 25 周+5,T 征

双胎,双羊膜囊(白箭),单绒膜

第四节　双胎常见的胎儿异常

多胎妊娠中染色体异常及胎儿异常的危险性增高。在双胎中胎儿结构异常比单胎多 1.2~2 倍,特别是单绒膜双胎。两个胎儿其畸形的严重程度可以是相一致或不一致的,然而不论是单卵或双卵双胎畸形多为不一致性(80%~90%),即一个胎儿的畸形重,另一个胎儿的畸形轻(图 2-7-2,2-7-3)。

宫内一个胎儿死亡可带来另一胎儿不良后果。但其不良后果的类型、程度取决于绒膜情况。在妊娠Ⅱ、Ⅲ期,如果一个胎儿死亡,双绒膜妊娠则会导致子宫收缩临产,因此如果产出的婴儿伴有脑瘫时则与早产有关。如果为单绒膜,一个胎儿死亡则会导致另一胎儿急性低血压发作以致死亡,或有 25%发生神经系统障碍(图 2-7-6)。

多胎妊娠趋向于分娩低体重儿,即低于 2000g,造成短期或长期发育障碍。妊娠阶段主要经常由超声监测宫内生长情况。在 30 周以前多胎的胎儿体长与单胎胎儿的体长发展相平行,30 周以后多胎胎儿的发育减缓,当双胎中的 1 个胎儿预测体重为另 1 个胎儿的 20%或超过 20%,则为两个胎儿发育不协调。

在单胎妊娠,发现宫内生长障碍可能由于胎盘功能不全导致时,产前检查主要观察胎儿的氧供给有无障碍,并选择分娩的适宜时机以避免宫内死亡或早产带来的残疾。在双绒膜-双胎妊娠

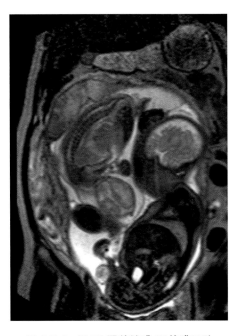

图 2-7-6　孕 36 周单绒膜-双羊膜双胎

臀位者与另一个胎儿发育大小不协调,小者信号模糊,头部扁,结构不清,为死胎

中宫内两个胎儿生长不协调,需考虑两个胎儿的情况,以免造成医源性早产,使正常生长的胎儿早产,以及另一个生长受限的胎儿因早产而更加重其生长不良的后果。生长受限的胎儿能存活下来的最小胎龄为 26 周。但在此时,医源性的分娩会使正常生长发育的胎儿有 40%死亡的可能性,小于胎龄的胎儿(small for gestational age,SMA)死亡的可能性为 70%。

双胎特有的胎儿异常:

一、双胎"栓塞"综合征

此名称主要指单绒膜妊娠中宫内 1 个胎儿死亡导致另 1 个胎儿组织坏死。此综合征的发生率约为 2%。

【病理】

多发生于血管丰富的器官,如脑、肾,但也可发生于所有器官,胎儿组织的坏死被认为是由于胎盘梗死或死亡胎儿的坏死胎盘组织碎块直接造成活胎的组织梗死,DIC 造成梗死或甚至血管内膜炎。

【诊断】

脑组织坏死、损伤可在超声及 MRI 上观察到,在超声上则须数周后才能发现,MRI 则可较早发现。其神经系统的征象包括脑室扩大、孔洞脑、脑萎缩、囊性脑软化及小头畸形,也可包括脑以外的畸形如肠闭锁、腹裂、胸腔积液、肾畸形。胎儿死亡仅发生于妊娠 Ⅱ 及 Ⅲ 期。但是,不能在 1 个胎儿死亡时即预测到这一综合征可能发生,而且在一个胎儿死亡之时另一个胎儿的组织即已发生损伤了。

二、胎儿-胎儿输血综合征

胎儿-胎儿输血综合征(twin-twin transfusion syndrome,TTTS)是单绒膜-双胎妊娠中的 1 个胎儿经过胎盘向另 1 个胎儿输血。

发生率与病理生理:单绒膜双胎妊娠中 TTTS 发生率为 25%,严重的 TTTS 发生率为 15%。差不多所有的单绒膜双胎之间都有血管吻合(图 2-7-7)。吻合类型有:动脉-动脉吻合(artery-artery anastomosis,AAA)、静脉-静脉吻合(vein-vein anastomosis,VVA)、动脉-静脉吻合(artery-vein anastomosis,AVA)。最重要为动-静脉吻合(AVA),供血胎儿的动脉通过胎盘与受血胎儿的静脉在绒毛平面相吻合。AVA 比较深,由一个胎儿的绒膜动脉经胎盘组织供给胎盘绒毛小叶,引流的绒膜静脉流至另一个胎儿,这是单向血流,有倾向造成双胎之间血流不平衡,如果不能代偿则导致 TTTS。AAA 与 VVA 是表浅的能看得到的分支吻合,在绒膜板能看到两个胎儿的动脉静脉吻合,其主要功能是快速代偿两个胎儿之间的血流动力学的不平衡。出生后给胎盘做注射实验证实了所有单绒膜胎盘都有血管吻合。Denbow 等通过体外实验提示,差不多所有单绒膜胎盘有 AVA,70% 有 AAA。在没有 AAA 者,78% 发展成 TTTS。这提示缺乏表浅吻合容易引起循环

不平衡,结果导致一个胎儿不能纠正的血容量过多,这一观察得到活体胎儿镜的证实,即 AVA 在所有单绒膜胎盘伴有 TTTS 者中存在,主要的血流流向受血的胎儿。另外模型也证实不平衡的 AVAs 没有表浅的吻合容易发生 TTTS。检测到 AAA 可对 TTTS 发生的危险性减少 4~5 倍。当 TTTS 有 AAA 则围产预后比没有 AAA 者好。然而,在重度的 TTTS 如有 AAA 则可能有害,因为当宫内一个胎儿死亡,AAA 能迅速引起血流动力学不平衡,造成存活胎儿急性低血压,容易产生脑损伤或死亡。

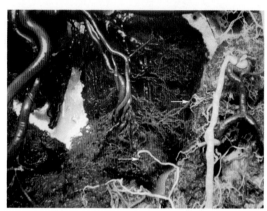

图 2-7-7　双胎单绒膜胎盘之间血管吻合图
血管互相之间的吻合(箭)

分期:TTTS 分轻度、中度、重度。根据 Quintero 等的描述将 TTTS 分为 5 期:①第 Ⅰ 期:最轻型伴有轻度羊水不一致,受血胎儿羊水过多,羊水囊袋最大径 > 8cm,供血胎儿羊水过少,羊水囊袋最大深径 < 2cm;膀胱仍能见到。②第 Ⅱ 期:除了上述所见外,见不到供血胎儿的膀胱。③第 Ⅲ 期:两个胎儿的多普勒超声均不正常,供血胎儿的脐动脉在舒张末期可见到反向血流,在受血胎儿见到静脉反向血流或搏动的脐静脉血流。合并有心脏病(房室瓣关闭不全;心室肥大及功能不全)。④第 Ⅳ 期:受血或供血胎儿腹水或胎儿水肿。⑤第 Ⅴ 期:单个或两个胎儿死亡。

这一分期对诊断有所帮助,但不一定完全符合疾病发展的准确时期,因此会影响咨询及治疗方案的制定,一般来说第 Ⅰ、Ⅱ 期病变较轻,症状出现较晚(21~24 周),比病变较严重症状出现早(16~20 周)的第 Ⅲ、Ⅳ 期的后果好。

典型影像学征象:供血胎儿的血分流到受血胎儿,供血胎儿血容量低下,缺氧缺血,尿少,羊水过少,膀胱常不显示。受血胎儿血容量过多,膀胱胀满为了代偿其血容量的扩增出现的多尿、羊水过多、心

搏出量增高导致的心衰及肝脏、心脏、胰腺增大等（图 2-7-8、2-7-9）。

临床的严重程度取决于两个胎儿输血量的多少、吻合血管的多少以及血流方向。

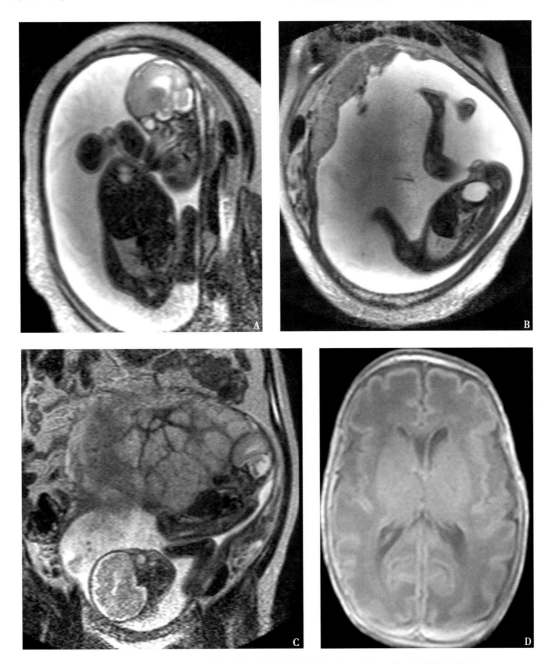

图 2-7-8　双胎，胎儿-胎儿输血综合征两个胎儿生长大小不一致，单绒膜单胎盘

A、C. 臀位者小，为供血胎儿，缩在子宫上后方，羊水少，未见膀胱显示，且脑发育不良，脑皮层平滑与受血胎儿相比脑表面平滑无脑回脑沟的发育，并有 Dandy-Walker 畸形。头位者为受血胎儿，心脏、肝脏都大；B. 受血胎儿显示羊水多，四肢伸展，膀胱胀满；D. 双胎中受血胎儿出生后，脑发育正常，供血胎儿出生体重 540g，10 分钟后死亡

三、联体双胎

联体双胎（conjoined twins）是单绒膜-单羊膜型双胎，互相联合或部分联合。文献报道其发病率为 1/200 000～1/250 000，女：男＝3：1。尚未有与母体年龄、种族、遗传有关的报道。

病理：传统的理论是胚胎在受精 12 天后延迟分裂，另一理论是两个分开的胚胎部分联合。

联体儿的分类：①不完全的重复畸胎：发生于身体的一部分或一个部位，例如双面畸胎（一个身体、一个头、两个脸）、双头畸胎（一个身体两个头）、双臀畸胎（一个身体、一个胸、两个盆或外生殖器）；②完

209

全性重复畸胎:两个完整的联体胎儿;③下身联胎　　（双上身畸胎）。

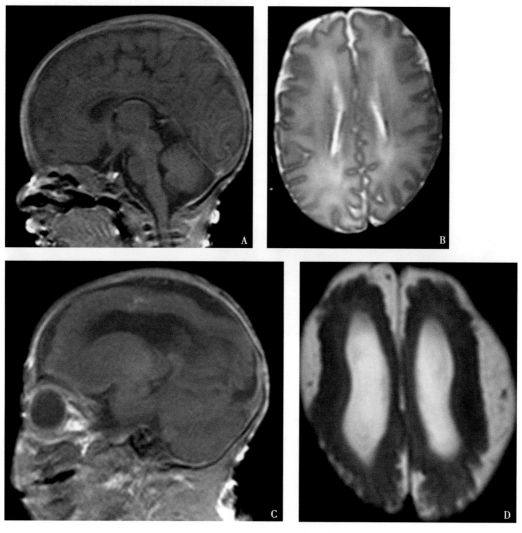

图 2-7-9　双胎 TTTS 出生后 16 天
A、B. 宫内受血胎儿,脑发育正常;C、D. 宫内供血胎儿出生后为无脑回畸形

四、胎儿死亡

有 25%～60% 死亡原因不明。死亡原因可分为母亲方面因素、胎儿方面因素、胎盘方面因素。有一项前瞻性统计,64.9% 为胎盘的病因,在晚期妊娠胎儿死亡是由于胎盘的病因。另外,孕妇过于肥胖是死胎的高危因素。大龄产妇(>35 岁)、母亲吸烟,也是危险因素。母亲患有糖尿病、高血压也是高危因素。

1. **母亲方面因素**　过期妊娠(>42 周)、糖尿病(没有控制住)、系统性红斑狼疮、抗磷脂综合征、感染、高血压、先兆子痫、子痫、血红蛋白病、高龄产妇、Rh 病、子宫破裂、母亲外伤或死亡、遗传性凝血障碍。

2. **胎儿方面因素**　多胎妊娠、胎儿生长受限、TTTS、先天性异常、遗传疾病、感染(细小病毒科 B_{19},巨细胞病毒、李斯特菌属)、胎儿水肿。

3. **胎盘方面因素**　脐带疾病、胎盘剥离、羊膜早剥、胎盘血管前置、胎儿母亲出血、胎盘功能不足。

4. **危险因素**　高龄产妇、胎儿死亡病史、母亲不孕症、小样儿病史、小样儿。

5. **死胎的 MRI 征象**　具有特征性,胎儿明显小于胎龄,由于颅骨重叠,胎头变扁不成形,体部及肢体堆聚一起并模糊不清。如果为双胎死亡的胎儿明显小于活胎,缩在子宫一角,体部与肢体模糊不清,颅骨重叠(图 2-7-6、2-7-10)。

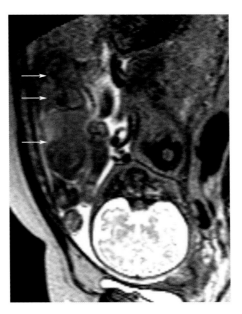

图 2-7-10　双胎中一个死胎

两个胎儿大小不协调,臀位者为死胎,与头位者比小很多,缩在子宫前壁,且结构不清(箭示死胎头,胸,腹)

（陈丽英）

参考文献 ▪

1. Nyberg DA,Mcgahan JP,Pretorius DH, et al. Diagnostic imaging of fetal anomalies. 2nd Ed. Lippincott Williams & Wilkin,2002

2. Charles H. Rodeck,Martin J. Whittle. Fetal Medicine Basic Science and Clinical Practice Churchill Livingstone Elsviers. 2nd Ed. 2009

第八章

羊水及胎盘 MRI

第一节 正常及异常羊水量

一、正常羊水量

充满在羊膜腔内的液体称为羊水(amniotic fluid)。妊娠前半期羊膜上皮或平滑绒毛膜能分泌羊水。胎儿形成后,部分胎儿体液经皮肤渗入羊水,妊娠后半期胎儿的尿液为羊水主要来源,另外胎儿吞咽及胎儿肺分泌亦对羊水量有影响。

羊水量随孕周不同而异,妊娠 8 周为 5～10ml,妊娠 10 周约 30ml,妊娠 20 周约 400ml,妊娠 38 周为 1000ml,此后羊水量逐渐减少。妊娠 40 周约 800ml。过期妊娠羊水量明显减少,可至 300ml 以下。

羊水为胎儿保持水分及提供养料,有抗菌和防止感染的作用。对胎儿肺及骨骼系统的生长与成熟起到重要作用。

二、异常羊水量

妊娠期间羊水量超过 2000ml,称为羊水过多(polyhydramnios)。发生率为 0.5%～1%。羊水量在数日内急剧增多,称为急性羊水过多;羊水量在较长时间内缓慢增多,称为慢性羊水过多。羊水过多病因很多,主要分为以下四类:①特发性羊水过多:羊水过多,没有胎儿畸形和母体合并症,其羊水过多的原因不明;②胎儿因素:胎儿畸形(主要为消化道畸形和神经管缺陷)如先天性食管闭锁、十二指肠闭锁、双胎、巨大儿、胎儿贫血、胎儿吞咽功能减退、胎儿宫内感染、胎儿水肿、胎儿-胎儿输血综合征等;③母亲因素:糖尿病、Rh 血型不合、高龄、经产状况、母亲吸烟、滥用毒品等;④胎盘因素:胎盘增大、胎盘绒毛血管瘤等。羊水过多时羊水外观、形状与正常者并无差异。羊水过多大部分是特发性羊水过多,可不做特殊处理,注意监测胎儿宫内情况,对孕周不足 37 周、胎肺不成熟者,尽可能延长孕周。

妊娠晚期羊水量少于 300ml 者称为羊水过少(oligohydramnios)。羊水过少时,羊水常较混浊、黏稠,呈暗绿色。发生率为 0.4%～4%。羊水量过少主要与羊水产生减少或羊水吸收、外漏增加有关。部分羊水过少原因不明,常见原因有:①特发性羊水过少:原因不明,可能与羊膜本身病变有关;②胎儿因素:主要为泌尿系统畸形,双肾重度畸形,如肾发育不全或缺如、多囊肾、泌尿道闭锁,如膀胱出口梗阻,胎儿重度生长受限;③母亲因素:过期妊娠、妊娠高血压综合征等;④胎盘因素:胎盘功能减退、羊膜病变、胎膜早破、孕妇疾病。羊水过少严重影响围生儿预后,羊水量小于 50ml,围生儿死亡率高达 88%。妊娠晚期羊水过少与胎儿缺氧有密切关系,会严重影响围生儿的预后,使胎儿窘迫和围生儿死亡率升高。

三、羊水量的影像学测定

有经验的医师对于正常羊水量、羊水过少、羊水过多均可目测而不需要进行测量,通常在实践中见到胎儿堆挤宫内,没有足够的液体量是羊水过少的表现。羊水过多表现为胎儿在宫内自由活动、肢体过度伸展。但主观目测羊水量在胎儿有变化进行复查时,不能作对比。

在过去的 25 年中许多作者报道了测量羊水的不同方法。其中常用的有 Manning 等提出的超声测量羊水法,即超声扫描时在宫内找出一个最大的羊水囊袋,其中不含胎儿肢体及脐带,测量从子宫前内壁至后内壁之间的最大垂直距离(MVP)。他们提出羊水过少的标准为 MVP<1cm,MVP 1～2cm 则为羊水减少。Chamberlain 等则提出正常羊水 MVP 为 2～8cm,MVP<2cm 提示羊水过少,MVP>8cm 则考虑为羊水过多。当 MVP 正常,围产时死亡率为 2/1000～4/1000;当 1cm<MVP<2cm 时,死亡率增加 13 倍;当严重羊水过少时(MVP<1cm)死亡率增加 47 倍。但是 MVP<1cm 很少见,所以 Manning 等又提出羊水过少应定为垂直径与

水平径均小于 2cm,而 Halperin 等及 Crowley 等以 3cm 为正常羊水量与羊水过少之间的界限。MVP 这一方法是最简便最广为应用的方法(图 2-8-1)。

1992 年,Magann 等又提出 2-D 测量法即在超声时找出宫内最大羊水囊袋不含胎儿肢体及脐带,最大深径乘最大水平径。正常羊水量(amniotic fluid volume,AFV)定为 15.1～50cm²,AFV＞50cm² 时为羊水过多,AFV 0～15cm² 为羊水过少。实际上这一数据并不可靠,尤其孕 24 周前更不准,届时羊水每周都在增多。

1987 年,Phelan 等提出超声下羊水指数(amniotic fluid index,AFI)测量法。

测量方法:将母体腹部分成四等分,即在母腹部画出黑线(腹白线在妊娠时色素沉着形成的黑线)把

腹部分成左右两部,再通过脐部画横线把腹部分成上下两部,共四等分。每一分内的最大囊袋的直径(囊内不含胎儿部分及脐带),四分相加,即得 AFI(羊水指数)。每个羊水囊袋宽必须≥5mm。正常 AFI 定为 8.1～18cm,低 AFI 为 5.1～8.0cm,很低 AFI 为≤5cm,高 AFI＞18cm。

近来很多学者发现产时/新生儿的后果与 AFV 没有关系。Casey 等回归分析了 6423 例妊娠患者后,提出如果要得到权威性的统计结果则须检查 200 万例患者,例如发现 20％死胎是由于或不是由羊水过少所导致的。虽然围产时低 AFI 发病率与病死率的增高有关,但常规作引产减少母体与围产时发病率与病死率,尚须大量前瞻性的研究(图 2-8-2～2-8-5)。

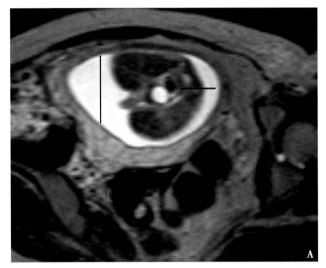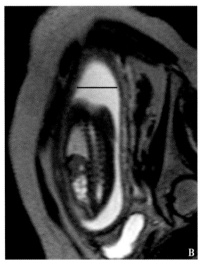

图 2-8-1　羊水量的测量
A、B:T₂WI 取羊水囊袋无胎儿肢体及身体部分测量最大前后径

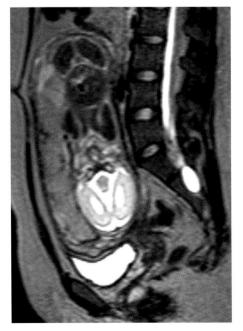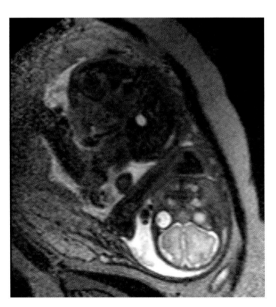

图 2-8-2　羊水过少,AFI＝0　　　　　图 2-8-3　羊水过少,AFI＝6

213

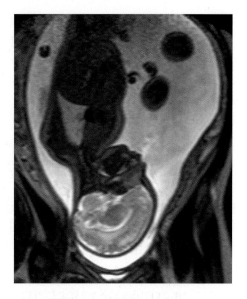

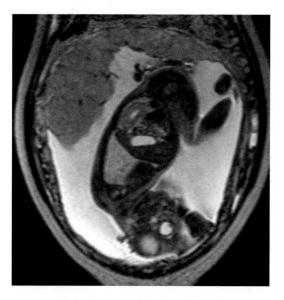

图 2-8-4 羊水过多,AFI＝21　　　　　　　　　图 2-8-5 羊水过多,AFI＝20

第二节 正常胎盘结构

一、妊娠足月胎盘的大体结构

妊娠足月胎盘呈盘状,多为圆形或椭圆形,重450～650g,直径 16～20cm,厚 1～3cm,中央厚,边缘薄。胎盘分胎儿面和母体面。胎儿面表面被覆羊膜,呈灰蓝色,光滑半透明,脐带包括两根动脉、一根

静脉从附着处向四周放射状分布直达胎盘边缘,其分支穿过绒毛膜板,进入绒毛干及其分支。母体面表面暗红色,蜕膜间隔形成若干浅沟分成母体叶。

正常胎盘位于子宫前壁或后壁,并向侧壁延伸。胎盘组织形态各异,但大多数为盘状。变异形状有副胎盘(succenturiate placenta),双叶状胎盘(bi-lobed placenta),轮廓状胎盘(circumvalate placen-ta)(图 2-8-6)。胎盘形态正常变异的定义及危险性见表 2-8-1。

表 2-8-1　胎盘形态正常变异定义及危险性

胎盘形态正常变异	定义	危险性
副胎盘(succenturiate)	胎盘另一叶与胎盘主体分开	连接两部分胎盘的血管破裂;副叶残留造成产后出血
双叶胎盘(bilobed)	胎盘的两叶等大由一薄的胎盘组织相连	无已知危险
轮廓胎盘(circumvallate)	绒膜板比基底板小,胎盘边缘呈卷滚状	胎盘剥离,出血

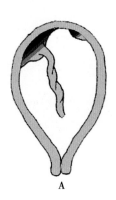

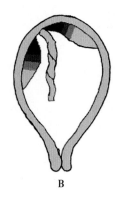

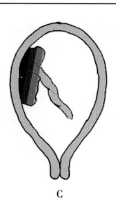

图 2-8-6 胎盘变异分类
A. 副胎盘;B. 双叶胎盘;C. 轮廓胎盘

脐带通常位于胎盘的中央,也有偏心或帆状胎盘附着。偏心定义为脐带与胎盘边缘的距离小于 1cm。

胎盘的大小主要依据胎盘中心的厚度,大概为 2～4cm。胎盘变薄常见于系统的血管性疾病或出血性疾病导致的微梗死。增厚的胎盘(＞4cm)常见于胎儿水肿、产前感染、母亲有糖尿病或贫血。胎盘增厚也可为子宫收缩、刺激所致或子宫肌瘤等原因。

随着孕周的进展,胎盘的成熟伴随着纤维化和钙化,临床意义一直处于争论中,因为该过程不是每一个孕妇都会发生。胎盘的过早成熟,会增加胎儿出生的危险性。

二、正常胎盘的发育

胎盘的组织学结构,自胎儿面到母体面依次为:羊膜、绒毛膜板、胎盘实质及蜕膜板,胎盘实质主要为绒毛。随着妊娠的发展,绒毛逐渐发生一些组织学变化。随着胎盘的发育,绒毛直径进行性减小,而各级绒毛干直径进行性增大。前者伴有绒毛表面积增大,后者伴有大的胎儿血管的变化。早期妊娠胎盘绒毛较稀少,绒毛直径为 140～170μm,一级绒毛干直径为 140μm;晚期妊娠胎盘绒毛稠密,绒毛直径为 40～70μm,一级绒毛干直径为 500～1500μm。足月胎盘的绒毛表面积可达 13～14m^2,相当于成人肠道的总面积。足月胎盘绒毛的总长度可达 50km。

(一) 羊膜

构成胎盘的胎儿部分,在胎盘最内层。羊膜(amnion)为附着在绒毛膜板表面的半透明薄膜。羊膜光滑,无血管、神经和淋巴,具有一定的弹性。正常羊膜厚 0.02～0.05mm,自内向外由无纤毛立方上皮细胞层、基膜、致密层、成纤维细胞层和海绵层 5 层组成。电镜见上皮细胞表面有微绒毛,使羊水和羊膜间进行交换。

(二) 丛密绒毛膜

丛密绒毛膜(chorion frondosum)构成胎盘的胎儿部分,占胎盘的主要部分。胎泡着床后:①胚囊围绕一个液腔(即胚囊)和发育中的成胚区,由一层滋养细胞覆盖。这些滋养细胞直接与子宫上皮接触。只有合胞细胞融合发育成合胞体滋养细胞,才能使胚囊穿入子宫上皮进一步种植到母体子宫组织。②在腔隙前期,合胞滋养细胞穿入子宫上皮到达蜕膜继续接触母体细胞。细胞滋养层没有和母体细胞直接接触,只是位于合胞滋养细胞与胚胎之间。③在腔隙期时含液间隙、腔隙,在合胞滋养细胞内生长漂浮最后形成一个大的含液腔,即绒毛间腔。在胚胎与细胞滋养层之间胚胎外的间充质铺开。④绒

毛期:胎盘进一步发育:细胞滋养层开始穿入合胞体滋养细胞到达胎盘的对侧,到达母体的蜕膜。

细胞滋养细胞离开胎盘主体者称做绒毛外滋养细胞。胎盘内的第一个合胞体滋养细胞的芽孢,突入绒毛间腔。绒毛形成经历了 3 个阶段:①一级绒毛:绒毛周围长出不规则突起的合胞滋养层细胞小梁,逐渐呈放射状排列,绒毛膜深部增生活跃的细胞滋养细胞也深入进去,形成合胞体滋养细胞小梁的细胞中心索,初具绒毛形态;②二级绒毛:初级绒毛继续生长,其细胞中心索伸展至合胞体滋养细胞的内层,且胚外中胚层也长入细胞中心索,形成间质中心索;③三级绒毛:胚胎血管长入间质中心索,受精后约第 3 周,当绒毛内血管形成时,胎盘循环建立,胎儿-胎盘循环在胚胎血管和绒毛血管连接之后完成。

(三) 底蜕膜

构成胎盘的母体部分,占胎盘很小的部分。底蜕膜(decidua)表面覆盖来自滋养层细胞和底蜕膜共同构成的绒毛间隙的底,称为蜕膜板。从此板向绒毛膜伸出蜕膜间隔,不超过胎盘厚度的 2/3,将胎盘母体面分为肉眼可见的 20 个左右母体叶。

在着床早期,由于母体底蜕膜内的螺旋小动脉(spiral artery)已有改变:①首先小动脉的平滑肌厚度变薄,小动脉管腔开始变宽,这一步骤似乎是为滋养细胞侵入小动脉壁做准备。②在孕第 3 周时绒毛外滋养细胞开始侵入。在固着绒毛的下端滋养细胞柱开始形成。这些柱是间质滋养细胞的起源,并移行到蜕膜的结缔组织中去。某些滋养细胞浸润到子宫肌层上 1/3 处去,有些滋养细胞向旁侧穿入螺旋小动脉。③穿入螺旋小动脉壁的滋养细胞称做血管内的滋养细胞(EVT),在小动脉壁及管内均可见到,在管内者形成栓柱以便在孕初期阻止母体血进入绒毛间隙。④只是在孕初期末滋养细胞栓柱才分解。现在,母体血中含有血细胞流经扩大的子宫胎盘动脉到达胎盘的绒毛间腔。

第三节　正常胎盘 MRI 表现

磁共振是重要的产前诊断方法之一。MRI 成像具有信噪比好、软组织分辨率高、视野大等优势,使胎盘的产前诊断成为可能。正常胎盘和子宫肌层的表现:T_1WI 胎盘为均匀等信号,T_2WI 胎盘为均匀等或稍高信号,与肌层分界清晰。胎盘间隔为光滑均匀一致稍细的线状 T_2WI 稍低信号,延伸至子宫肌层。胎盘后间隙内可见流空血管信号影,脐带附着处的胎盘可见少许流空信号影。妊娠不同时期

子宫肌壁厚度不同。子宫肌层分三层,每层信号各不相同。内层和外层均为 T_2 低信号的薄带,中层稍厚,为中等信号,其内可见正常子宫血管的流空信号影。妊娠期子宫为梨形,底部和体部比子宫下段宽。随着孕周的增加,胎盘边缘从规则光滑逐渐过渡到不规则的分叶状。胎盘信号降低,以胎盘基质为著,与胎盘小叶之间的对比逐渐明显,孕晚期信号不均,多发类圆形环形低信号排列改变过渡。郭媛等运用 MR 常规序列对正常胎盘成熟度做出分级:

(一)胎盘胎儿面的绒毛膜板

孕早、中期由合胞体滋养层和细胞滋养层构成的绒毛膜,MRI 表现为胎儿面的线状低信号影,随胎龄的增长,出现血管硬化及绒毛膜板下纤维化,MRI 上表现为胎儿面绒毛膜板切迹的加多、加深,呈锯齿状。

(二)胎盘实质

孕早期,由胎儿绒毛叶构成;中期,胎儿绒毛叶数量逐渐增多,最多可达 60 个以上;晚期,则主要由不完全分隔的绒毛间隙及其中的绒毛即母体绒毛叶(胎盘小叶)构成。随着胎盘的成熟,胎盘实质内胎盘小叶数量增加,组织成分发生变化,T_2WI 信号表现为类圆形高信号结节。

(三)胎盘母体面的基底膜

基底膜随着孕周的增加,形成胎盘隔,MRI 表现为自基底部向胎儿面的 T_2 低信号分隔(未达绒毛板),同时,相邻绒毛间隙融合、局灶性纤维化及钙化斑点的出现,在 T_2WI 上表现为低信号斑。此外,胎盘小叶的增多,以及引发的基底部的明显凹凸不平,使之与子宫肌层的分界更加清晰(图 2-8-7～2-8-13)。

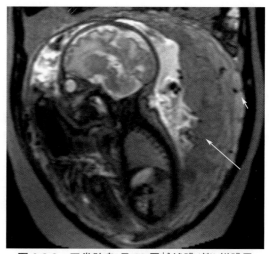

图 2-8-8　正常胎盘 孕 32 周$^{+3}$绒膜(箭)蜕膜及螺旋小动脉(短箭)

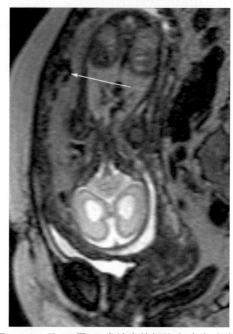

图 2-8-9　孕 26 周,正常扩张的螺旋小动脉(长箭)

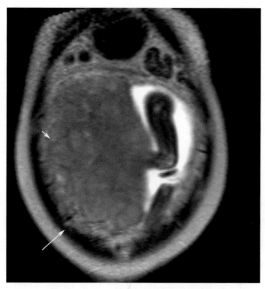

图 2-8-7　正常胎盘,螺旋小动脉(箭),绒毛间隔(短箭)

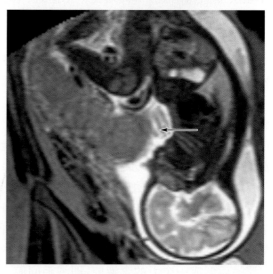

图 2-8-10　MRI T_2WI 轮廓胎盘,胎盘边缘肩状突起(箭)

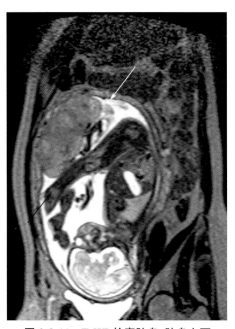

图 2-8-11　T₂WI 轮廓胎盘,胎盘上下
缘均呈肩状突起(箭)

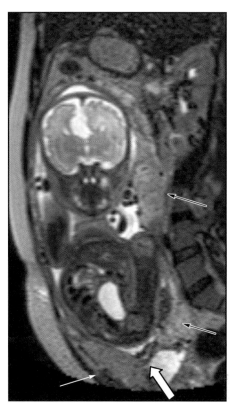

图 2-8-12　胎盘副叶(白箭)与胎盘主体
(黑细箭)中间隔血管(粗白箭)

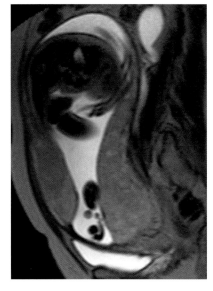

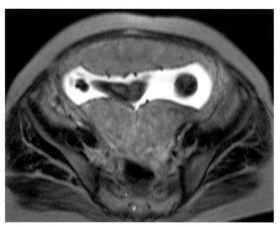

图 2-8-13　双叶胎盘

两叶胎盘之间有膜结构,脐带附着于膜结构。分娩时易出血

第四节　异常胎盘 MRI 表现

一、前置胎盘

(一) 概述

前置胎盘(placenta praevia)为胎盘位于子宫下

段,遮盖或靠近子宫内口。正常情况下,胎盘下缘距宫颈内口的距离应该大于 2cm。根据胎盘与宫颈内口的位置关系,分为四型:胎盘低置,边缘性前置胎盘,部分性前置胎盘,完全性前置胎盘。

前置胎盘发病率约 0.3% ～ 0.5%。1979 ～ 1987 年美国人口调查显示发生率为 0.48%。前置胎盘的危险因素包括:剖宫产史、妊娠终止或子宫手术史、吸烟、高龄、多产、吸毒、妊娠次数多。胎盘移至子宫下段而非子宫底的机制尚不明确。随着妊娠的进行，90%低置的胎盘逐渐远离宫颈口及下段子宫，这就是"胎盘迁移"学说，但是很多专家认为胎盘不会迁移，假设胎盘能够"迁移"，应该向着血供丰富的子宫底移动，但是实际上却移动到血供较差的子宫下段，血供不足导致胎盘萎缩，萎缩不全时副胎盘产生。前置胎盘的主要结果包括产前出血、胎盘粘连、子宫切除、分娩时出血、产后出血、输血、败血症、血栓性静脉炎。前置胎盘可导致早产，增加围产期致残率和死亡率。

无症状孕妇常在妊娠中期的产前常规检查中无意中发现。经腹超声是常用的筛查方法，但精确性较差。很多研究表明经阴道超声比经腹部超声诊断前置胎盘准确性高。经阴道超声诊断前置胎盘的优势体现在：①经腹部超声需要充盈膀胱，这样会挤压子宫下段的前后壁，使胎盘位置接近宫颈口而出现假阳性。②阴式探头接近感兴趣区域，频率高，图像效果好。③宫颈口及子宫下段边缘有时在经腹超声上诊断困难。宫颈内口的显示比想象中要难。④当胎儿为头位时，胎头往往影响后壁胎盘的显示。即使如此，经阴道超声还是由有经验的医师操作为好，在操作过程中动作宜轻柔，避免将探头放入宫颈。

虽然经阴道超声是诊断前置胎盘的金标准，但是在临床工作中经腹超声为首选。经阴道或会阴超声可以准确诊断胎盘位置，尤其是位于后壁的胎盘。对于妊娠晚期的孕妇，在选择经阴道超声时应谨慎，因为该项检查可能会导致胎膜破裂或者增加已破胎膜的感染机会。在实际的临床工作中，超声检查有一定的漏诊率。MR检查可以对胎盘进行准确定位。有研究报道，其特异性没有彩色多普勒血流成像好。

（二）前置胎盘的超声诊断

1. 扫查方法　采用仰卧位，使膀胱中度充盈，在耻骨联合上方行纵向及横向扫查，沿胎盘绒毛膜板或根据胎盘回声特点，确定胎盘下缘与宫颈关系。

2. 声像图表现　妊娠过程中，由于子宫下段不断扩大、拉长，导致宫颈内口和胎盘下缘的关系也随之变化，一般到晚孕时才对前置胎盘做出诊断。一般根据胎盘下缘与宫颈口关系分为四型：①完全性前置胎盘（complete placenta praevia）：又称中央性前置胎盘，胎盘实质回声完全覆盖子宫颈内口；②部分性前置胎盘（partial placenta praevia）：临产

后宫颈张开3cm以上时，胎盘回声部分覆盖宫颈内口，此种少见；③边缘性前置胎盘（marginal placenta praevia）：胎盘下缘紧靠宫颈内口，但未覆盖宫颈内口；④胎盘低置（low lying placenta praevia）：妊娠28周后，胎盘下缘距宫颈内口的距离小于2cm，尚未达到宫颈内口。

有时产前诊断的中央性前置胎盘，胎盘覆盖宫内口，但是随着产程进展，宫颈口开大，胎盘下缘覆盖宫内口的程度可逐渐减轻，由完全覆盖变成部分覆盖，进而变为边缘型。

（三）前置胎盘MRI诊断

关于磁共振对前置胎盘的诊断较少。由于胎盘本身含水量较多，且胎盘小叶也分布于母体的血池内，故磁共振成像在T_2WI上显示胎盘结构较好，宫颈具有层次分明的3层结构，外层中等信号环绕着低信号带，低信号带代表富含胶原的间质成分，中间区域代表宫颈管内的黏液成分。MR检查可以对胎盘进行准确定位，矢状位T_2WI序列是观察前置胎盘最佳序列，尤其是位于后壁的胎盘。当胎盘边缘与宫颈关系不明确时，应该结合冠状位及横断位图像全面观察以做出正确诊断。全方位、多序列图像结合，使磁共振在前置胎盘的诊断上减少了假阳性及假阴性发生率（图2-8-14～2-8-17）。

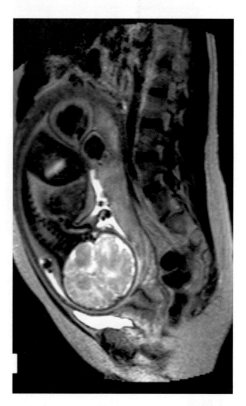

图2-8-14　低置性前置胎盘，胎盘下缘距宫颈内口的距离小于2cm

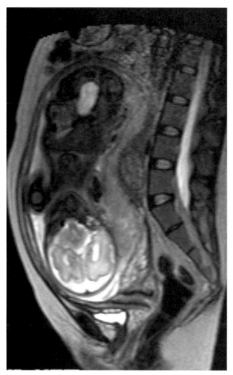

图 2-8-15　边缘性前置胎盘,胎盘下缘紧靠宫颈内口,但未覆盖宫颈内口

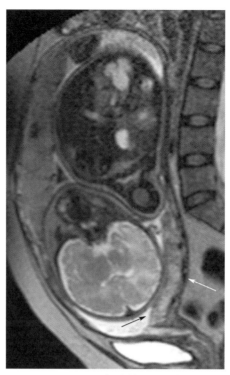

图 2-8-16　部分性前置胎盘
胎盘部分覆盖宫颈内口(黑箭),并伴胎盘植入(白细箭)

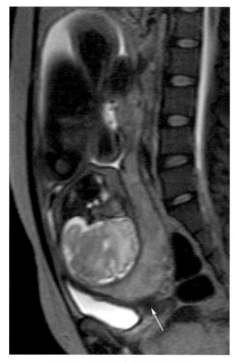

图 2-8-17　完全性前置胎盘
胎盘实质完全覆盖子宫颈内口(箭)

二、胎盘植入

(一) 概述

胎盘植入(placenta increte)是因为子宫蜕膜发

育不良,为了获取血供,胎盘绒毛组织从蜕膜发育不全处深入子宫肌层,甚至达浆膜层。曹泽毅主编的《中华妇产科学》将胎盘植入分为 3 种。(1)粘连性胎盘(placenta accrete):绒毛附着于子宫肌层,在胎盘植入中最为常见,约占总数的 80%。根据其附着范围又可分为完全性与部分性粘连胎盘。(2)植入性胎盘(placenta increte):绒毛侵入部分子宫肌层。约占总数 15%。(3)穿透性胎盘(placenta percrete):绒毛侵入子宫肌层并穿透子宫肌壁直达浆膜,常造成子宫破裂,还可于穿透整个子宫壁后附着于另一脏器如膀胱,使膀胱形成幕状突起。此种最为少见,约占总数的 5%。

胎盘植入的主要临床后果为胎盘剥离时的大出血,平均失血量为 3～5L,导致弥散性血管内凝血(DIC)、肾衰甚至死亡。患者在做子宫切除术,常伴随并发症如膀胱切开术(15.4%),输尿管损伤(2.1%),肺栓塞(2.1%),26.6%的患者需要进 ICU接受治疗。穿透性胎盘植入常导致邻近器官的受累,最常见部位为膀胱。

胎盘植入的发病率很难准确估计,其诊断主要依靠组织病理学,在一些没有组织病理学检查的病例中,胎盘植入的诊断主要依靠分娩时临床表现,如手剥胎盘困难或需要手术剥离,宫缩良好的情况下出现胎盘剥离后难以控制的出血。依靠病理诊断常低估胎盘植入发生率，但是按照临床表现诊断又会高估发生率。尽管如此，所有的研究均支持，胎盘植入的发生率逐年上升，已经成为产后子宫切除的主要原因。

有剖宫产史和前置胎盘史是胎盘植入发生的两个最重要的危险因素。瘢痕处的底蜕膜缺失是导致胎盘植入的主要原因。其他导致胎盘植入的危险因素包括高龄、子宫畸形、子宫手术史、刮宫术、子宫肌瘤切除术等。胎盘植入的孕妇在中期妊娠，血清 AFP 和 HCG 水平可能升高。

产前准确的诊断对于指导手术有重大意义，如分娩时间和部位的选择、血液的准备、优秀的麻醉师及产科医师团队。剖宫产术一般选择在 36 周，可以将手术风险降低到最小。

（二）胎盘植入的超声诊断

在妊娠 18～20 周时，超声可以对胎盘植入进行筛查，在此时应该询问患者是否有剖宫产史或子宫手术史。对于高危孕妇，应重点观察子宫前壁和膀胱壁。经腹部超声检查应充盈膀胱。子宫下段的检查使用高频超声，一般为 5MHz。当有胎盘低置或前置胎盘时常选用经阴道超声。

正常胎盘为回声高于子宫肌层的局部组织影，子宫肌层为薄的、边界清晰的低回声组织。在妊娠中期，胎盘回声均匀、呈细颗粒状。在妊娠晚期，胎盘回声不均匀，可见钙化及多发血管湖。胎盘形态包括大量的胎盘后方子宫肌层的血流。正常胎盘血流由大量胎盘后方子宫肌层血流构成，形成规则而连续的血流，有时这些血管延伸至胎盘实质内。

胎盘植入的超声常见表现为：前置胎盘、胎盘陷窝、胎盘形态异常、胎盘后间隙消失、子宫肌层变薄。穿透性胎盘植入可见膀胱壁的变薄。

1. 前置胎盘 研究表明，前置胎盘为胎盘植入的危险因素之一。当孕妇有前置胎盘时，需要警惕胎盘植入。

2. 胎盘陷窝伴涡流 1992 年由 Finberg 和 Williams 第一次提出，胎盘陷窝为最具有提示性的征象。胎盘陷窝为胎盘实质内的大小不等、形态不整的血管结构，表现为虫蚀样或瑞士奶酪样表现。平行的线状结构由胎盘实质向子宫肌层延伸。应注意该征象与血管湖的鉴别，血管湖一般较圆且为层流，而胎盘陷窝表现为边界不清和涡流。病理机制尚不清楚。根据文献报道，陷窝征象为诊断胎盘植

入最敏感的征象，出现在 78%～93% 的 15 周后的病例中，特异性为 78.6%。陷窝的数量增多，胎盘植入的危险度就越高。

3. 胎盘后间隙的消失 正常胎盘的胎盘后间隙呈低回声，胎盘植入时该间隙消失或不清晰，但在正常妊娠也会出现。McGahan 等发现胎盘后间隙消失对胎盘植入没有提示作用。敏感度和阳性预测值仅为 7% 和 6%。

4. 子宫肌层变薄 Twickler 等指出胎盘与子宫浆膜层间的厚度小于 1mm，对胎盘植入的诊断具有同样重要的预测价值。胎盘组织侵犯到子宫肌层时，彩色多普勒超声可见正常连续的胎盘后血流的中断。

5. 周围脏器受累 在穿透性胎盘植入的病例中，子宫肌层周围可见大量的粗大血管环绕，轻度的胎盘植入也可见，可能是由于血管内皮生长因子及其受体所致。膀胱受累时表现为膀胱壁不规则及血管受侵犯。

（三）胎盘植入的 MR 诊断

虽然超声为产前检查首选，但近些年一些学者提出胎盘后壁的植入超声诊断不明确时，MRI 可以给予明确诊断。但是一些学者认为，MRI 可以清晰地观察胎盘边界，确定侵入基层的深度范围，对指导手术有重要作用，应该作为常规检查方法。

目前关于胎盘植入的 MR 的敏感度、特异度、阳性预测值各异。Warshak 等发现，增强 MR 诊断胎盘植入的敏感度和特异度分别为 88%、100%。造影剂通过胎盘进入羊水，通过胎儿吞咽进入胎儿体内，但是目前造影剂对胎儿的影响仍未知。在 Lam 等人的一项小样本的研究中，MR 的敏感度较低（38%）。MR 和 US 对胎盘植入的诊断哪个更有优势，尚无定论。

胎盘植入的 MRI 表现：关于 MR 诊断胎盘植入的大样本报道较少，Lax 等人研究发现：前置胎盘，子宫局部膨出，胎盘信号不均，子宫肌层局限性中断，T_2WI 图像胎盘内低信号带，膀胱幕状突起以及见到胎盘侵入盆腔结构等。子宫局部膨出时，可见局限性外凸，子宫下段较底部大，子宫不呈正常梨形。胎盘信号混杂，可能是因为植入时胎盘内出血或 US 检查中的陷窝。T_2WI 胎盘后呈结节状或线状低信号带，这些低信号带常穿过子宫肌层，厚度不一，分布不均。如果胎盘信号均匀，没有低信号带，胎盘植入发生的可能性很小（图 2-8-18～图 2-8-20）。

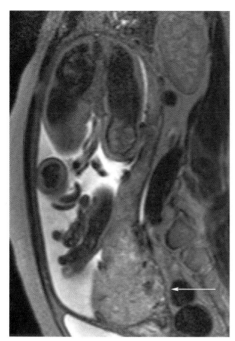

图 2-8-18 胎盘植入
子宫后下部向后突出(箭),子宫不呈梨形

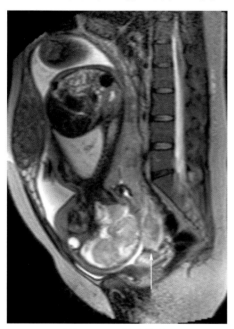

图 2-8-19 胎盘植入
胎盘内低信号带穿入肌层(箭)

随着妊娠的进展,子宫肌层变薄,胎盘与子宫分界显示不清。然而,当子宫肌层显示良好时,在胎盘植入处可见局灶性子宫肌层中断。在穿透性胎盘植入的病例中,胎盘组织穿透至子宫肌层外,有时侵犯周围结构。但是该征象不敏感,因为不是所有胎盘植入均为穿透性。在临床实践中,局灶性的子宫肌层变薄并不可靠,单纯依靠该特征会导致假阳性。

胎盘植入的 MR 表现总结为以下几条:常伴有前置胎盘,子宫局限性膨出,胎盘内混杂信号,T_2WI

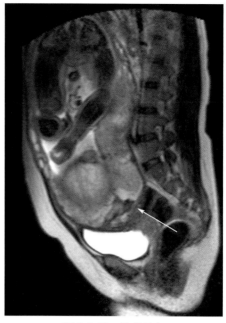

图 2-8-20 胎盘植入
前置血管(箭)

胎盘后低信号带,局部子宫肌层中断,幕状膀胱,胎盘组织侵犯到盆腔结构。

胎盘植入产前诊断并非易事,很多学者推荐两步法诊断,首先对高危人群进行超声筛查,然后对诊断不清的孕妇进行 MR 检查。

三、胎盘剥离(placenta abruption or separation)

妊娠 20 周后或分娩期正常位置的胎盘在胎儿娩出前部分或全部从子宫壁剥离,称胎盘早剥。当仅胎盘边缘分离称做边缘性绒膜下血肿。当出血位于胎盘后称做胎盘后出血。羊膜下出血位于胎盘前,受到脐带的限制(图 2-8-21)。

阴道流血是超声最常见的适应证。绒膜下出血表现为半月形积液将绒膜掀起。随着出血时间的长短其声像学各异。开始为高回声,随时间延长回声减低。通过随访多数血肿逐渐缩小。边缘性绒膜下血肿可类似双胎孕囊。绒膜下出血分离子宫内膜腔周围须与绒膜羊膜分离相鉴别。有时,明显的基底静脉可类似亚急性出血。一般情况下,胎盘后血肿胎儿死亡率为 50%。小及中等绒膜下血肿比大血肿后果好(图 2-8-22),而边缘性绒膜下血肿胎儿死亡率仅为 7%。

胎盘剥离是妊娠期最严重的并发症,占围产死亡的 25%。诊断需要高度警惕,临床症状包括子宫紧张疼痛、阴道流血、早产、胎儿窘迫、凝血障碍,多数无症状。因血流出没有积在胎盘后或血与胎盘回声相等而不被发现,超声检查多为阴性,此时剥离唯一的表现就是异常增厚的胎盘。临床发现血肿很重

221

要,因为有血肿与无血肿预后不同,有血肿预后差。MR 具有良好的空间分辨率,能更好地评价血肿范围,根据血肿的信号改变判断出血时间以及是否有新发出血,为临床处理提供更丰富的信息。

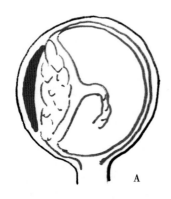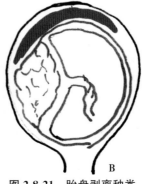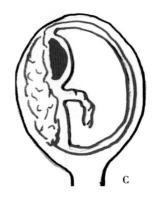

图 2-8-21　胎盘剥离种类

A. 胎盘后胎盘剥离,出血位于胎盘后;B. 边缘性绒膜下出血,出血将内膜与绒膜分离;C 羊膜下胎盘剥离,出血位于羊膜与绒膜之间,受脐带所限;短弧线=胎盘;红色=血肿、出血;蓝弧线=羊膜,红弧线=绒毛膜

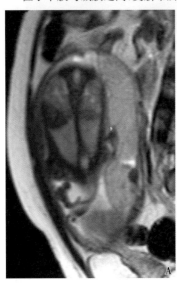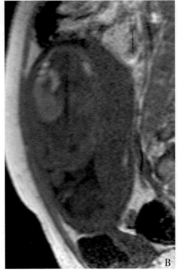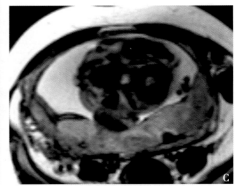

图 2-8-22　胎盘后方小血肿

A. T_2WI 胎盘后方局限性低信号(箭);B. T_1WI 胎盘后方局限性高信号(箭);C. 横断面,T_2WI 血肿低信号(箭)

四、胎盘残留

(一)概述

胎盘残留(placenta retained)的主要原因是由于产科医生在胎儿娩出后,取胎盘时未仔细检查胎盘,致部分胎盘小叶或副胎盘残留在宫内。临床表现为腹痛、发热、产后持续出血。临床常采取刮宫术,易伴发感染、宫腔粘连、子宫破裂穿孔,及空腔脏器损伤。手术死亡风险为 8.5%。

(二)胎盘残留的超声诊断

经阴道超声对胎盘残留的诊断有效且实惠。对于宫腔内肿块的检测敏感度为 81%,特异度为 71%,多普勒血管成像的敏感度更高,为 94%~98%,阳性预测值 96%。超声检查敏感度比临床症状高,如发热、腹痛(敏感度分别为 28% 和 7%)及子宫膨胀(70%)。

超声影像学特征主要为:宫腔内肿块,子宫内膜内的混杂液体信号(complex fluid in the endometrial canal),子宫内膜异常增厚。肿块内可探测的血量信号更有诊断意义。

(三)胎盘残留的 MRI 诊断

MRI 通常不作为胎盘残留的首选检查方法,在超声诊断不明确时可以做进一步检查。MRI 作为补充手段有其独特的优异性,MRI 全方位、多序列图像结合,能清晰显示及区分子宫肌层、胎盘、结合带,尤其是对胎盘植入的诊断。影像学表现无特异性,表现为宫腔内混杂信号肿块,增强扫描呈不均匀强化,可类似妊娠滋养层细胞疾病。Takahama 等人对产后胎盘残留的 MRI 征象对临床手术方式选择的指导意义方面进行了探讨,研究结果指出,胎盘附着面积小于半圆的组织可以无须临床干预自行娩出,而广泛的附着或有植入的病例需要临床干预。

而增强 MRI 可以观察残留胎盘血供情况,尤其是对采取经宫颈切除术患者(transcervical resection,TCR)。MRI 在预后随访中也有一定的评价价值(图 2-8-23、2-8-24)。

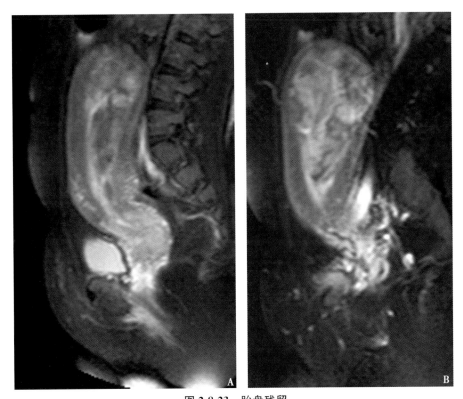

图 2-8-23　胎盘残留

女,26 岁,T$_2$WI 矢状面,胎儿娩出后于子宫底部可见不规则高信号,为侵入子宫肌层残留的胎盘

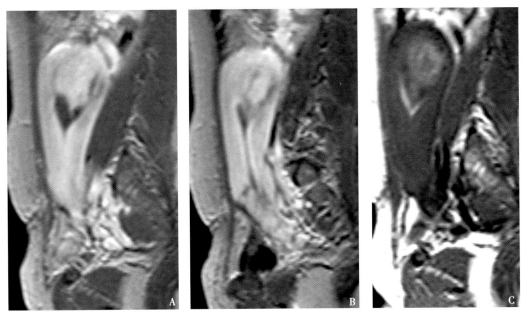

图 2-8-24　胎儿娩出后胎盘残留 T$_1$WI

A、B. 增强扫描子宫呈高信号,子宫腔为低信号,内有高信号块影,于 B 见胎盘植入子宫肌层造成胎盘残留;C. T$_1$WI 子宫呈低信号与肌肉信号相似,子宫腔呈高低混合信号,残留胎盘为高信号

(鲁　钊　陈丽英)

223

参考文献

1. 陈忠年,杜心谷,刘伯宁. 妇产科病理学. 上海:上海医科大学出版社,1996:311

2. 郭媛,罗柏宁. 正常中晚孕期胎盘磁共振影像的初步研究. 中山大学学报(医学科学版),2008,29(7):473-476

3. Oyelese Y,Smulian JC. Placenta previa,placenta accreta,and vasa previa. Obstet Gynecol,2006,107(4):927-941

4. 曹泽毅. 中华妇产科学. 第 2 版. 北京:人民卫生出版社,2005:1962-1972

5. Baughman WC,Corteville JE,Shah RR. Placenta accreta:spectrum of US and MR findings. RadioGraphics,2008,28(7):1905-1916

6. Comstock CH. Antenatal diagnosis of placenta accreta:a review. Ultrasound Obstet Gynecol,2005,26:89-96

7. Yang JI,Lim YK,Kim HS,et al. Sonographic findings of placental lacunae and the prediction of adherent placenta in women with placenta previa totalis and prior Cesarean section. Ultrasound Obstet Gynecol,2006,28:178-182

8. Japaraj RP,Mimin TS,Mukudan K,et al. Antenatal diagnosis of placenta previa accreta in patients with previous cesarean scar. J Obstet Gynaecol Res,2007,33:431-437

9. McGahan JP,Phillips HE,Reid MH. The anechoic retroplacental area:a pitfall in diagnosis of placental-endometrial abnormalities during pregnancy. Radiology,1980,134:475-478

10. Twickler DM,Lucas MJ,Balis AB,et al. Color flow mapping for myometrial invasion in women with a prior cesarean delivery. J Matern Fetal Med,2000,9:330-335

11. Warshak CR,Eskander R,Hull AD,et al. Accuracy of ultrasonography and magnetic resonance imaging in the diagnosis of placenta accreta. Obstet Gynecol,2006,108:573-581

12. Lam G,Kuller J,McMahon M. Use of magnetic resonance imaging and ultrasound in the antenatal diagnosis of placenta accreta. J Soc Gynecol Investig,2002,9:37-40

13. Lax A,Prince MR,Mennitt KW,et al. The value of specific MRI features in the evaluation of suspected placental invasion. Magn Reson Imaging ,2007,25:87-93

14. Rodeck CH,Whittle MJ. Fetal Medicine. Churchill Livingstone Elzier Limited,2009

15. Magaan FE,Chauhan SP,Hitt WC,et al. Borline or Marginal Amniotic Fluid Index and peripartum outcomes. A Review of the Literature. J Ultrasound Med,2011,30:523-528

16. Gramellini D,Fieni S,Verrotti C,et al. Ultrasound evaluation of amniotic fluid volumn methods and clinical accuracy. Acta Bio Medica Ateneo Parmanese,2004,75(Suppl. 1):40-44

17. Trop I,Levine D. Hemorrhage During Pregnancy:Sonography and MRI. AJR,2001,176:607-615

18. Elsayes KM,Trout AT,Friedkin AM,et al. Imaging of the Placenta:A Multimodality Pictorial Review. Radiographics,2009,29:1371-1391

19. Atri M,Rao A,Boylan C,et al. Best predictors of grayscale ultrasound combined with color Doppler in the diagnosis of retained products of conception. J Clin Ultrasound,2011,39:122-127

20. Junko Takahama,Satoru Kitano,Nagaaki Ma ugami. Retained placental tissue:role of MRI findings in diagnosis and clinical assessment. Abdom Imaging,2011,36:110-114

中英文对照索引